身·心·腦不累了！

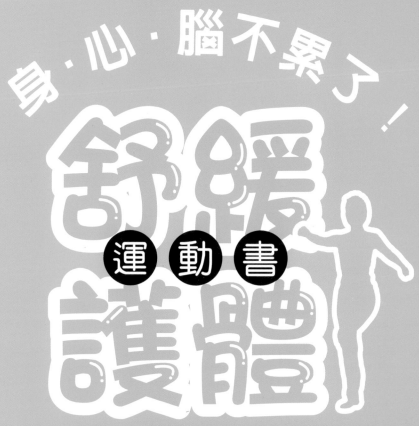

舒緩護體運動書

高岡英夫
運動科學綜合研究所 所長

瑞昇文化

前言

每個月有超過50名以上的醫師前來我專門研究運動科學及運動醫學的研究所拜訪，他們的目的不外是消除自身的疲勞、啟發健康概念、開發潛在能力，以及研究運動醫療。

從腦神經外科、肝膽腸胃科、心血管科、矯正外科、精神科、身心科、家醫科（綜合診療專科）到公共衛生領域，目前各科醫師都跟著我一起實踐以舒緩體操為核心的舒緩護體運動（舒緩身心&運動的簡稱，以綜合數種運動方式來放鬆紓解身心為基礎，在合理範圍的統合下，結合體操、呼吸法及肌肉鍛鍊等運動方式，建立一套以治療・預防疾病、啟發健康概念、開發自我能力為目的的運動體系）。這些醫師非醫學院的教學醫師，即活躍於地方頂尖診所或一流企業的優秀臨床醫師。這些醫師不僅確實理解舒緩護體運動的理念，而且目前已經都是實作方面的專家。

在這些醫師當中，有12名醫師已累積10～20年以上的訓練經驗且精通舒緩護體運動，我們曾經請教他們：「如果某個社會的所有成員確實實踐舒緩護體運動，那麼，三個世代後的罹病（疾病・身心障礙）風險會降低多少？」。

各位讀者，你覺得他們的回答會是什麼呢？

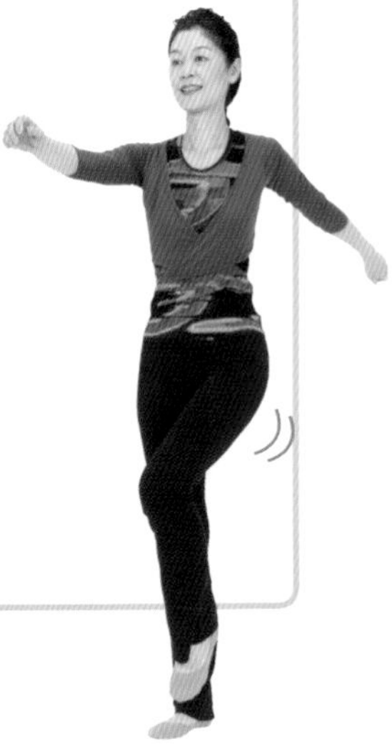

他們的回答是：「所有人的罹病風險將會減少至1成。」也就是說，當社會成員確實實踐舒緩護體運動之後，他們受到疾病與身心障礙的折磨；工作與提升能力的機會遭到剝奪；必須接受他人照護才得以存活，以及提早迎接人生盡頭的風險將會明顯減少9成。其實早在我研究開發舒緩體操等舒緩護體運動時，就已經將目標設定在「減少9成的罹病率」，因此醫師們回答的數字正好與我的目標數字不謀而合。

那麼，為何身為開發者的我與進行研究且親身實踐的醫師們會不約而同提出「減少9成的罹病率」這個驚人的數字呢？

最主要的原因之一，我與醫師們都認為舒緩護體運動能夠徹底且有效率地消除累積在身心、腦部及所有身體組織的疲勞。往往能在本人完全未察覺的狀態下，深入人體最深處並徹底將累積於人體最深處的疲勞連根拔起。

我與醫師們還有一個共同的想法，那即是徹底消除腦部與身體的疲勞並提升整體功能之後，我們將不會輕易生病，不會輕易受傷，縱使生病或受傷也不至於會太嚴重。

除此之外，實踐舒緩護體運動後，會因為心胸變得更寬大，而能夠與他人有更良好的協調性；多數人會因為身心放鬆，沒有壓力，而在各個領域展現出更加卓越的表現。最重要的是大家會因此變得精神飽滿，即便不勉強自己，也能在課業、工作與運動上有過人的表現，甚至會願意主動幫助他人。不只針對個人，這對整個社會都有加分效果。

除了舒緩護體運動外，舒緩體操同樣具有這些效果。只要勤做舒緩體操，身心自然

選自本書中最具代表性的體操動作供讀者參考，請善加利用。
http://www.yuruexercise.net/japan/

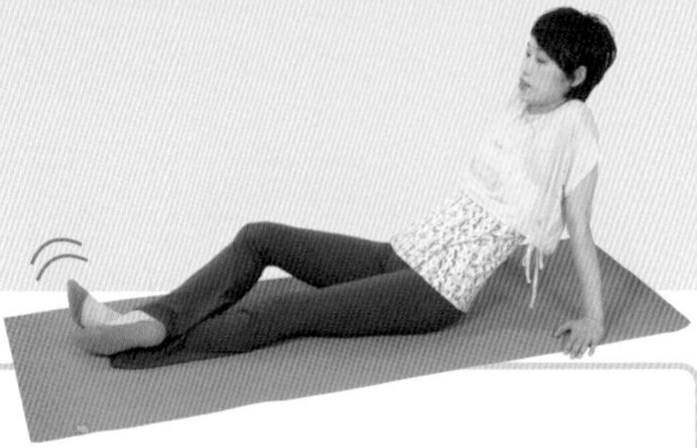

會進入良好循環中，讓人變得更有活力，更加神采奕奕。當每個人都活力十足，整個社會結構與價值觀會因人類的旺盛生命力而徹底改變，絕大多數的疾病與身心障礙，會在「萌芽」之前就遭到剷除，罹病風險才會因此降低至1成。

從我發表舒緩護體運動到現在已經超過12年，過去我們只針對通過嚴格資格考的正式指導員進行輔導教學，亦即採取完全會員的制度。

在長達12年以上的指導過程中，我逐漸確認舒緩體操的安全性、簡單性，以及效果遠比其他任何體操或訓練操來得好，其泛用性無人能出其右。配合2015年9月21日聯合國國際和平日，我們釋出舒緩體操等舒緩護體運動的指導權，也就是將使用權及指導權改為公開制，變成任何人皆能使用與指導的「社會共享資源」。

為了廣泛推動舒緩體操使用權及指導權，並且使舒緩體操成為社會共享資源，我把所有做操方式集結成冊，推出收錄212項含舒緩體操在內的舒緩護體運動書。

針對想透過溫和且有效率的方式來消除疲勞的人、想改善老毛病的人，或者是體弱多病的人，本書配合各種身心健康問題，以淺顯易懂的方式為大家進行解說。另外，針對不認為自己有疲勞問題，卻想要提升工作或唸書效率的人，或者想要提升各項技能的人，本書也收錄不少提升效果遠比其他健康操、訓練操來得好的方法。至於想奪下奧運金牌的運動選手、想成為音樂・舞蹈・戲劇頂尖人物的人、不希望自己拼一輩子賺的錢花在看護上、希望自己一生過得健康精彩的人、希望以專業或業餘身分指導他人實踐舒緩護體運動的人，以及希望透過舒緩護體運動提升其他運動或訓練操效果的

舒緩體操的學術定義

舒緩體操是一種將全身上下視為一體，或是將全身分成許多區塊分別進行搖動舒緩運動（搖晃身體，緩緩放鬆身體的運動）、壓動緩解運動（針對全身或局部施加重力或壓力的狀態下運動，藉此達到緩緩放鬆身體的運動效果），以及針對身體各部位進行摩擦的擦動緩解運動（利用手腳摩擦身體各部位，緩緩放鬆身體的運動）。

另外再搭配呼吸法、穴道刺激法、擬態語發聲、舒服感發聲（為使身體更加舒暢而喃喃自語「好舒服」），以及冷笑話發聲等誘導發笑的方式，完成這一整套複合式的運動型態。

在即時效果方面，利用低運動量來改善腦部與身體的生化學狀態，發揮提升專注力與深層放鬆的功效。另一方面，舒緩體操不僅能促進全身或局部血液與體液循環以消除疲勞，還能在緩解（緩和放鬆）全身或局部的前提下，促進腦部與身體的協調性與深層肌肉的活動力。

就長期效果來說，能夠以極低的成本（包含精神負擔、體力、運動量、費用、設施、道具等），透過150多種體操所構成的系統幫助大家消除慢性疲勞、改善睡眠障礙、預防與治療各種疾病及身心障礙（主要治療或輔助治療）、改善並恢復原有的好體質、減重、提升基本運動能力、提高生活與工作動力、提升運動及藝術力、提升各領域及種類的基礎力（基本能力）、提高抗壓性、強化包容力、改變個性、改善人際關係。

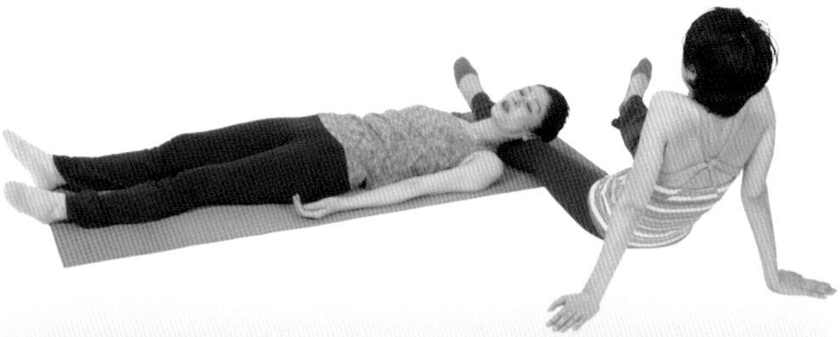

人，我相信這本書將讓您獲益良多，並且幫助您達成心願。最後，想藉由促進居民、職員的健康及身體能力，進而強化自治體與企業組織的地區首長和經營者們，以及實踐與研究舒緩護體運動的醫界研究人員，我相信這本書也一定能夠滿足您的所有需求。

高岡英夫

CONTENTS

序章

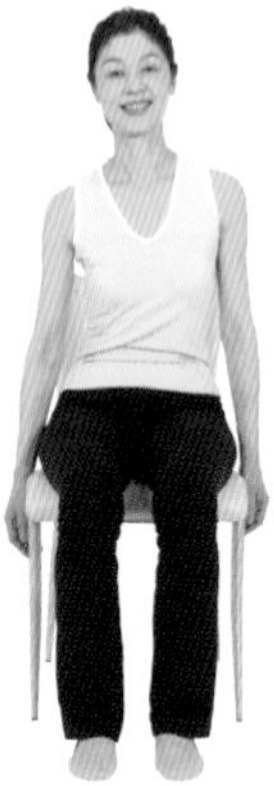

第1章 利用舒緩體操消除疲勞

第2章 開始進行舒緩體操吧！

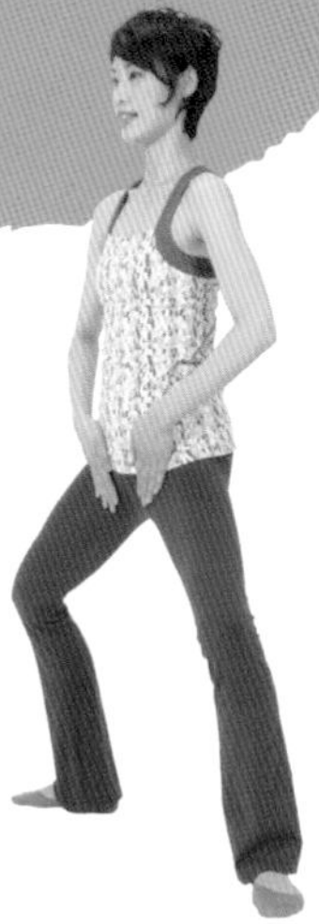

第3章 舒緩護體運動應用篇

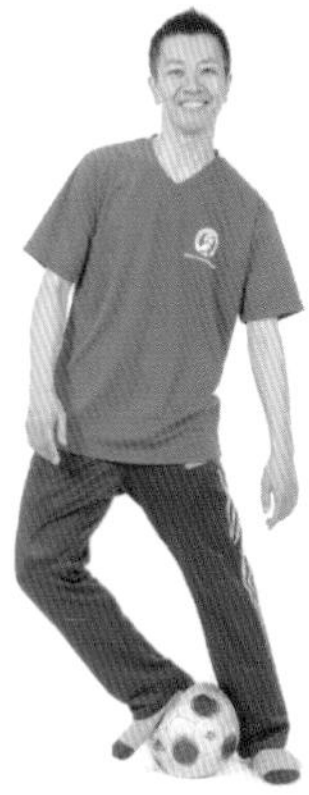

沒有不會疲勞的人 ①

疲勞是引發疾病的成因

疲勞是人生中最大的負面影響因素

說到疲勞，大家有什麼想法呢？疲勞時工作感覺更加累人、疲勞容易誘發感冒，無論哪一種情況，對多數人來說，疲勞似乎只是微不足道的小問題。然而，舒緩護體運動從科學角度來看「疲勞」，疲勞其實是人的一生中最大的負面影響因素。

若有人問到人生中最大的負面影響因素是什麼時，相信許多人會回答生病。因為人生了重病，便無法實際參與社會活動，嚴重的話可能因病致死。但是，人之所以會生病，一定有原因，而這個原因其實比結果來得重要。從舒緩護體運動的角度來看，造成慢性病，甚至是老化的原因，都與上至腦，下至全身各組織的疲勞有非常密切的關係。

疲勞超過限度，人就會生病

就人類的身體而言，腦、內臟、肌肉與骨骼因勞動而導致功能衰退的狀態，即稱為疲勞。

舉例來說，額葉聯合皮質區的細胞主要負責思考、判斷及自我控制，當工作用腦過度而消耗大量氧氣時，人體會產生大量活性氧類物質，而這些活性氧類物質會對細胞造成傷害。不僅如此，活性氧類物質還會促進疲勞因子（FF）的產生。疲勞因子是一種與疲勞有關的蛋白質，會破壞人體細胞，進而導致細胞功能衰退。在這種狀態下，額葉聯合皮質區的功能會隨之衰退。細胞像這樣受到兩種疲勞物質破壞而導致功能衰退，其實就是大腦疲勞的縮影。這個問題一旦變嚴重，恐會引發頭重與頭痛現象。

長時間面對畫面鮮艷的電腦進行快速作業，或是長期從事劇烈運動而操勞身體時，包括間腦下視丘在內的自律神經系統也同樣會因受到兩種疲勞物質破壞而導致功能衰退，進而陷入血壓下降、眩暈等疲勞狀態中。而一旦疲勞超過限度，人會因此陷入休克狀態，嚴重時甚至會危急性命。

除此之外，隨著高齡化及生活習慣歐美化，罹患狹心症或心肌梗塞等缺血性心臟病的人越來越多。但缺血性心臟病其實也是工作與家庭生活都過於好勝的人容易罹患的代表性疾病。好勝心強的人，因交感神經常處於優位，會過度分泌大量腎上腺素，這會造成血管收縮，血壓居高不下。其實只要讓心跳次數減少，便能抑制血壓上升，然而好勝心強的人，心跳往往過快，連帶導致血壓繼續竄升。在這樣的狀態下，好勝心的驅使會使人更加激動。這種血管踩煞車，心臟催油門的情況不斷反覆之下，心臟與血管會因為過度勞動而導致大量活性氧類物質與疲勞蛋白質不斷破壞心臟與血管細胞。受損細胞一旦增加，人體組織會變得僵硬且脆弱。這種狀態會是日後引發動脈硬化的原因之一，同時也可能是引發缺血性心臟病的遠因。

不管怎麼說，有件事情請大家務必牢記，當反覆感到疲勞，或是疲勞感遲遲無法消除，這都會加快腦部及全身組織的老化速度。

疲勞變成疾病的過程

1 工作、唸書、運動、玩樂都會消耗氧氣，細胞內的活性氧類物質會因此變多。

2 活性氧類物質傷害細胞會造成細胞功能衰退，腦部・身體功能會隨之降低＝疲勞。

3 疲勞不斷累積而超過限度時＝疾病・身心障礙出現。

沒有不會疲勞的人❷

疲勞會使肌肉與大腦變僵硬

腦也會疲勞

　接下來，讓我們從不同的角度來看疲勞問題。許多人認為當一個人疲勞時，身體會因為全身無力而變得軟趴趴。然而事實並非如此，疲勞使身體發沉，變得更加僵硬。這與肌肉疲勞的道理相同，當腿或上半身動彈不得時，肌肉與關節會變僵硬，連帶使肢體活動範圍受到限制。那麼，其他部位又如何呢？其實內臟、血管和腦都會跟著變僵硬，失去原有的柔軟與彈性。

　不過，腦部等組織變僵硬的機制與肌肉不太相同。當人體無法充分代謝而導致血液循環變差時，身體會持續感到疲勞，而當腦神經細胞得不到血液滋潤時，腦血管便會逐漸變硬。微血管由平滑肌構成，算是肌肉的一種，因此疲勞時，微血管也會跟著變硬。

　人體過度勞累導致代謝力下降時，體內的老舊物質與疲勞物質會堆積在腦神經細胞及支持腦神經細胞的神經膠細胞中。這樣的狀態若持續太久，細胞會開始腫脹，造成組織液無法在細胞間正常流動。而血液、組織液及細胞中也會開始有許多物質堆積，導

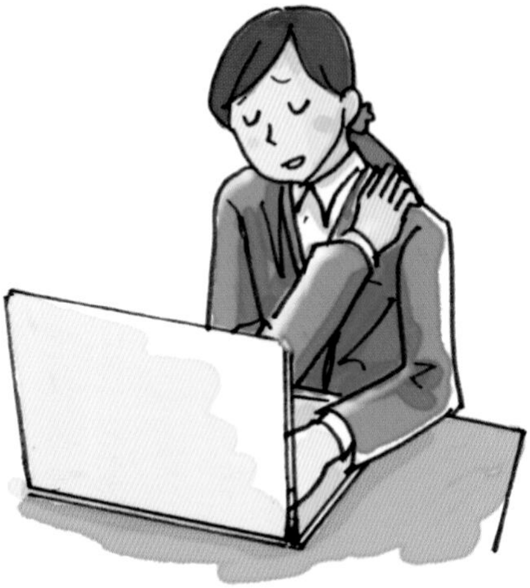

致腦腫脹且腦壓升高，如此一來，微小物質的運作將呈現停滯狀態，而這就是腦部疲勞。如同眼睛疲勞時，會出現腫脹，卡卡的現象。

也就是說，在收縮與腫脹的變化之下，微小物質處於無法動彈的僵硬狀態，而這就是典型的疲勞表現。

話說回來，人體最僵硬的狀態會發生在什麼時候呢？交通意外等外力重創腦部時是身體最僵硬的時候。疲勞導致身體僵硬，腦部疲勞的機率會明顯提升，腦部功能會連帶逐漸衰退。當身體變僵硬，而按摩與泡澡的改善效果不如預期時，多半因為腦部處於疲倦狀態。

舒緩護體運動消除疲勞的過程

1 血液、淋巴液的循環與新陳代謝效率降低，導致疲勞物質堆積在細胞內外，進而使身體變僵硬。

2 疲勞物質傷害細胞，不適症狀持續存在，身體因此變僵硬。

3 後腦滾動操（P44）與腦幹蠕動操（P45）可以緩和・消除腦部疲勞，使腦部發號司令的功能恢復正常。

4 膝揉動操（P54）、腰蠕動操（P52）以及肩膀轉動操（P66）可以緩和・消除全身疲勞，使全身機能恢復正常。

顯在疲勞與潛在疲勞

實踐舒緩護體運動之前，最重要的是分辨「顯在疲勞」與「潛在疲勞」。所謂顯在疲勞，就是指自己也感受得到的疲勞。看到這本書後想就立刻買回家閱讀的人，通常都是自己感覺得到疲累，也就是有顯在疲勞問題的人。另一方面，不自覺將這本書拿起來翻閱的人，則往往不自知疲勞已經上身，也就是有潛在疲勞問題的人。

而那些覺得「我完全不累」的人，以及表現優越且看起來絲毫不疲累的年輕職業運動選手，他們真的完全不會疲累嗎？

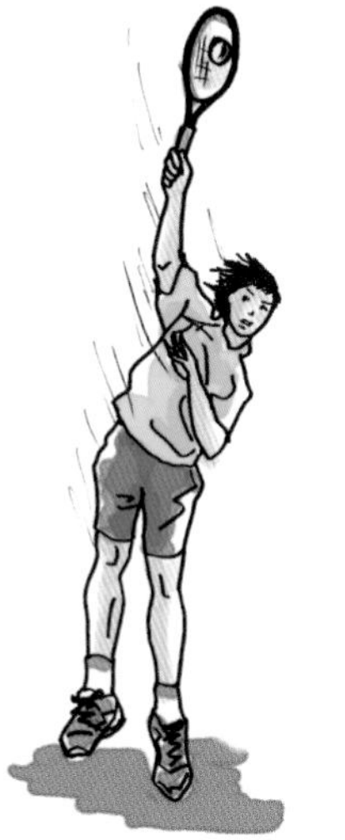

舒緩體操可以消除所有疲勞

不覺得累的人也會疲勞

開發舒緩體操並指導多人實踐後，通常覺得自己有疲勞問題的人，都能順利消除疲勞而恢復活力。另一方面，那些不自覺有疲勞問題且精神飽滿的人，在實踐舒緩體操後才清楚瞭解原來自己沒有察覺的疲勞，一直都存在上自腦下至全身的各個部位。

從科學的角度來看，放鬆就是「緩解」。也就是紓解、鬆開，獲得解放的意思。舒緩體操可放鬆身體、幫助我們發現並消除疲勞，同時有助於防止疲勞再次找上門。我相信大家應該都能理解放鬆身體的體操有助於消除疲勞，但為什麼舒緩體操還能夠讓人察覺向來不自知的疲勞呢？

我曾經募集男女各十名，各個都精神飽滿的人，我請他們一起跟著我做舒緩體操。一開始，我讓他們坐在有硬椅背的椅子上，將頸部與後腦勺間向內凹的部位倚靠在椅背上，接著請他們一邊喃喃自語「蠕動蠕動」，一邊輕輕地左右活動頸部。結果這20人當中，5～6人喊「痛！」，10人左右覺得「好舒服」，而剩下的4～5人則反應「一點感覺也沒有」。之所以覺得舒服，當然是因為他們疲勞，但那些喊痛的人，其實是因為身體已經疲勞到感覺疼痛。那麼，那些一點感覺都沒有的人真的完全不疲勞嗎？我用手指直接按壓他們的後頸部時，每個人都大叫「好痛！」。也就是說，這些人的疲勞問題已經嚴重到感覺變遲頓，光以自己頭部的重量來加以刺激，也無法使他們產生反應。我也曾經數次針對各個年齡層那些不覺得自己疲勞的人做過相同的實驗，最後的結果幾乎一模一樣。

相對於身體疲勞，我們比較感覺不到腦部疲勞，這裡我列舉幾個腦部疲勞的例子。人之所以不容易感覺腦部疲勞，主要是因為腦部感測自身的機制不夠完善。一般來說，腦疲勞的自覺症狀是頭痛。連頭部都出現疼痛症狀的話，表示腦疲勞的情況已經相當嚴重。身體也一樣，每個人都有容易累積疲勞的部位，只要勤加實踐舒緩體操，大多能獲得類似的效果。

疲勞級數

級數 1
淺層疲勞：⬅初階者的目標
約從20歲左右開始累積於腦部與身體的淺層疲勞。

級數 2
中層疲勞：⬅中階者的目標
約從10歲左右開始累積於腦部與身體的中層疲勞。

級數 3
深層疲勞：⬅高階者的目標
從嬰兒時期就開始累積於腦部與身體的深層疲勞。

利用舒緩體操消除人生所有疲勞

持續勤加實踐舒緩體操後，不少人會陸續出現「舒服」、「痛得舒服」等疲勞消除的現象，甚至有人非常努力地實踐三個月後，身體的淺層疲勞幾乎消失殆盡。當淺層疲勞消失到一定程度後，潛藏於身體深處的深層疲勞會開始慢慢浮現。

只要持續不間斷地實踐舒緩體操，在消除淺層疲勞後，接著可以消除中層疲勞，最後從嬰兒時期一直累積至今的深層疲勞也會逐漸浮上水面。

雖然要消除深層疲勞，需要精通舒緩體操的高階能力，但消除深層疲勞後的那種舒暢、解脫與幸福，真的是一種非常難以言喻的感受。透過舒緩體操，我才知道從出生到長大成人，完全不會囤積疲勞的人根本就不存在。

疲勞是打從出生一來，人生中最大的負面影響因素，相信大家應該都已經瞭解了吧？舒緩體操是一種能夠將疲勞連根拔起的體操。從第2章開始，我們將先介紹消除腦疲勞的方法，然後接著介紹消除身體疲勞的方法。我們建議先消除腦疲勞，再接著消除身體疲勞，但首先，還是請大家先從自己想做的體操開始著手吧。

堪稱萬能的舒緩護體運動效果

何謂舒緩護體運動？

利用舒緩護體運動強化精神與體力

人因為疲勞、壓力、緊張、老化、疾病、身心障礙、過勞、生活習慣、行為傾向、人際關係及遺傳等因素，每天都過著腦與身體各部位持續僵硬與功能衰退等問題的生活。

舒緩護體運動以電視、書報雜誌廣為介紹的舒緩體操為主要架構，同時搭配舒緩呼吸法、舒緩肌肉訓練操、搭檔舒緩操、足球舒緩訓練運動、步行舒緩運動、歌唱舒緩運動、滑雪舒緩運動，以及所有運動中最基礎的舒緩動作所組成。

舒緩護體運動當中的舒緩體操、舒緩呼吸法以及基礎舒緩動作，其實是運用輕柔擺動、摩擦、呼吸、喃喃自語以及發出笑聲等方式，讓腦與身體在最有效率的狀態下放鬆（又稱為「緩解」），在全世界的運動方法中，這應該可以說是最輕鬆且最容易上手的方法。

這個方法可以解決全身上下從細微到巨大的功能衰退問題，藉此消除累積多年的疲勞、提高抗壓性、預防兼治療疾病與身心障礙問題、恢復年輕活力、培養女性從懷孕到生產所需的母體力量，以及提升人類從心理到生理所有能力的根基力量（本質能力）。所以，舒緩護體運動可說是一種相當有效果，堪稱萬能的運動。

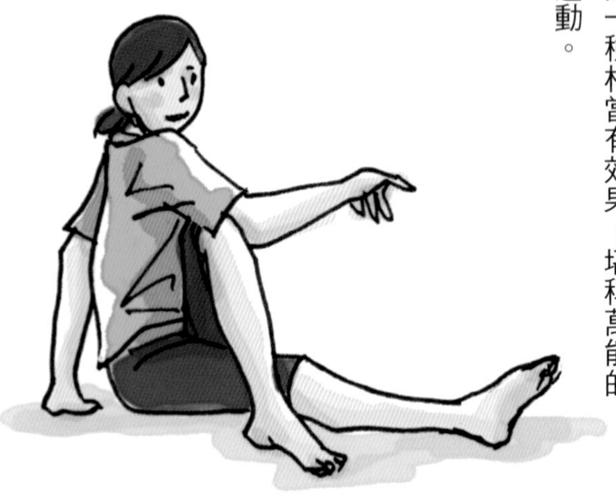

何謂舒緩護體運動效果對照表

從我發表基礎舒緩操至今已過了20多年，而舒緩體操發表至今也已經超過12年。為了更加擴展運動效果，我重新檢視、修正所有體操動作，並且改善指導方式，開發出現在這套全新的舒緩護體運動。

為了讓這項運動效果更有科學依據，約20年前我們整理出16～17頁中刊載的『舒緩護體運動效果對照表』的最初雛形表。除了治療・預防疾病與身心障礙、提升運動能力外，還包括工作能力、考試能力、回春能力等等，這張表涵蓋的15大領域中，共有400種以上的項目，且至少有20種以上的效果。過去我們天天看著這張表，不斷開發可以更加提升效果的體操與指導方法。

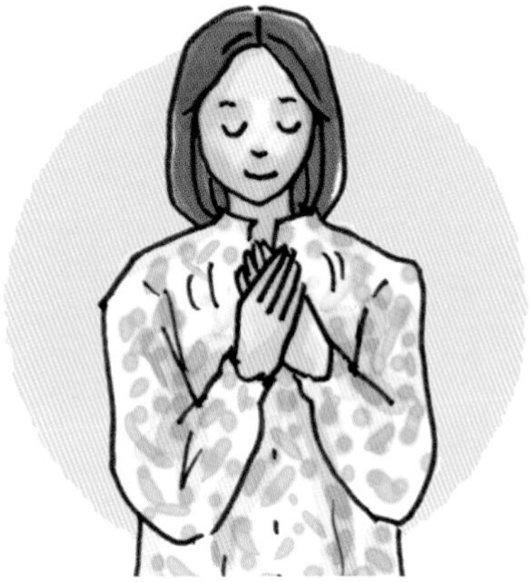

然而，並非表上所有項目都經過嚴謹的科學驗證，尤其是疾病、身心障礙的治療與預防方面，我們尚未有基於實際經驗的效果驗證及科學推斷。這方面的科學實證，就等舒緩護體運動指導權全面公開後，再仰賴全世界的醫師及研究學者來接手這個研究課題。

本書主要是基於『舒緩護體運動效果對照表』的原始表，從中精挑細選讀者可能想要嘗試的項目，最後再製作出這張精華版效果表刊載於書中。

舒緩護體運動的種類

- 舒緩體操（P44～）
- 搭檔舒緩操（P121～）
- 舒緩呼吸法（P126～）
- 舒緩肌肉訓練操（P130～）
- 足球舒緩訓練運動（P142～）
- 步行舒緩運動（P143）
- 歌唱舒緩運動（P144）
- 基礎舒緩運動（P144）
- 滑雪舒緩運動（P145）

舒緩護體運動效果對照表

家庭育兒	懷孕生產	消除疲勞	睡眠	人際關係	工作能力	考試能力	回春能力
寬容力	平衡女性荷爾蒙	消除全身疲勞	容易入睡	領導力	解決問題	穩定心神	緩解全身
溝通力	穩定生理期	消除久坐疲勞	深眠	關心他人	幹勁	精神持久力	長高
體力	提升女性生育力（改善卵巢・子宮機能、強化陰道・外生殖器官）	消除眼睛疲勞	中途醒來能再入睡	寬容力	專注力	身體	擴大胸腔
同理心	性愛接受	消除腦疲勞	一覺到天亮	控場能力	行動力	消除疲勞	有彈性的身體
家庭外人際關係力	提升男性生育力	消除神經系統疲勞	夜間不再頻繁醒來	協調力	判斷力・觀察力	眼睛耐久力	柔韌強健的肌肉・骨骼
指導力	具魅力的肌膚・表情・肢體・動作	消除腿部疲勞	熟睡	協助能力	協調力	腦部持久力	年輕的內臟
包容力	代謝系統	消除腰部疲勞	睡覺時放鬆身心	傾聽能力	溝通能力	頸・背・腰・臀耐久力	強大均衡的免疫力
肢體接觸力	肌肉骨骼系統	消除心血管系統疲勞	改善白天想睡・打瞌睡	主張自我能力	領導力	幹勁	滋潤且有彈性的肌膚
愛情表現力	生育力	消除骨骼骨髓疲勞	改善打呼	溝通能力	責任感	專注力	大步抬腿走
受信賴能力	控制呼吸能力	消除肌肉疲勞	呼吸不紊亂	回應他人信賴的能力	抗壓力	記憶力	腿力
調解力	放鬆骨盆	消除消化器官系統的疲勞	改善說夢話情況	信賴他人的能力	達成目標能力	判斷力	敏捷動作
整合力	產道軸心	消除呼吸器官系統的疲勞	不睡過久	容忍力	解決問題能力	抗壓力	耐久力
俯瞰力	控制意識	消除免疫系統疲勞	睡覺消除疲勞	身段柔軟	忍耐力	思考力	靈活頭腦
感謝力	心理抗壓力	消除淺層疲勞	醒來神清氣爽	不偏頗的價值觀	簡報能力	目標貫徹力	寬大心胸
經濟力	愛情力	消除中層疲勞	醒來身體狀況好	感謝他人的能力	管理能力	理解力	協調力
計畫力	男女協調力	消除深層疲勞	改善磨牙	理解他人價值觀的能力	信賴他人的能力	閱讀能力	吞嚥能力

本書所記載的舒緩護體運動效果，是指在選擇適當姿勢、適當運動方法、適當時間與頻率，以及適當期間的狀態下，多數人感受得到的效果，並非任何實踐方式都能獲得預期中的效果。

另外，即使符合各項實踐條件，但產生的效果可能會依當事人個性、原本身心狀態及症狀而有顯著不同。

舒緩護體運動效果對照表

	治療疾病	預防疾病	運動能力	心理	頭腦	美麗纖體	身體意識
效果1	癌症	視力退化	心體技整合能力	穩定	記憶力	外貌年輕	[軸心] 有效率地活動身體，不偏頗的軸心，爽快感
效果2	缺血性心臟疾病	頭痛・頭沉重	強韌體魄	熱情	思考能力	美麗姿態	[下丹田] 動作沉穩、有膽量、冷靜沉著
效果3	腦血管疾病	失眠・睡眠障礙	柔軟有彈性的動作	開朗	專注力	身體柔軟有彈性	[中丹田] 鬥志、熱情、幹勁、愛情
效果4	肺炎	憂鬱・憂鬱症	腿力	感受力豐富	判斷力	緊實的上臂	[上丹田] 聰明、敏銳思考能力、觀察力
效果5	腎臟疾病	感冒	行走・跑步	寬容	俯瞰力	完美的臀部曲線	[拋物線] 強化雙方關係、具彈性的相互關係
效果6	高血壓	肩頸僵硬	精力（肌肉・全身）	不輕易放棄	構思力	結實有型的小腹	[直線] 貫徹目標、行為不偏頗、敏銳的關係
效果7	糖尿病	腰痛	身體平衡	精力	直覺力	迷人的胸部曲線	[胸背] 上半身動作順暢、放鬆內心
效果8	高血脂症	膝痛	強韌的軸心	積極性	理論力	美肌	[肩臂] 肩臂一體、有效利用質重量
效果9	肥胖	髖關節痛	速度	順應順境	瞬間爆發力	優美的下顎曲線	[內轉子] 強大的前進力、行動力、積極性
效果10	高尿酸・痛風	手・手臂痛	不易疲勞・消除疲勞的能力	克服逆境	耐久力（毅力）	動人的雙腿	[手掌] 纖細的手、柔性駕馭力、激勵
效果11	肝炎・肝硬化	腳・足踝痛	不易受傷	細心程度	想像力	舉手投足充滿魅力	[心田流] 供給中丹田溫和的氣
效果12	胃・十二指腸潰瘍	PMS・生理痛	握力	粗心程度	創造力	降低BMI值	[滑落] 下半身放鬆、滑順的高速移動
效果13	功能性胃腸病（FGID）	不孕・生理不順	肋骨・肩胛骨	幹勁	貫徹力	減少內臟脂肪	[屏障] 身體圓滑、強力引導
效果14	便祕	更年期障礙	肩・肘・腕關節	不偏頗的意志力	靈活力	優雅的走路姿勢	[分離] 放鬆身體、通順無礙的動作
效果15	氣喘・異位性皮膚炎	尿便失禁・骨盆內臟脫垂	薦骨・髖關節	穩重	轉換力	溫柔有魅力的人格	[肩包體] 鎖骨、肩關節、肩胛骨一體化
效果16	眼睛疲勞	自律神經失調症	膝・踝關節	勇氣	觀察力	吸引人的對話能力	[肩包面] 從壓迫感、窒息中解放

※關於身體意識請參照第33頁。

本書的使用方法

效果圖示

整個圖示塗滿代表可達預期效果。塗半滿代表可預期部分效果。而灰色則代表幾乎不見成效。效果項目請參照P16～17。

- 治療疾病 **治療疾病：**輔助治療疾病與身心障礙，期待在治療上發揮功效。
- 預防疾病 **預防疾病：**期待有預防疾病與身心障礙的效果。
- 運動能力 **運動能力：**開發運動能力與改善功能。
- 心理 **心理：**保持心情穩定，擁有熱情，豐富感受力。
- 頭腦 **頭腦：**加強記憶力，提高專注力。
- 美麗纖體 **美貌・減重：**保持年輕、美麗的外貌與姿態。
- 身體意識 **身體意識：**開發與人類身心能力有關的各種身體意識。
- 家庭育兒 **家庭育兒：**強化包容接受與溝通的能力。
- 懷孕生產 **懷孕・生產：**調整均衡的荷爾蒙，穩定生理功能。順利生產。
- 消除疲勞 **消除疲勞：**消除腦至全身所有組織所累積的疲勞。
- 睡眠 **睡眠：**有助於好入睡、熟睡，清醒時精神好。
- 人際關係 **人際關係：**發揮領導能力，擴展對人的關懷與體諒。
- 工作能力 **工作能力：**對突發狀況的應變能力。提高幹勁、專注力與策劃能力。
- 考試能力 **考試能力：**穩定心神、提高腦與身體的耐久力、消除疲勞。
- 回春能力 **回春能力：**放鬆全身有助於對抗老化。

學術名稱

研究開發用，以專業人士為對象的用語。

實用名稱

平常指導與教學時所使用的用語。

可達到預期效果的部位

舒緩體操分為7類。

腦舒緩（腦部舒緩體操）：基本體操中，特別著重於腦疲勞的體操。

安全舒緩（超安全舒緩體操）：基本體操中，特別著重安全性和身體疲勞的體操。

全身舒緩：目的是消除全身疲勞，改善身體功能。

臉・頸舒緩：消除以臉部、頸部為主的疲勞，並且改善功能。

手・臂・肩舒緩：消除手、手臂、肩膀的疲勞，並且改善功能。

腳・腿・髖關節舒緩：消除下半身疲勞，並且改善功能。

軀幹舒緩：消除軀幹疲勞，有助於改善功能的體操。

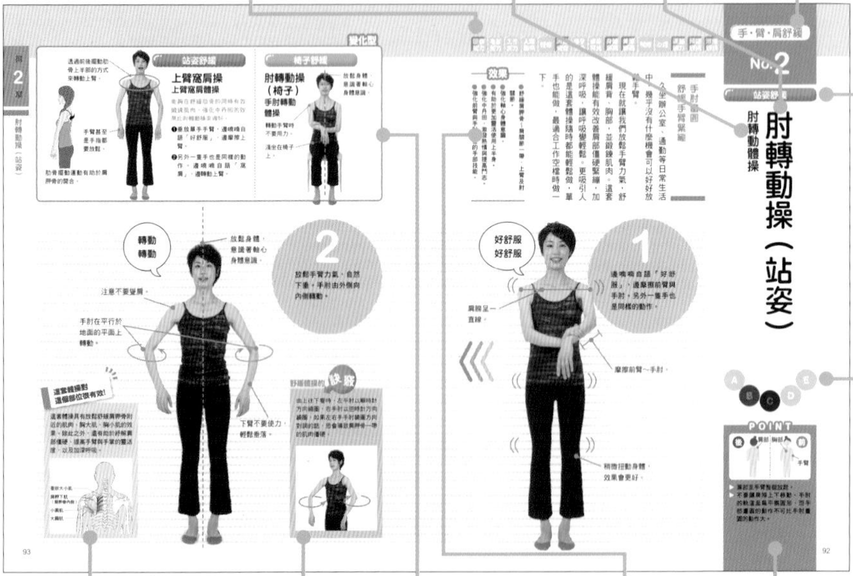

姿勢分類

實踐舒緩體操的姿勢可分為5類，臥姿舒緩、坐姿舒緩、椅子舒緩、呼吸舒緩，以及站姿舒緩。

場所・狀況圖示

整個圖示塗滿代表適合的場所・狀況。塗半滿代表稍微整理、調整一下就會是適合的場所・狀況。而灰色則代表這個場所・狀況不適合。

A自家：可在家裡實踐的體操。於床上或棉被上，適合的時間是就寢前後。

B公司・學校：可當作公司或學校的早操，上班上學途中，以體操取代滑手機。

C補習班：為各種考試埋首苦讀時，有助於消除唸書前後的疲勞與提高專注力。

D醫院：可在住院期間於床上做些臥姿、坐姿體操。

E災害時：被困住或被壓住時。

體操的具體成效！

說明舒緩體操對具體部位帶來的成效。

舒緩體操的訣竅

以簡單易懂方式說明做操的訣竅。

變化型

介紹以不同姿勢（臥姿舒緩、椅子舒緩等）來實踐同一種體操的方法。或者其他相似且具同效果的體操。

效果

體操帶來的效果。

重點提示

解說實踐體操時的注意事項，以及可達預期效果的部位。

舒緩體操的注意事項

放鬆力氣！
動作輕柔！
精緻細膩！

- 從自己想做的體操開始依序進行。所有體操合計1小時，1天1次。
- 在絲毫不勉強的範圍內張開雙腳或雙膝，注意不要深蹲。尤其高齡者或下半身不方便的人，務必特別留意。
- 高齡者、頸腰受傷的人，甚至健康的人，過度強烈擺動頸部、腰部恐會造成傷害。動作務必要輕柔且細膩。

第1章

利用舒緩體操消除疲勞

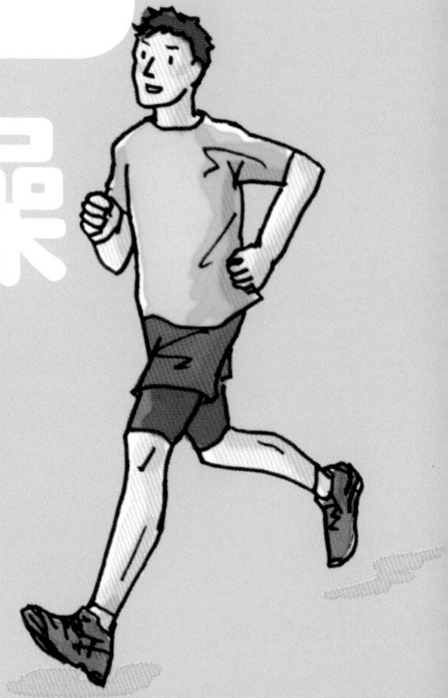

舒緩體操具有治療・預防疾病，以及開發運動能力等各種效果。開始實踐體操之前，先讓我們為大家介紹以舒緩體操為中心的舒緩護體運動與其帶來的效果。

Chapter.1

錯誤百出的健康鍛鍊法

即使不做任何事，腦也會疲勞

近年來市面上出現不少可以促進健康的體操與鍛鍊方法。但我認為這些方法都有個共通點，那就是欠缺徹底消除疲勞的觀點。如同我在序章中提到的，疲勞會造成老化，疲勞會導致疾病，因此不先徹底消除疲勞就要實踐健康操、訓練操，這其實很不合理且不可思議。而這裡所說的疲勞是指哪個部位呢？擺明講就是「腦」與「身體」的疲勞。

近年來腦科學原理已經逐漸融入為了促進健康的各種體操或訓練操中，越來越多人認為只要多活動身體，就有助於開發更多腦部功能。但這些論點都無助於消除腦部疲勞。從腦疲勞的觀點來看，不先消除疲勞就一味開發腦部功能，只會徒增與囤積更多疲勞。

凡事都有一體兩面，成天窩在家裡，一直睡覺且幾乎不用腦的人，他們的腦同樣會累積疲勞。不光是腦，若平時不常使用其他器官，器官也會因為代謝功能降低致使血液循環變差。如此一來，當身體無法順利排出老舊廢物與二氧化碳，疲勞便會逐漸累積在身體裡面。這會造成腦和身體的功能越來越衰竭，越來越無法隨心操控。所以，平時不常用腦和身體的人，要反過來適度多加活用，才能多少消除腦與身體的疲勞。

然而，對於平時常活動身體的人，這樣的方法反而無助於

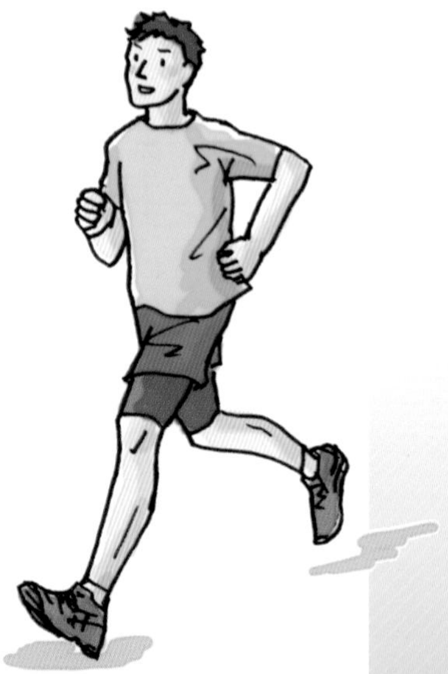

消除腦疲勞。所以，平時常活動身體的人，何不試試透過舒緩護體運動來消除腦疲勞呢？

消除疲勞有助於激發更好的表現

過去的運動和鍛鍊理論中，並沒有腦疲勞和徹底消除疲勞這樣的觀點，當然了，更不會特別提到要消除身體疲勞。

以運動選手來說，相信奧運的頂尖選手應該都累積不少疲勞，但我們仔細觀察他們打破世界紀錄的那個瞬間，他們表現與表情是多麼地精彩，即便是馬拉松這種動作比較單純的競賽，打破世界紀錄的跑者，他的跑步姿勢也明顯不同於其他選手。我非常清楚，要讓自己處於那樣的狀態，就必須消除自嬰兒時期起就陸續累積在體內的深層疲勞。也就是說，這些打破世界紀錄的選手，他們在比賽前已經幾乎消除所有深層疲勞了。

這個道理同樣適用於一般常使用腦與身體的人，透過舒緩護體運動消除腦和身體的疲勞，不僅能提升舒緩護體運動帶來的效果，更能使自己在運動、瑜伽、舞蹈等各方面有不同於往常的好表現。這就是舒緩護體運動最大的宗旨，並非只是單純完成舒緩護體運動就好，而是要實現真正的達人、天才境界，充分發揮人類原本擁有的本能。讓舒緩護體運動的效果在其他項目與領域中也能開花結果，普遍運用在各個範疇上。

舒緩護體運動消除疲勞的流程

1 因運動、鍛鍊肌肉、步行、瑜伽、舞蹈、健康操等累積不少疲勞物質。

2 透過舒緩護體運動保護腦與身體。

3 減少疲勞物質累積，提升腦與全身組織的功能。

4 使運動、鍛鍊肌肉、步行、瑜伽、舞蹈、健康操的表現更上一層樓。

Chapter.2

舒緩護體運動的成本效益比

零成本創造最高效益

我在思考體操方法與訓練操時，是基於最佳成本效益這個先決條件。這是因為若將自己和家人也都考慮進去的話，人類一定會追求高成本效益。現在世界各地充斥著各種增進健康的體操或訓練操，但半數以上都不會考慮成本效益這個問題。做訓練操時受傷，或是做完訓練操後疲憊不堪，這些都是不可否認的事實。

為了使體操、健康操也能夠成為醫療的一部分，勢必得嚴格考慮成本與效益問題。開發舒緩護體運動所面臨的最大的課題，就是消除腦與身體疲勞的同時，也要改善腦與身體各部位的功能。

具體來說，成本就是實踐體操時，需要付出的精力與勞力。亦即對腦與身體來說，困難度與肉體的辛苦程度就是成本。換言之，就是「需要多少努力」。那麼，成本即努力當然是越接近零越好。

有成本就會有效益，這裡的效益指的是效果。以健康操為例，重點不是看起來厲不厲害，「結果如何？」才是效益所在。首先，健康操最需要的效益是與訓練操同時進行時的舒服感，以及

舒緩護體運動的成本效益

成本（努力）	● 幾乎不需要體力。 ● 對初學者來說，難度很低。
效益（效果）	● 消除疲勞的同時，有通體舒暢的感覺 ● 消除腦與身體上的所有疲勞，改善全身功能。

結束後的舒暢感。所謂結束後的舒暢感，指的是心情變輕鬆，不再感到疲勞，且晚上要能夠睡得好。若能再加上徹底消除腦與身體的疲勞，以及全面改善身體功能，這套健康操的效益就算是滿分了。

參考魚類游水動作的舒緩體操

舒緩體操是研究人類祖先——魚類的游水動作而創作出來的。魚類是脊椎動物，具有完整的基本構造與功能。也就是說，魚類是脊椎動物中最健康，最能實現高度能力的動物。

那麼，若說到魚類如何游水，他們其實就只有搖擺與扭動軀體這幾個動作。所有效果都建立在這些基本動作上。另外，若要尋找搖擺以外的運動要素，那就非摩擦莫屬，對人類或動物來說，力道適中的摩擦與輕撫，會帶給人極為舒暢的感覺。只要覺得舒服、舒暢，就代表疲勞退散，功能有所改善。事實上，在醫療尚未發達的時代裡，光靠摩擦就能夠治療疾病。我想應該有不少人會認為魚又沒有雙手，哪來的摩擦呢，但其實水具有黏滯性，水裡壓力也大，當魚在水中游動時，水便會一直摩擦魚的身體。也就是說，魚在游動時完成了扭動、搖擺和摩擦所有運動。

以科學方式來測量摩擦運動和搖擺運動帶來的效果，結果顯示「無論進行哪一種，都能得到絕佳的能力效果與健康效果。」因此，若能同時進行這兩種運動，所得效果將會加倍。舒緩體操的內容就是以魚的運動為基礎，從使用地板與身體的搖擺、摩擦動作中，精挑細選出最具高成本效益的動作。

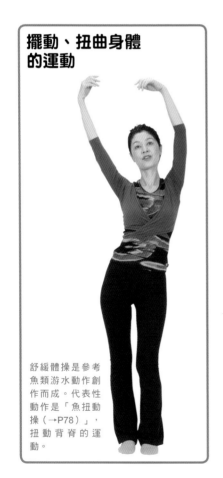

擺動、扭曲身體的運動

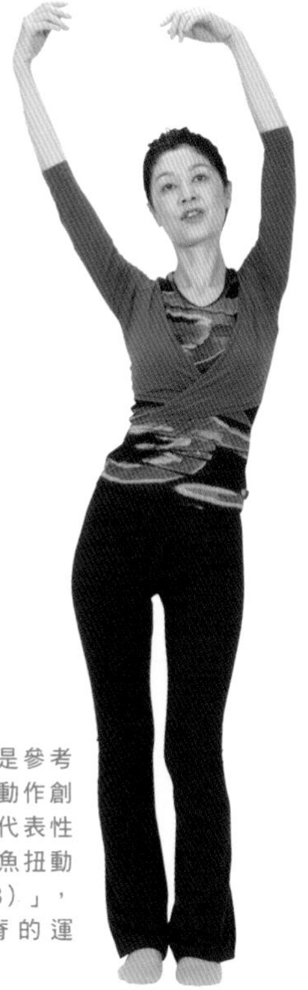

舒緩體操是參考魚類游水動作創作而成。代表性動作是「魚扭動操（→P78）」，扭動背脊的運動。

Chapter.3

舒緩護體運動的多種效果及原理

多重效果好過單一效果

對於體操方法，甚至於其他各方面，多數人容易有「一對一之對應」的觀念。

舉例來說，針對小腿冰冷問題，大家會希望能有個可以有效解決小腿冰冷問題的專門對策，也就是說，針對各種症狀，大家希望能有單一且又能精準緩解的專門方法。

整理歸納眾多解決方法，然後從中進行挑選，通常大家會基於一對一之對應的觀念去選擇，而抉擇之後，會對這個選項投入百分之百的信任。

這樣的方法雖然沒有錯，但我個人並不認同。假設一種體操有30種效果，針對一些與自己無關的症狀，具有高達90分的成效，但針對自身的症狀卻只有40分的成效。比起能專治自身症狀的專門體操，40分的效果或許薄弱，但如果上自90分下至40分的這30種效果都充分發揮的話，又何嘗不是一種對身體非常有益的體操呢！

若這30種效果能有效滿足緩解疾病、運動能力、人際關係、工作能力等各種需求，選擇這種體操肯定益處良多且大有收穫。

可以從中挑選幾種體操

舒緩體操能有效解決許多疑難雜症。而P44推薦的大腦舒緩（腦部舒緩體操），以及於躺臥狀態或坐在地板伸直腿狀態下進行的安全舒緩（超安全舒緩體操）這兩種舒緩體操，是最能夠同時滿足多種需求的代表性體操。大腦舒緩（腦部舒緩體操）有7種動作，安全舒緩（超安全舒緩體操）有20多種動作，各從其中挑選3、4種一起並行，就能產生相乘效果。只要實踐兩種既可消除腦疲勞亦能改善功能的體操，就可以同時改善腦部功能與身體各項機能。

而實踐腰蠕動操（→P52）與膝揉動操（→P54）這兩種舒緩護體運動，則可以消除腰部疲勞、緩解腰痛不適，又有助於改善下半身動作。當下半身動作有所改善時，就能使走路・跑步速度變快、腳部動作變靈活、身體平衡感變好。

在精神方面，具有穩定心神，使人鎮定沉著的效果，所以考試、比賽前實踐舒緩護體運動，可使活動或緊張時偏於交感神經的自律神經稍微舒緩（使副交感神經處於優位）些，並且提高專注力（促進腦部高度運作）。

舒緩護體運動的原理

同時實踐搖擺身體，舒緩放鬆運動（搖動舒緩運動）及摩擦身體，舒緩放鬆運動（擦動舒緩運動），就能獲得這些效果。

腦分為上位腦與下位腦，下位腦包含基底核、腦幹和小腦，而平時我們最常使用的部位是下位腦。下位腦若無法順利運作，我們就做不好舒緩護體運動。

那麼，要做好舒緩護體運動的關鍵是什麼呢？關鍵就在於舒服。蠕動腰部，摩擦腰部時，大家應該會覺得非常舒服。那種舒服的感覺會啟動腦幹開關，產生給人快感的神經傳導物質。如此一來，就能有效提高大腦新皮質的活動力，連帶使下位腦因受到刺激而更加順利運作。

也就是說，「擦動」帶來的最終結果ー快感，能使「搖動」這個動作做得更純熟精準。動作做得好，就能有標準且紮實的擦動，從而獲得更優質的快感，而更優質的快感又能夠使搖動動作更到位，如此一來，身體自然會進入良性循環中。

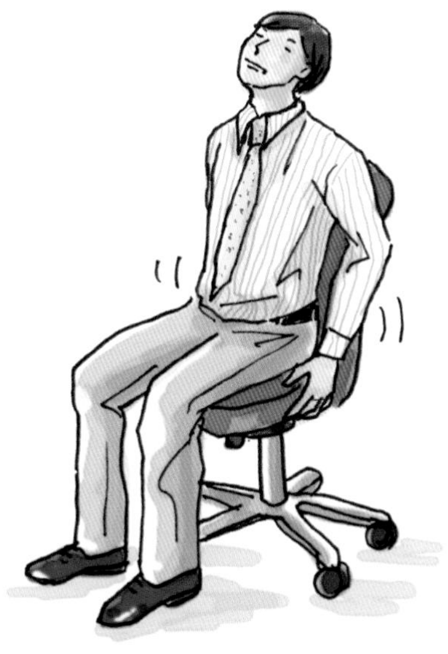

Chapter.4

病患或身心障礙者也能輕鬆完成舒緩護體運動

讓身心處於能對抗疾病的絕佳狀態

基本上，舒緩護體運動適合用於輔助治療疾病，以及作為預防性醫療行為。模仿魚類運動的優點，在於不需要使用手腳即可完成絕大多數的動作。即使醫師囑咐要住院安靜休養，躺在病床上依然可以進行多種舒緩體操與舒緩呼吸法。

舉例來說，手術後新陳代謝還無法正常運作，如果能實踐運動量幾乎趨近於零的體操，便能在安靜休養時，在不帶給身體任何負擔的狀態下提高新陳代謝，進而加速身體的復原。本書也收錄了許多能在這樣的狀態下輕鬆實踐的體操。

另外，罹患癌症等嚴重疾病時，人體容易因為緊張、害怕而導致交感神經長時間處於優位。這會讓癌細胞越來越活化。另外，交感神經處於優位會使血液循環變得不順暢，讓身體進入低溫、低氧狀態，這樣的環境正好投癌細胞所好，但對於與癌細胞奮戰的人體來說，卻是最糟糕的一個狀況。透過實踐舒緩護體運動，能有效強化副交感神經，讓身體有足夠力量可以對抗癌細胞。

罹患癌症時，就算患者的態度再正向積極，精神與身體是否處於能對抗癌細胞的最佳狀態才是最重要的關鍵所在。舒緩護體運動能打造一個可有效打擊癌細胞，強化各項功能的優質體內環境，如此一來，無論接受手術治療、使用抗癌劑，或是其他任何治療方法，都能使療效事半功倍。

實際上，我也讓不少癌症患者或術後患者實踐舒緩護體運動。因為癌症是非常嚴重的疾病，多數實踐者都非常認真賣力執行。雖然並非賣力就一定會有百分之百的絕對效果，但對於術後身體不適的人來說，舒緩護體運動能讓他們的生活變輕鬆，同時有助於預防日後再度復發。

舒緩體操和舒緩呼吸的內容適合於臥床休養狀態下進行。多實踐這兩項運動，為自己打造一個足以對抗疾病的絕佳狀態，無論是身體方面，還是精神方面。

搭配舒緩護體運動以外的方法

對於存在於世界上的所有疾病與障礙，醫學界各有其專門的對症治療方法，當然，舒緩護體運動的功效也並非萬能。除了舒緩護體運動外，若還有其他醫師或運動療法的研究學者針對各種疾病和障礙發表的既安全又有效的方法，建議大家可以搭配著一起活用。

將這些有效的方法搭配舒緩護體運動一起實踐，不僅能對症治療，解決個別問題，還有助於進一步改善症狀。當然，如果舒緩護體運動中有某種運動內容適合解決個別問題，那麼，併用這項運動與其他已知的安全方法，將有助於提升整體效果，達事半功倍之效。

透過舒緩護體運動打造一個能對抗疾病與障礙的絕佳身心狀態，再搭配最適合的個別對症治療方法，相信應該就可以解決許多攸關性命的疾病。另外，針對一些不會危急性命的疾病、肩頸僵硬、腰痛或生理期不順等問題，也可以將舒緩護體運動視為一種健身保養的體操，然後搭配其他解決對策一起活用。

解決疾病・身心障礙的舒緩護體運動的特色

1. 選擇臥床休養狀態下也能安全實踐的運動方法。
2. 以最輕量的運動舒緩全身，激發身體的自我療癒力。
3. 就算罹患疾病，也要為自己準備好一個能夠抵抗疾病的最佳身心狀態。
4. 搭配其他安全又有效的體操、運動，整合成一個最佳因應對策。

治療疾病

舒緩護體運動的效果❶ 治療疾病

提高自我療癒力，對抗重大疾病

疾病、身心障礙和哪一種舒緩護體運動有關？讓我們先來看一下代表性疾病・身心障礙和體操之間的關係圖。

左頁圖表是疾病・身心障礙與體操之間的關係圖。上排是重大疾病，列舉日本死亡率最高的2種疾病。下排是一些輕微疾病與身體上的不適。至於中排，則是本書推薦的幾種舒緩體操。透過這些舒緩體操，結合癌症等致死疾病與腰痛、失眠等日常生活中的疑難雜症之間的關係，以此作為這套體操的科學依據。

要消除腦部疲勞，改善功能，最有效的體操是「腦幹蠕動操（→P45）」。從維持生命的中樞著手，熟練後再逐漸擴展至腦部領域，除了一般腦部外，甚至有助於消除囤積在大腦皮質部的深層疲勞，並進一步改善整體功能。

接下來其次則是「膝揉動操（→P54）」，可有效促進下半身血液循環、維持自律神經的平衡、提高睡眠品質，有助於消除腦部疲勞，改善功能。至於「腰蠕動操（→P52）」，以腰部為中心，改善全身的血液循環，熟練後進階至脊椎波動運動（以脊椎為中心，輕柔緩和地讓身體呈波浪狀擺動。可活化下位腦、舒緩身體、消除疲勞、調整自律神經、提升運動功能等），消除腦幹至下位腦的所有疲勞，並且改善相關功能。

如左頁關係圖所示，這3種體操皆具有改善重大疾病的效果，但不能預期這每一種效果都能治好疾病。最重要的是以這3種體操為軸心，再搭配其他10～20種方法，便能產生相乘效果。而這個相乘效果能使腦部生命功能最佳化，讓自我療癒能力發揮最大效能。

效果

❶疾病的輔助療法、替代療法，甚至是主要療法。
❷提高自我療癒能力。
❸解決疲勞、壓力等造成的身體失調現象。

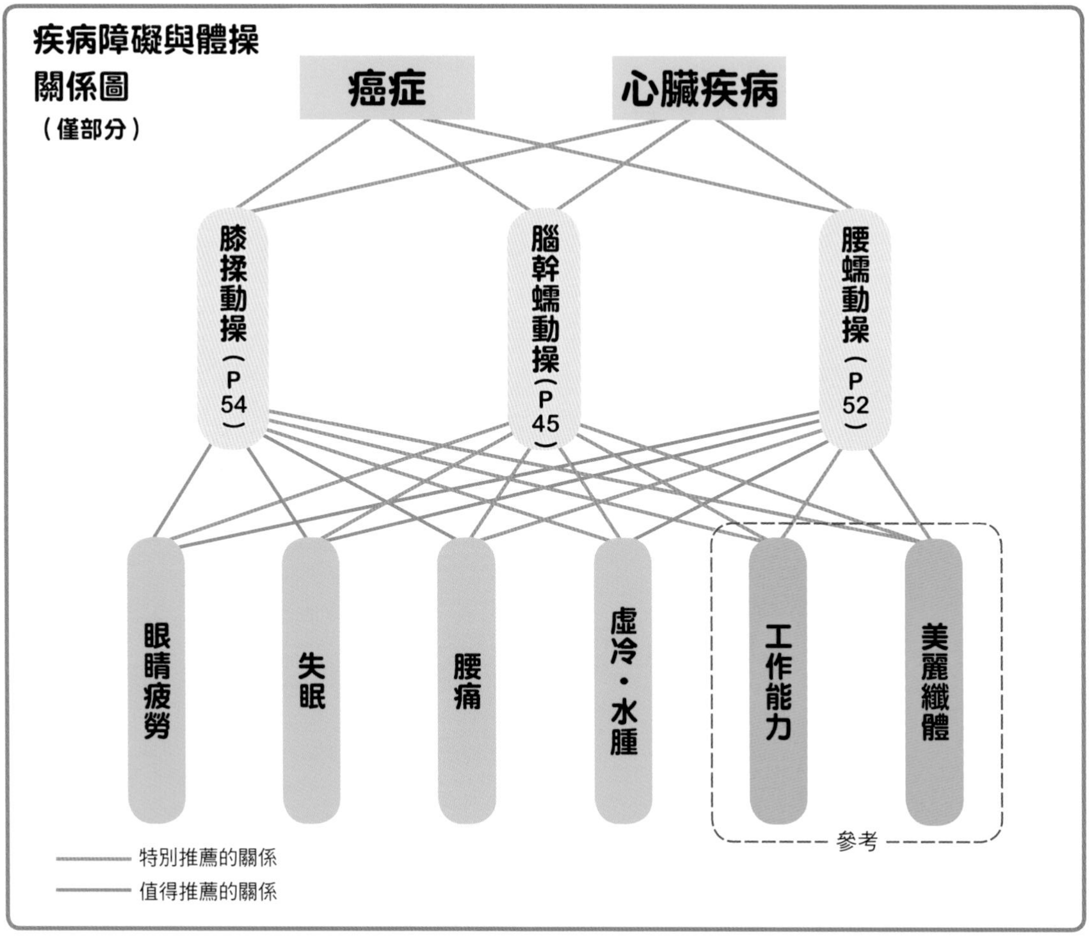
疾病障礙與體操關係圖
（僅部分）
癌症
心臟疾病
膝揉動操（P54）
腦幹蠕動操（P45）
腰蠕動操（P52）
眼睛疲勞
失眠
腰痛
虛冷・水腫
工作能力
美麗纖體
參考
特別推薦的關係
值得推薦的關係

話說回來，當疾病在身時又要多做個10～20種運動，老實說，光想就覺得很難做得到吧？然而，若是依照病症挑選的運動方法，對病患來說，應該都可以輕鬆做到。每一種方法在輔助治療疾病的同時，亦可提高各器官的能力，加速身體復原與改善預後，並促使早日回到原本生活的正軌上。

上面這張關係圖，並非要大家等到面臨重大疾病時再開始實踐，而是要從日常生活中做起，用這些體操來解決小病小痛；提高工作等各項能力，如此一來，不僅能預防重大疾病發生，還能提早訓練以備不時之需。

預防疾病

舒緩護體運動的效果❷ 預防疾病

舒緩護體運動的廣大與深奧

根據統計，日本人多死於心臟疾病、腦血管疾病，以及肺炎等。若要預防這些疾病，或者於罹病後減輕疾病帶來的殺傷力，平時就要養成實踐舒緩護體運動的習慣，從而消除一些惱人的小毛病。如果覺得自己有眼睛疲勞、失眠、腰痛、虛冷等毛病，即便情況輕微，只要參考上頁的關係圖，便可知道將來會有什麼疾病在前方等著我們。然而大家都有個壞習慣，那就是當身體不適的問題解決後，就容易怠惰於做操，但這樣真的非常可惜，如果不能有所突破，便無法向前邁進。若能確實實踐書中指導的舒緩體操，就能立即拿到１００分效果中的30~60分。換句話說，舒緩體操非常簡單，大家都做得到。倘若能夠更加投入，每天不間斷，在不久的將來有可能激發出身體潛能，將效果提升至１０００分。擁有卓越自我療癒力的人，無論歲數如何增長，他們的血液・體液循環、新陳代謝、消除疲勞後的復原能力都處於將近１０００分的狀態。現在就算沒有優秀的自我療癒力，只要搭配數種舒緩體操並徹底實踐，您也能夠躋身１０００分的世界。另一方面，肺炎一直名列日本十大死因的前幾名，其中睡眠中與用餐中的誤嚥所造成吸入性肺炎更是佔了相當大的比例。想要預防誤嚥，建議大家從30歲開始，每天實踐右側的「吞水」動作。另外，針對有失禁、骨盆器官脫垂問題的人，我們也為您準備的解決對策「胯部下腹緊實操（→Ｐ63）」及「骨盆底肌群鍛鍊操（→Ｐ１３５）」。皆有助於預防與治療疾病。

吞水
3×10×3吞水操

❶杯裡裝90ml的白開水，含1/3的量在嘴裡。
❷集中注意力，將嘴裡的水分10次「吞嚥」進去。
❸以每次1/3的量將杯子裡剩餘的水喝完。為了避免誤嚥，集中注意力是關鍵所在

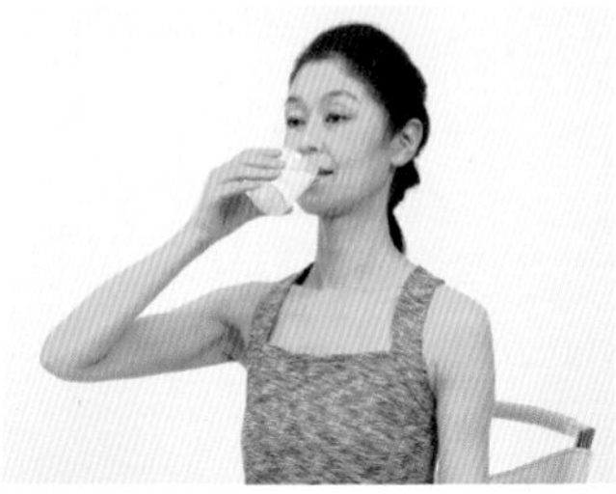

效果

❶改善輕微疾病與身體不適情況，預防重大疾病的發生。
❷提高自我療癒力，減少罹病的機率。
❸加強吞嚥能力，極力避免增齡帶來的疾病。

運動能力

舒緩護體運動的效果③
提升運動能力

舒緩護體運動有助於發揮高峰表現

平時的正規訓練再搭配舒緩護體運動，能有效提升運動能力。舉例來說，一般在能力範圍內只能做到10次肌肉訓練的話，只要搭配舒緩體操改善新陳代謝，即可增加訓練次數，增強肌肉力量。

跑馬拉松時能邊放鬆身體邊跑，減少煞車現象，自然能夠縮短時間。而團隊運動中，團隊之間的人際關係變好時，就能打造一個肉體、精神方面都實力堅強的菁英團隊。另一方面，腦功能變好，再加上身體變柔軟，自然能大幅減少受傷與意外的發生。

經由實際參與競賽的選手及團隊的實踐，已經證實舒緩護體運動確實具有這些效果。

構思自魚類游動的搖動舒緩運動（→P25），在身體與精神方面都能發揮極大功效。根據運動心理學的理論，當一個人處於高度放鬆且又專注的狀態下，最能夠發揮出自身所擁有的最大力量，這就是「高峰表現」。然而，放鬆與專注完全背道而馳，要同時提高這兩種狀態並非容易之事，除了少部分能創造世界紀錄的人之外，一般人幾乎難以達到這樣的境界。但是現在，透過舒緩體操，一般人也可以有高峰表現，這也已經經過縝密的科學驗證（請參照左圖）。

◆血紅素的變化

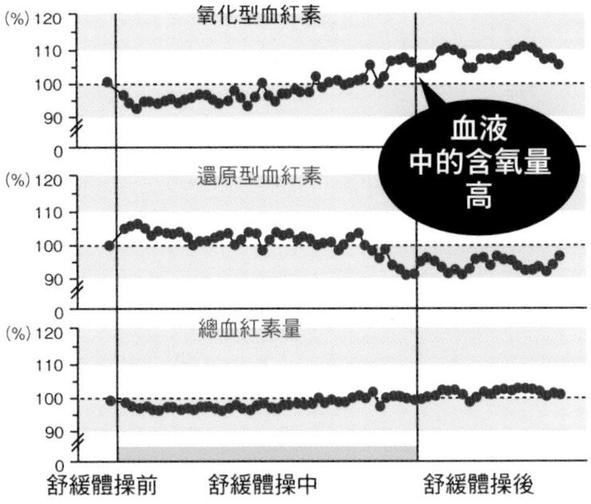
氧化型血紅素
還原型血紅素
總血紅素量
(%) 120
110
100
90
0
血液中的含氧量高
舒緩體操前
舒緩體操中
舒緩體操後

搬運氧氣的氧化型血紅素增加，身體處於高度專注力狀態。
協助單位：筑波大學動生化學研究室

效果

❶透過改善腦部運動功能以提升技能。
❷強化身體能力與精神力。
❸同時達到專注與放鬆的狀態，促使發揮高峰表現。
❹不易疲勞，並大幅減少受傷機率。

心理

舒緩護體運動的效果❹
舒緩使心情變輕鬆

舒緩護體運動讓腦和內臟都放輕鬆

舒緩護體運動能夠排解內心的不安與壓力。而舒緩呼吸法（→P126）則可以使腦神經系統與內臟深度放鬆。搭配數種舒緩運動，有助於提高心理層面的感受力。

◆STAI（狀態-特質焦慮量表）的變化

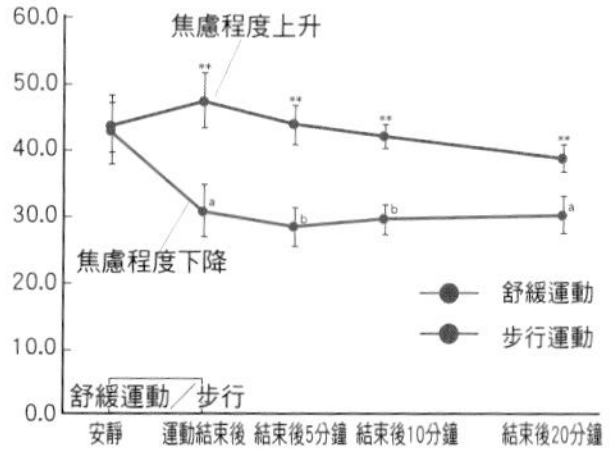
60.0
50.0
40.0
30.0
20.0
10.0
0.0
焦慮程度上升
焦慮程度下降
舒緩運動
步行運動
舒緩運動／步行
安靜
運動結束後
結束後5分鐘
結束後10分鐘
結束後20分鐘

從步行與舒緩體操的STAI變化圖可看出數值越低，焦慮程度越低。做完舒緩體操後，焦慮度明顯下降。

協助：筑波大學運動生化學研究室

效果

❶排解煩躁、焦慮等心理壓力。
❷放鬆腦神經系統與內臟系統。
❸輕鬆做也有效果。
❹增加舒緩體操量，獲得穩定、熱情、寬容、感受性等更多樣化的功效。

頭腦

舒緩護體運動的效果❺
消除腦部疲勞，腦筋更靈活

腦功能變好，記憶力增強

舒緩體操改善腦功能後，能量代謝能力會跟著變好，並且有助於提升腦部能量的使用率。就生物化學的角度來看，這代表腦功能處於更加靈活的狀態。

具體而言，會更想要動動腦，而且頭腦的運轉、記憶、思考、靈活度，甚至耐久力都會大幅增強。尤其是高齡者，不僅有能力一改過去的老舊習慣與不合時宜的思考模式，還能進一步接納年輕人的新思維與新作風。另一方面，他們也會不厭其煩地願意嘗試各種新領域的新事物。

效果

❶促進新陳代謝。
❷腦功能變好，有助於提升腦部運轉速度，增強記憶力和思考能力。
❸有挑戰新事物的意願。
❹凡事不嫌麻煩，不畏辛苦。

美麗纖體

舒緩護體運動的效果❻

提升代謝力，打造完美肌膚

適當控制飲食

舒緩護體運動能加速代謝，促進血液循環，當然也有助於去除老舊角質，加速皮膚更新，如此一來，多餘過剩的脂肪就不怕堆積。有正常的食慾就不容易暴飲暴食，換句話說，要適度控制飲食，盡量適度攝取優質的飲食內容。

托頰拍拍操（↓P137）等舒緩護體運動利用重力與手臂的支撐，幫忙矯正臉部、下顎、顱骨的肌肉與骨架等歪斜問題，進一步提高新陳代謝的能力，塑造完美的臉頰線條。

效果

❶加速新陳代謝，促進血液循環。
❷加快皮膚更新速度，多餘脂肪不易堆積。
❸促進正常的食慾。
❹矯正下顎歪斜問題，美化臉頰線條。

身體意識

舒緩護體運動的效果❼

存在於身心深處的身體意識

身體意識使心靈與身體更強大

身體意識是心靈與身體領域的機制，是能夠高度驅動身心靈的裝置，而舒緩護體運動有助於使身體意識發揮最大功效。

◆身體意識圖

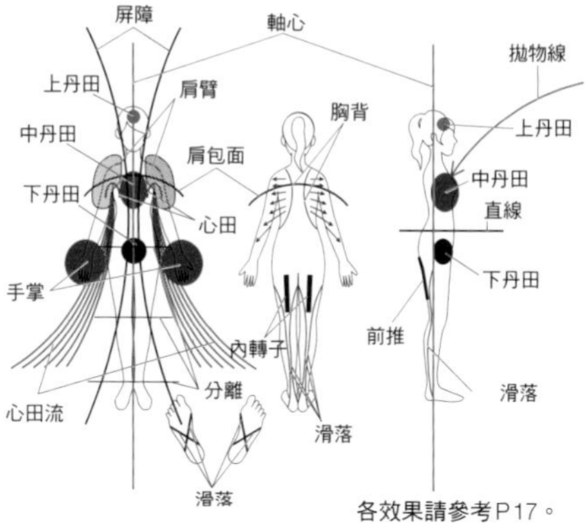
屏障
軸心
拋物線
上丹田
肩臂
胸背
中丹田
肩包面
上丹田
下丹田
中丹田
直線
心田
手掌
下丹田
內轉子
前推
分離
滑落
心田流
滑落
滑落

各效果請參考P17。

效果

❶使心靈和身體的運作能夠更輕鬆、順暢。
❷有助於形成多樣且深奧的能力。
❸使呼吸和氣的運用能夠更深入。
❹進行體操時隨時意識著身體意識，效果會更好。

家庭育兒

舒緩護體運動的效果❽

鎮靜不慌亂，培養同理心

擁有一顆體諒他人的心

舒緩護體運動可使人保持鎮靜不慌亂，當心靈沉靜時，就能看清楚近在身邊的家人。擁有高度包容力，心情變得更加樂觀時，一家人的相處會因此更輕鬆、更開朗。另一方面，當情緒穩定，不會過度起伏時，人就不容易發怒。該說的話，清楚表達出來，毫不隱瞞。斥責孩子時，確實將孩子帶到面前，面對面教導他錯在哪裡，應該怎麼做才正確。除此之外，當有了同理心與協調能力，慢慢地會瞭解對方的感受與傷痛，進而學會互相體諒。

效果

❶情緒更加沉穩，擁有更大的包容力。
❷情緒不會起伏不定，不會胡亂斥責他人。
❸有了同理心，能夠瞭解他人的感受與傷痛。
❹家庭變得更溫暖、開朗且和樂融融。

懷孕生產

舒緩護體運動的效果❾

讓懷孕、生產、產後的身心都能舒暢

放輕鬆，理想的懷孕、生產狀態

舒緩護體運動能促進血液循環，使體液的流動更加順暢。除此之外，舒緩護體運動能幫助調整荷爾蒙、提高卵巢・子宮功能，以及強化受孕功能。

懷孕期間和生產前後，身心易處於不穩定的狀態。舒緩護體運動能適度抑制交感神經，並活化副交感神經，有助於讓身心處於理想的懷孕、生產狀態。選擇能躺著實踐的體操，並配合舒緩呼吸法，當養分和氧氣確實運送至全身時，腹中胎兒將會更加健康地成長茁壯。

效果

❶調整荷爾蒙，使月經週期更規律。
❷可治療不孕症。
❸讓懷孕期間、生產過後的身心都能放輕鬆。
❹幫助胎兒健康地成長茁壯。

消除疲勞

舒緩護體運動的效果⑩ 消除深層疲勞

對消除肉體和精神上的疲勞很有效

疲勞因疲勞物質堆積在腦、內臟裡而引起。舒緩護體運動能適當抑制交感神經，使副交感神經處於優位，對於消除精神上的疲勞很有效。另外，任何人都有需要站立的時候，但站久了下半身會疲勞，這時要多做一些腰蠕動操（↓P52）和膝揉動操（↓P54），能有效消除腰部、下半身的疲勞。當您習慣之後，做體操將會比不停睡覺更有助於消除全身及腦疲勞。

效果

❶提高運動、工作能力。
❷消除肉體和精神上的疲勞。
❸消除深層疲勞，身體動作會猶如行雲流水般順暢。

睡眠

舒緩護體運動的效果⑪ 放鬆身體就能進入深層睡眠

睡前要放鬆身心

自律神經中的交感神經在工作、緊張時會處於優位。相反的，洗個熱水澡後，就會變成副交感神經處於優位，這時就能舒舒服服睡個好覺。不易入睡、半夜常醒過來、淺眠等，造成這些睡眠障礙的原因之一就是交感神經過於活躍。舒緩護體運動不僅能使副交感神經處於優位，還有助於思緒的整理、讓身體從深處溫暖起來，如此一來，既能順利進入深層睡眠，清醒時也能格外神清氣爽。睡覺前在床上來點體操，一起放鬆身心吧。

效果

❶溫暖身體，有助於擁有良好的睡眠品質。
❷整理凌亂的思緒，一早醒來就能有清晰的頭腦。
❸活絡副交感神經，放鬆身心。

人際關係

舒緩護體運動的效果⑫

堅定的軸心，從容不迫的心

心境從容就能處處體諒他人

人際關係複雜，該如何應對才好，其實這是一個相當困難的問題。

舒緩護體運動有助於堅定軸心，沉澱心緒，進一步展現更大的包容力。當心境從容，與他人相處時便不會令人感到不愉快。除此之外，能與對方保有一定的距離，又能不經意地處處體諒他人。以更溫柔、委婉的方式指出他人疏忽之處。

舒緩護體運動除了能鎮靜人心外，同時也能讓人成為一個時而溫暖時而熱情的人。

效果

❶擁有從容的心，常保鎮定沉著。
❷學會拿捏與他人之間的距離，不帶給他人不愉快的感覺。
❸擁有堅定的自我軸心，擁有能溫暖他人的熱情。

工作能力

舒緩護體運動的效果⑬

獲得高峰表現的能力

放鬆與專注激發最佳結果

舒緩護體運動有助於同時放鬆與專注，發揮能夠締造最佳成績的高峰表現。優秀的經營者即使處於逆境中，也能夠以沉著的心專注於眼前事物，用清晰的思緒有條有理的克服困境。

另一方面，持續實踐舒緩護體運動有助於建立身體意識中的軸心，有了堅定的軸心，在工作上會有足夠的能力正面迎擊各項挑戰，並成功解決種種困難。除此之外，還能取得領導地位，更加積極投入眼前的工作。

效果

❶同時做到專注與放鬆。
❷正面迎戰，積極投入。
❸培養行動力、協調力與解決能力。
❹不屈不撓的身心。

考試能力

舒緩護體運動的效果⑭

勿將腦疲勞留至考試當天

沒有疲勞才能將實力發揮極致

原本既沒有專注力又不會放鬆身心的考生，只要持續實踐舒緩護體運動1年，即可達到高峰表現的境界。由於持續消除腦部疲勞，就連平時的學習也能夠事半功倍，記憶力與思考能力提升，學習能力自然蒸蒸日上。

多數考生都在緊張與腦疲勞囤積的狀態下上場應考，因此多半無法發揮真正的實力。正式上場時若沒有任何疲勞，便能偶爾發揮出既專注又放鬆所帶來的高峰表現這種有如奇蹟般的實力。

效果

❶持續消除腦疲勞，學習力飛躍式提升。
❷保持最佳身心狀態直到考試當天。
❸有助於在考試當天發揮最大的實力。

回春能力

舒緩護體運動的效果⑮

徹底放鬆，中高年人也能長高

老化的本質是身心僵硬緊縮

全身肌肉與脊椎的椎間盤組織會隨增齡而逐漸緊縮，過了60歲，身高會比年輕時減少5cm，甚至10cm。

持續實踐舒緩護體運動有助於維持年輕時的身高，甚至從變矮的情況恢復原狀。亦即恢復原本的身高，讓因老化而僵硬緊縮的各部位組織再次恢復原狀，找回原有的代謝能力、順暢的體液循環、汰舊換新的肌膚，甚至連心態和思緒都能重返年輕。

效果

❶恢復年輕時的身高。
❷讓所有內臟朝氣蓬勃。
❸找回柔軟的身段，彈性有光澤的肌膚。
❹心態比年輕時更充滿朝氣、開朗且柔軟。

舒緩護體運動
病障對應表

＊1　針對各種病障的舒緩護體運動，使用時的責任歸屬於使用者。
＊2　使用針對各種病障的舒緩護體運動時，使用方法是否適合病症，由使用者自行判斷。另外，是否適切實踐以避免危險的發生，也必須由使用者負起責任。
＊3　用於預防的話，◎○兩種都值得推薦。
＊4　病況嚴重或手術後，◎○兩種都不建議。
＊5　罹患腦血管疾病時，不建議將◎○用於治療疾病，但推薦使用於恢復期。

◎特別推薦　○值得推薦

尿便失禁・骨盆臟器脫垂・痔瘡	生理問題・不孕・更年期障礙	下肢冰冷・浮腫・倦怠	腰痛・膝痛	肩頸背僵硬	憂鬱	失眠・睡眠障礙	頭重・頭暈・眼睛疲勞	便祕	功能性腸胃障礙	糖尿病	代謝症候群	肺炎	腦血管疾病	缺血性心臟病	癌症	疾病障礙名／體操名稱
◎	◎	◎	◎	◎	◎	◎	◎	◎	◎	◎	◎	◎	◎	◎	◎	後腦滾動操（P44）
◎	◎	◎	◎	◎	◎	◎	◎	◎	◎	◎	◎	◎	◎	◎	◎	腦幹蠕動操（P45）
○	○	○	○	○	○	○	◎	○	○	○	○	○	○	○	○	小腦滾動操（P46）
				○		○	◎						◎		○	眼腦擺動操（P49）
○	○	○	○	◎	○	○	◎	○	○	○	○	○	◎	○	○	頸蠕動操（P51）
○	○	○	○	◎	○	○	◎	○	○	○	○	○	◎	○	○	頸滾動操（P51）
○	○	○	◎	○	○	○	○	◎	◎	◎	◎	◎	◎	◎	◎	腰蠕動操（P52）
○	○	◎	○	○	○	○	○	◎	◎	◎	◎	◎	◎	◎	◎	膝揉動操（P54）
○	○	○	○	○	○	○	○	○	○	◎	◎	○	○	○	◎	脊椎扭動操（P56）
○	◎	◎	○	○				○			○		○			膝滾動操（P56）
	○	◎	○							○	○		○	○	◎	小腿摩擦操（P57）
○	○	◎	○	○	◎	◎	○	○	◎	◎	◎	◎	◎	◎	◎	足踝交叉操（P58）
○	○	◎	○	○	○	○	○	○	◎	◎	◎	◎	◎	◎	◎	腳板摩擦操（P59）
◎	◎	◎	◎	○	○	○	○	○	◎	◎	◎	◎	○	◎	◎	坐骨蠕動操（P60）
◎	◎					○		○	◎		○		◎	○	◎	胯部下腹緊實操（P63）
◎	◎	◎	◎	○	○	◎	○	◎	○	◎	◎	◎	◎	◎	◎	膝摩擦操（P64）
○	○	○	○	◎	○	○	○	○	○	◎	◎	◎	◎	○	◎	背蠕動操（P65）
	○			◎	◎	◎	◎	○	○	○	○	◎	○	◎	◎	肩膀轉動操（P66）
◎	◎	◎	◎			○		○	○	○	○		○	○	◎	轉子摩擦操（P68）
○	◎	◎	◎	○						○	○		○	○	◎	足跟擺動操（站姿）（P71）
○	◎	○	○	○	◎	◎	◎	◎	◎	◎	◎	◎	◎	◎	◎	呼吸咻哈操（P72）
◎	○	○	○	○	○	○	○	○	○	○	○	○	◎	◎	○	胯下呼吸咻哈操（P73）
○	○	○	○	○	◎	○	○	○	○	○	○	○	◎	○	○	全身摩擦操（P74）
◎	◎	◎	○	◎		◎	◎	◎	◎	◎	◎	◎	◎	◎	◎	雙腳黏黏操（P76）
○	○	○	○	○		○	○	○	○	◎	◎	○	○	○	◎	海豚扭動操（P79）
○	○	○	○	◎	◎	◎	◎	○	○	○	○	○	○	○	○	伸展啊－操（P80）
○	○	○	○	○		○	○		○	◎	◎	○	○	○	◎	V字區舒緩操（P83）
○	○	○	○	○	○	○	○	○	◎	◎	◎	○	◎	◎	◎	軸心操（P85）
○	◎	○	○	◎	◎	◎	◎	○	◎	◎	◎	○	◎	◎	◎	椅背頸部蠕動操（P86）
○	○	○	○	◎	○	○	○	○	○	○	○	○	○	○	○	頸彎曲操（P89）

＊6　靜養治療中，除了與主治醫師討論過的舒緩體操外，其餘皆不推薦。
＊7　恢復期間，只要不會影響患部或病狀，只要沒有意外的危險性，　兩種都值得推薦。
＊8　針對需要醫師治療的疾病、身心障礙，務必接受醫師診察，並在醫師指導下執行醫師許可的　兩種體操。
＊9　不需要醫師治療，並且以舒緩護體運動為主要治療方式的情況下，若舒緩護體運動導致症狀惡化，或者執行1週～1個月左右的時間，仍不見症狀有所改善，請立即停止做操，建議前往醫院接受醫師的診察。
＊10　使用舒緩護體運動的優先順位：第一，用於預防與保健；第二，用於疾病、身心障礙的恢復期；第三，作為醫療輔助性治療方法；第四，輕度疾病、身心障礙的主要治療方法。使用者請務必遵從＊1～9的注意事項。

尿便失禁・骨盆臟器脫垂・痔瘡	生理問題・不孕・更年期障礙	下肢冰冷・浮腫・倦怠	腰痛・膝痛	肩頸背僵硬	憂鬱	失眠・睡眠障礙	頭重・頭暈・眼睛疲勞	便祕	功能性腸胃障礙	糖尿病	代謝症候群	肺炎	腦血管疾病	缺血性心臟病	癌症	疾病障礙名／體操名稱
○	○	◎	○	○	○	◎	○	◎	○	◎	◎	○	○	○	◎	手腕摩擦甩動操（P90）
				◎	○	◎	○			○	○	◎	○	○	○	肩胛蠕動操（P94）
				◎		○	○		○	◎	◎	◎	○	◎	◎	肩部緊實操（P96）
				◎		○	○		○	◎	◎	◎	○	◎	◎	拋肩操（P97）
				◎		○	○			○	○	○	○	○	○	鐘擺行禮操（P99）
○	◎	◎	◎	○	◎	○	○	○	○	○	○	○	○	○	◎	小腿晃動操（P100）
○	○	○	○	○						◎	◎	○	○	○	◎	大腿摩擦操（P103）
○	◎	◎	○	○	◎	○	○	◎	◎	◎	◎	◎	◎	◎	◎	腳底摩擦操（P104）
○	◎	◎	◎	○	○	○	○	○	○	○	○	○	○	○	○	轉子舒緩操（P105）
○	○	◎	○	○	◎	◎	○	◎	○	◎	◎	○	◎	◎	◎	寶寶踢腳操（P106）
○	○	○	○		○	○		◎	◎	◎	◎	◎	○	○	◎	雙腳扭捏操（P107）
				○		○				◎	◎	◎	○	◎	◎	胸部飄飄操（P113）
				○		○	○	○	○	◎	◎	◎	○	◎	◎	腹背飄飄操（P113）
○	○	◎	○	○	◎	○	○	◎	◎	◎	◎	◎	◎	◎	◎	凹肚凸肚操（P118）
	○		○	○				○		○	○				○	腰背舒緩操（P119）
○	○	○	○	○	○	○	○	○	◎	◎	◎	○	○	○	◎	柱子邊角脊椎摩擦操（P120）
												◎			○	吞水操（P30）
○	○	○	○	○		○	○	◎	○	◎	○	○	○	○	◎	雙人背腰蠕動操（P122）
	○			○		○	○		○	◎	○	○	○	○	◎	雙人頸蠕動操（P121）
○	○	○	○	○		○	○	◎	○	◎	○	○	○	○	◎	多人背腰蠕動操（P125）
	○			○		○	○		○	◎	○	○	○	○	○	多人肩胛摩擦操（P125）
								○	◎	○	◎	○			○	胃部呼吸操（P126）
	◎					○	○	◎	◎	○	◎	◎			◎	小腸呼吸操（P126）
	◎					○	○	◎	◎	○	◎	◎			◎	大腸呼吸操（P127）
	◎	○	○			○	○	◎	◎	◎	◎	◎			◎	全內臟呼吸操（P129）
	◎	○	○			○	○	◎	◎	◎	◎	◎			◎	腸道呼吸操（P129）
◎	◎	◎	◎	○		○	○	◎	◎	◎	◎	◎	◎	◎	○	交叉腹肌操（P132）
◎	◎	◎	◎	○		○	○	◎	◎	◎	◎	◎	◎	◎	○	簡易橋式體操（P133）
○	◎	◎	○	○		○	○	○	○	◎	◎	◎	○	◎	○	TD蹲踞操（P134）
◎	◎	◎	◎	○	○	○	○	◎	◎	◎	◎	◎	○	◎	◎	骨盆底肌群訓練操（P135）

主要部位名稱

舒緩體操的命名多與身體各部位有關，請大家做操時，要有意識地將那個部位放在心上。

*啞門穴：位於後腦杓與頸部的交界處。稍微將頭向後仰時，約在髮際部位有個凹陷進去的地方。

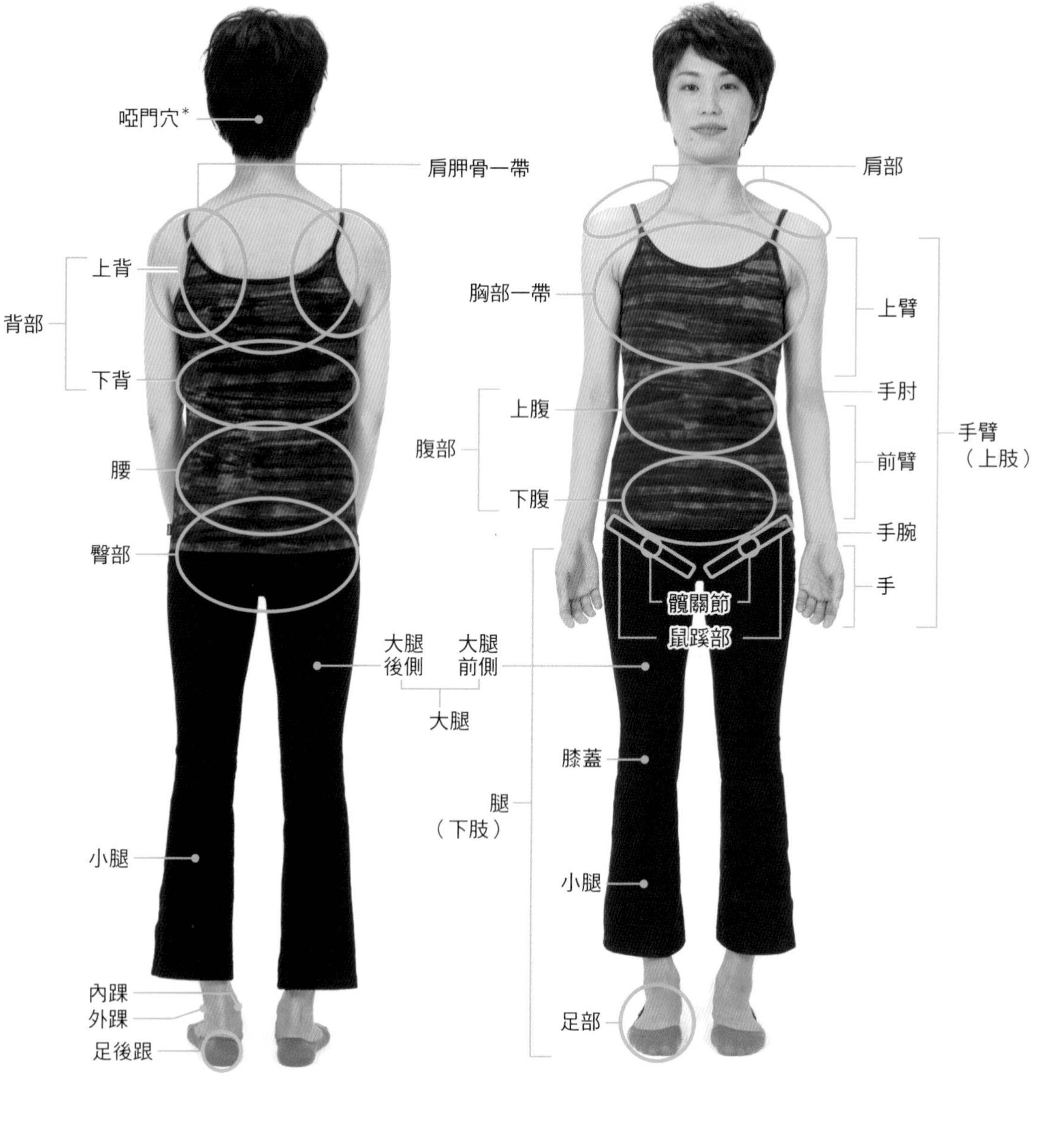

啞門穴*
肩胛骨一帶
上背
背部
下背
腰
臀部
大腿
後側
大腿
前側
大腿
小腿
內踝
外踝
足後跟
肩部
胸部一帶
上臂
手肘
腹部
上腹
下腹
前臂
手臂
（上肢）
手腕
手
髖關節
鼠蹊部
膝蓋
腿
（下肢）
小腿
足部

主要肌肉名稱

下圖為本書體操中希望大家特別用心感受的肌肉部位。做操時請感受一下這些肌肉的運作。

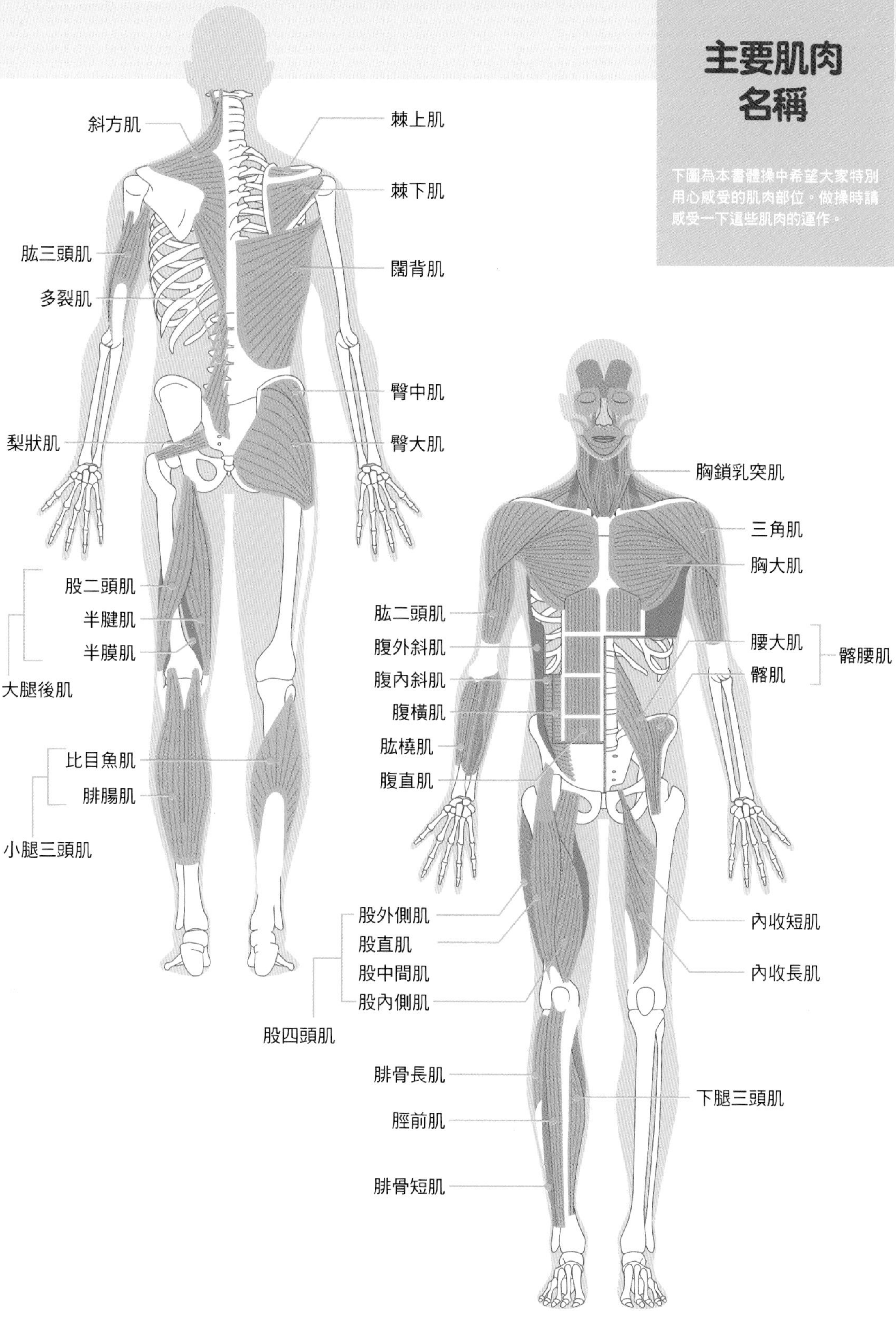
斜方肌
棘上肌
棘下肌
肱三頭肌
闊背肌
多裂肌
臀中肌
梨狀肌
臀大肌
股二頭肌
半腱肌
半膜肌
大腿後肌
比目魚肌
腓腸肌
小腿三頭肌
胸鎖乳突肌
三角肌
胸大肌
肱二頭肌
腹外斜肌
腹內斜肌
腹横肌
肱橈肌
腹直肌
腰大肌
髂肌
髂腰肌
股外側肌
股直肌
股中間肌
股內側肌
股四頭肌
內收短肌
內收長肌
腓骨長肌
脛前肌
下腿三頭肌
腓骨短肌

主要骨骼名稱

比起雙手、雙腳的骨骼，一般人較難以感受得到軀幹的脊椎和骨盆內的大小骨骼，以及關節的伸展與收縮。針對這些部位，希望大家參考圖片，稍微發揮一下想像力。

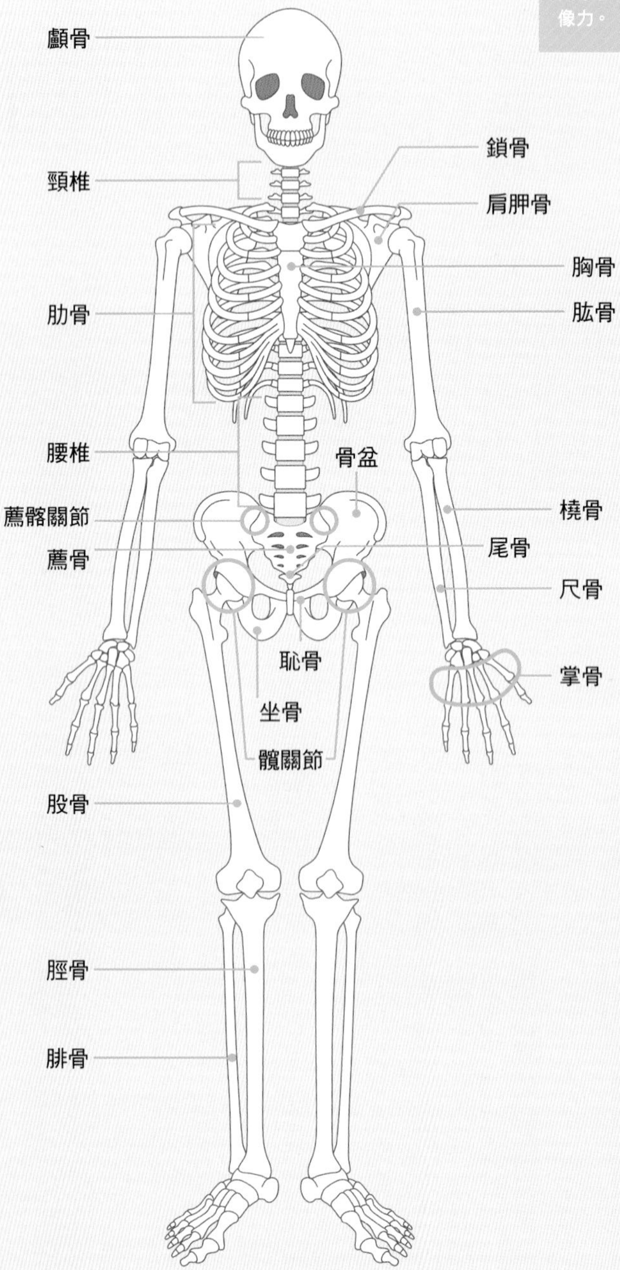
顱骨
鎖骨
頸椎
肩胛骨
胸骨
肋骨
肱骨
腰椎
骨盆
薦髂關節
橈骨
尾骨
薦骨
尺骨
掌骨
恥骨
坐骨
髖關節
股骨
脛骨
腓骨

第2章

開始進行舒緩體操吧！

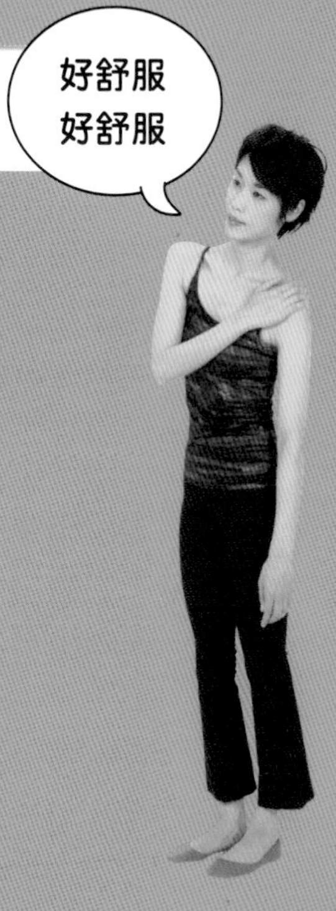

能幫助解決身體眾多不適症狀的舒緩體操。從可以輕鬆做，或者自己感興趣的體操開始著手也無妨。如果不曉得該從哪一種體操著手，建議您先從腦部舒緩體操開始吧！

No.1

臥姿舒緩

後腦滾動操

後腦滾動滾動體操

從視覺中樞所在的後腦來消除疲勞

工作或唸書導致用眼、用腦過度時，眼睛容易乾澀模糊，而且後側頭部會有沉重的壓迫感。

這是腦部疲勞引起的症狀，現在只要實踐這套體操，便能有效消除腦部疲勞，並且改善腦部功能。熟能生巧之後，更能經由視覺中樞所在的後腦，一直向前舒緩至大腦基底核，甚至前額葉皮質，消除整個腦部的深層疲勞。

效果

- 消除腦部疲勞，並改善功能（初學者實踐時間中等）。
- 消除大腦基底核的疲勞，並改善功能（初級者實踐時間長）。
- 消除前額葉皮質的疲勞，並改善功能（中級者實踐時間長）。

身體放鬆，仰躺在地。邊喃喃自語「滾動滾動」，邊左右轉動頭部。轉動頭部的幅度不需要太大，約1～10cm的範圍即可。

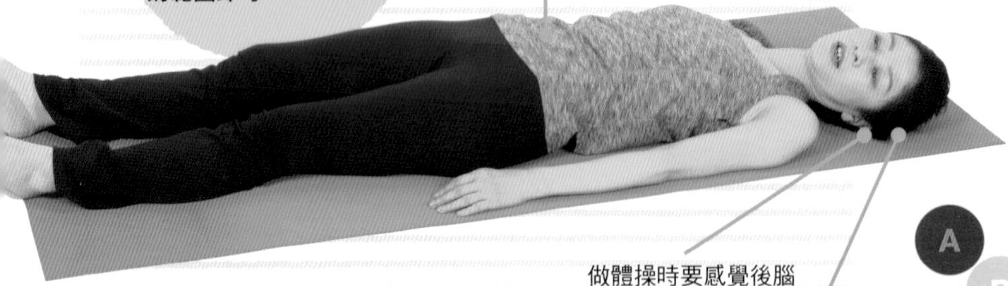
滾動滾動
盡量放鬆全身力氣
做體操時要感覺後腦杓緊貼著地面。
讓接觸部位在地面上滾動。

舒緩體操的訣竅

去感覺頭部連接地球中心點的那條垂直線（重力線）。感覺垂直線與地面交叉的那個接點「有種疲勞全部釋放的舒服感」。邊感受那種舒服邊緩緩向右滾動，然後再緩緩向左滾動。

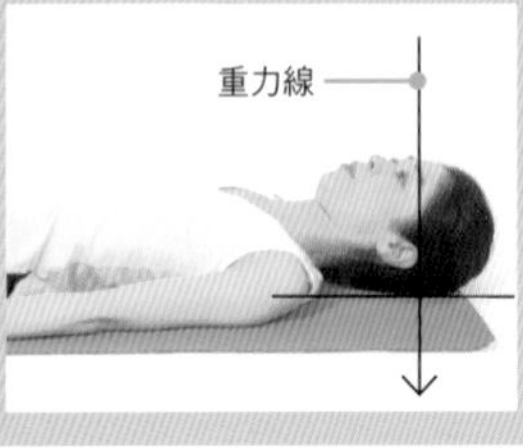
重力線

POINT

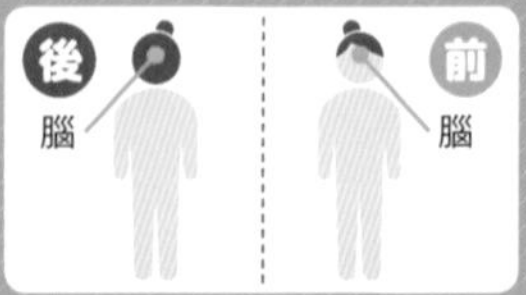
後
腦
前
腦

- 做操時間約1～10分鐘。任何時間做操都可以。
- 仰躺時，請利用地板、堅固的地毯或硬枕頭，要感覺得到接觸點壓力（頭部重量施加在接觸點上）才可以。

腦舒緩
（腦部舒緩體操）

No.2

椅子舒緩

腦幹蠕動操

腦幹蠕動蠕動體操

提升自我療癒能力，最適合預防疾病的體操

這個體操是所有體操的關鍵。當腦內的舒服感一路往腦幹擴散時，不僅能夠消除腦部與身體的疲勞、改善腦部功能，還能夠透過平衡自律神經與免疫力以達到預防疾病、治療疾病的效果。

為了使後腦杓與頸部交界處的「啞門穴」能夠正確頂在椅背上，請確實調整好臀部靠坐在椅子上的位置。

效果

- 消除腦幹疲勞。
- 改善免疫系統、自律神經系統。
- 預防疾病與治療疾病。
- 消除整個腦部的疲勞，並改善腦部功能（中級者）。

舒緩體操的訣竅

先將中指頂在後腦杓與頸部交界處，稍微抬起頭，將中指移往凹陷處，那裡就是啞門穴。

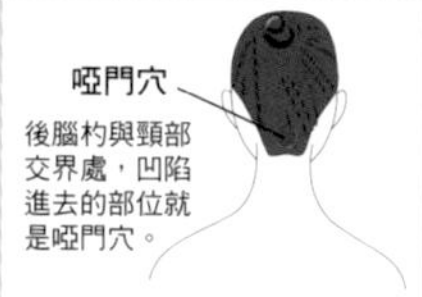
啞門穴
後腦杓與頸部交界處，凹陷進去的部位就是啞門穴。

淺坐在椅子上，將啞門穴頂在椅背上。邊喃喃自語「蠕動蠕動」，邊左右轉動頭部。轉動幅度約1～2 cm，轉動速度不要太快，維持一邊1～2秒的時間。

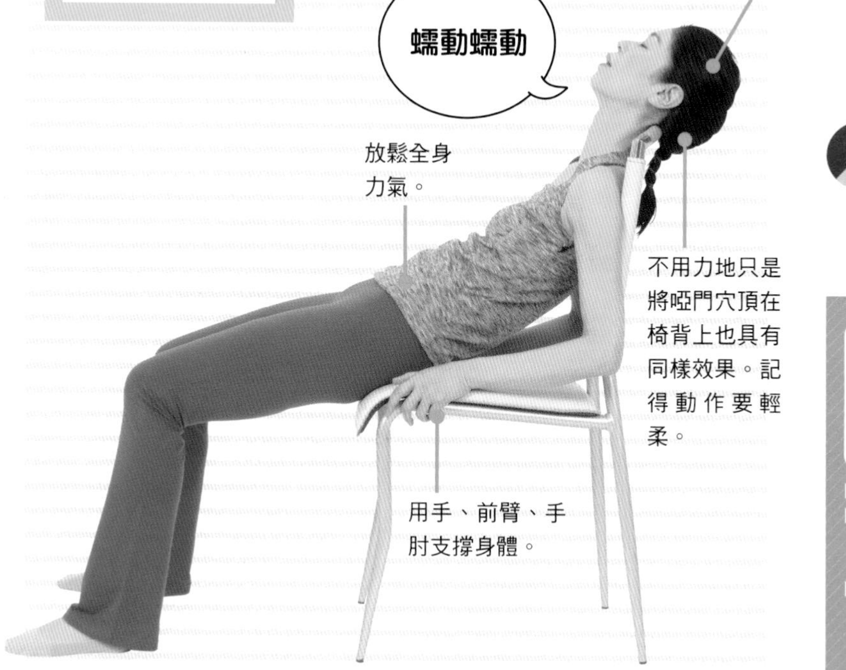
蠕動蠕動
讓舒服的感覺深入腦部底層。
放鬆全身力氣。
不用力地只是將啞門穴頂在椅背上也具有同樣效果。記得動作要輕柔。
用手、前臂、手肘支撐身體。

POINT

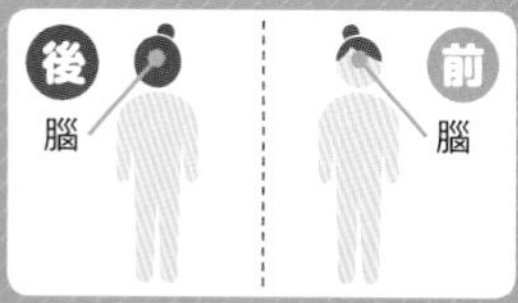
後 腦
前 腦

- 做操時間約1～5分鐘。
- 沒有正確地將啞門穴頂在椅背上的話，可能會受傷，這點務必多加留意。
- 蠕動的動作太大會造成危險，請以1～2cm的幅度輕輕擺動頭部就好。動作務必輕柔。

腦舒緩
（腦部舒緩體操）

No.3

椅子舒緩

小腦蠕動操

小腦蠕動蠕動體操

放鬆小腦，有助於提升身體能力

小腦與肢體活動有密不可分的關係，如運動、姿勢控制、身體各種動作、身體平衡等。消除小腦疲勞，將有助於改善運動能力。

將啞門穴往上2㎝或1指寬的後腦杓部位頂在椅背上，移動臂部調整好位置。與腦幹蠕動操（→P45）相比的話，頭部要稍微直立些。

效果

- 消除小腦疲勞。
- 改善姿勢控制的能力。
- 改善身體動作、身體平衡等肢體活動的能力。
- 提升運動能力。

這套體操對這個部位很有效!

實踐腦部舒緩體操時，若能想像著腦內各個部位，將有助於效果更加提升。請參考下圖，隨時意識著腦內各部位。

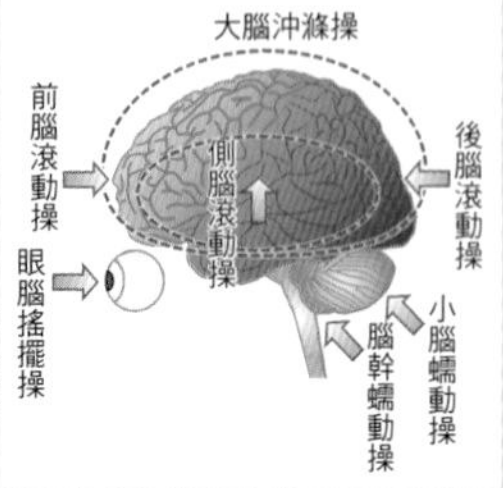
大腦沖澡操
前腦滾動操
眼腦搖擺操
側腦滾動操
後腦滾動操
小腦蠕動操
腦幹蠕動操

淺坐在椅子上，將啞門穴（後腦杓與頸部交界處）向上2cm的部位頂在椅背上，頭部比腦幹蠕動操時更直立些。邊喃喃自語「蠕動蠕動」，邊左右輕輕擺動頭部。

蠕動蠕動
輕輕擺動，放鬆位於後腦杓附近的小腦。
放鬆全身力氣。
頸部與後腦杓頂住椅背時，頭部要稍微立起來些。
用手、前臂、手肘支撐身體。

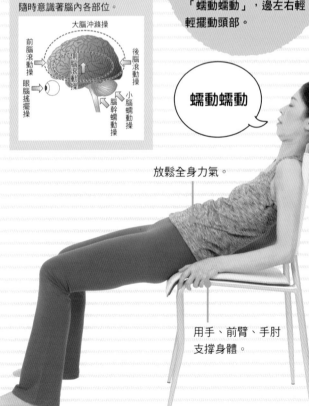

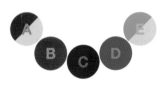

POINT

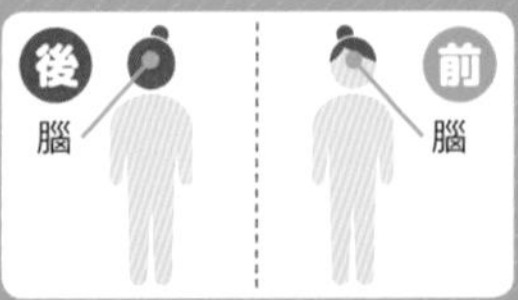
後
腦
前
腦

- 做操時間約1～3分鐘。
- 沒有正確地將啞門穴附近的部位頂在椅背上的話，可能會受傷。記得動作務必要輕柔。
- 蠕動的動作不要太大，以1～2cm的幅度輕輕擺動頭部。速度也不要過快，維持一邊1～2秒的時間。

腦舒緩
（腦部舒緩體操）

No.4

椅子舒緩

前腦滾動操

前腦滾動滾動體操

恢復清晰的思緒與判斷力

前腦滾動操能夠消除掌管思考、判斷、人類理智的左腦的疲勞。熟能生巧後，將有助於消除神經聚集的基底核至整個後腦的深層疲勞。

一邊感受那種舒服的感覺，一邊左右輕輕滾動頭部。滾動幅度從1cm左右開始，至多10cm。往返速度不要太快，一次約3～5秒。

效果

- 消除以前額葉皮質為中心的腦部疲勞，並改善功能（初學者實踐時間短）。
- 消除大腦基底核疲勞，並改善功能（初學者實踐時間長）。
- 消除腦部全區的疲勞，並改善功能（中級者實踐時間長）。

舒緩體操的訣竅

滾動幅度從1cm開始，至多10cm。滾動幅度由自己決定，以最舒服，感覺最能消除疲勞的幅度為準。

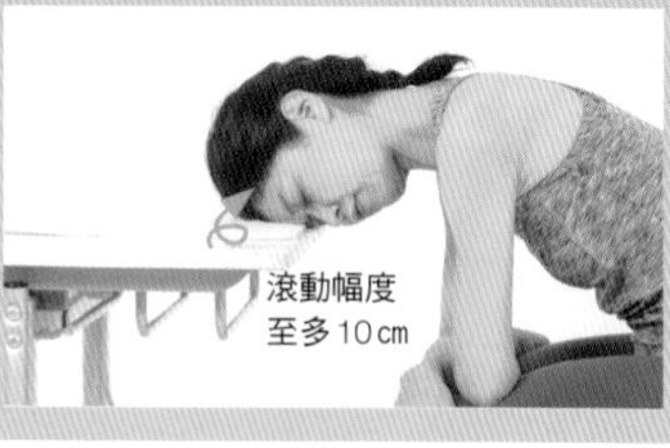
滾動幅度
至多10cm

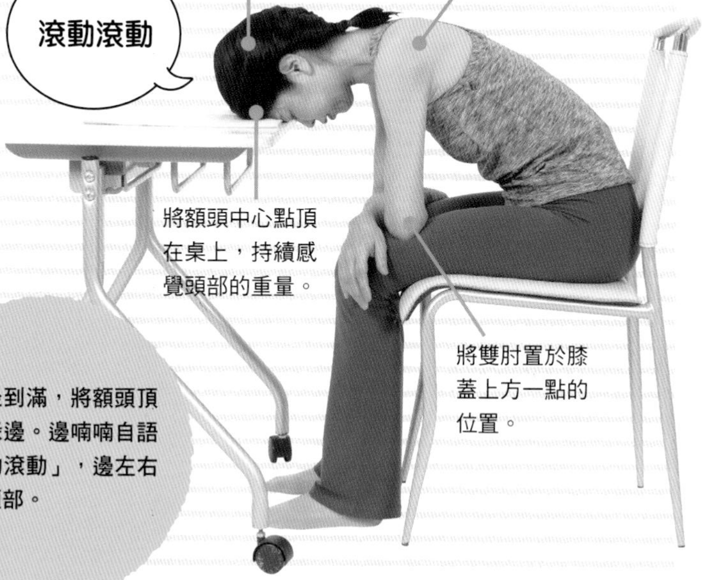
輕輕滾動頭部，
讓前腦放鬆。
肩膀不要用力。
滾動滾動
將額頭中心點頂在桌上，持續感覺頭部的重量。
將雙肘置於膝蓋上方一點的位置。

椅子坐到滿，將額頭頂在桌緣邊。邊喃喃自語「滾動滾動」，邊左右滾動頭部。

A B C D E

POINT

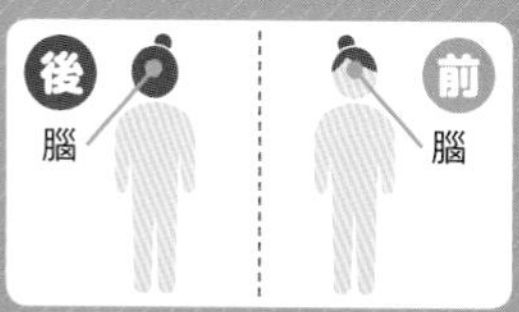
後
腦
前
腦

- 做操時間約1～5分鐘。
- 將額頭中心點頂在桌緣邊。
- 可在桌上先鋪一條毛巾或手帕，不要太薄，才具有保護作用。

腦舒緩
（腦部舒緩體操）

No.5

臥姿舒緩

側腦滾動操（臥姿）

側腦滾動滾動體操

A B C D E

改善空間認知功能、語言區功能

側腦滾動操有助於消除掌管空間認知功能、語言區功能的顳葉疲勞，並且增強功能。左右滾動頭部，利用頭部重量去感受放鬆舒暢的感覺。滾動幅度從1㎝開始，至多15㎝，左右往返時間約3～5秒。為保持左右平衡，記得左右兩側都要輪流做操。

效果

- 改善空間認知功能。
- 消除語言區的疲勞，改善語言區功能（初學者實踐時間短）
- 消除大腦基底核的疲勞，並改善功能（初學者實踐時間長）。

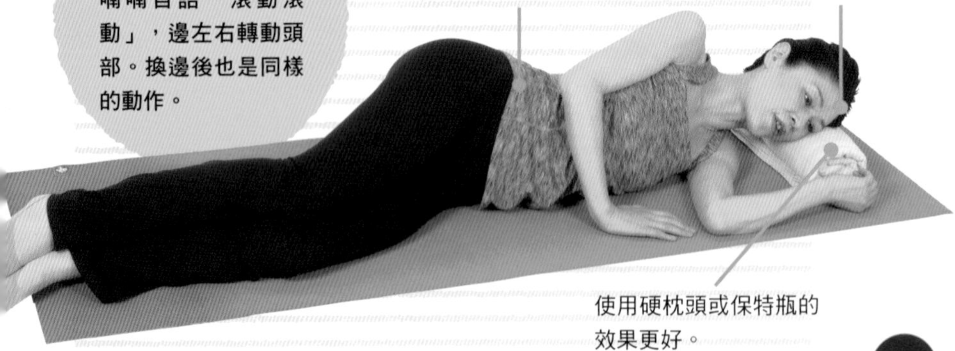
滾動滾動
放鬆全身力氣，側臥在地上。
感覺側面頭部與枕頭接觸的部位。
使用硬枕頭或保特瓶的效果更好。

放鬆全身力氣，將頭枕在枕頭上側臥。邊喃喃自語「滾動滾動」，邊左右轉動頭部。換邊後也是同樣的動作。

變化型

椅子舒緩

側腦滾動操（椅子）
側腦滾動滾動體操

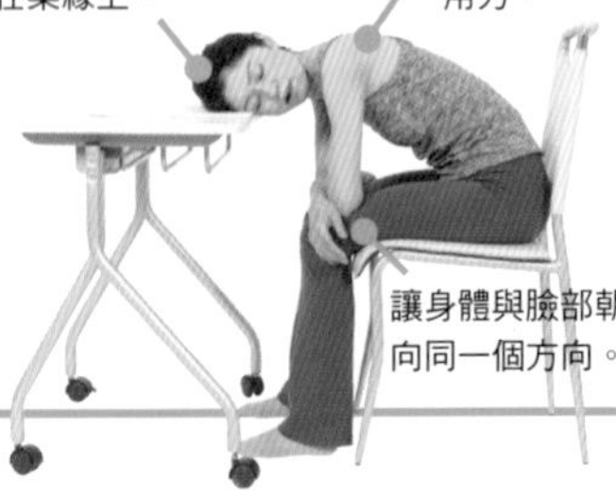
將側面頭部的中心點頂在桌緣上。
肩膀不要用力。
讓身體與臉部朝向同一個方向。

舒緩體操的訣竅

使用硬枕頭或裝水的保特瓶，效果會更好。除此之外，夏天做操時還能增加一點涼意。

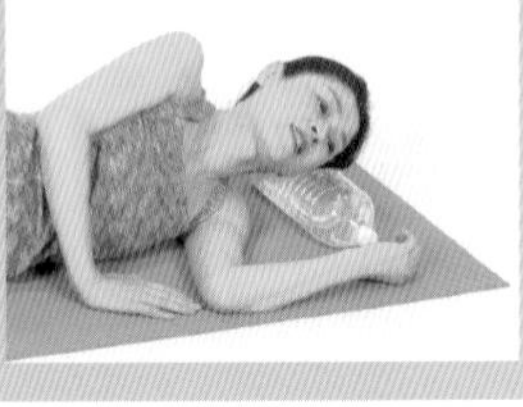

POINT

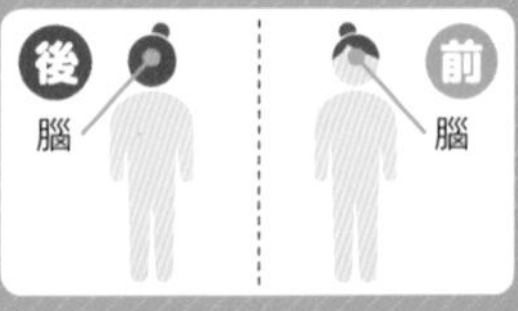
後
腦
前
腦

- 做操時間左右各1～5分鐘，共計2～10分鐘。
- 左右兩側都要輪流做操。
- 使用硬木箱、書本等都可以。切記不要使用軟綿綿的枕頭。
- 盡可能將側頭部的中心點頂在桌緣上。

腦舒緩
（腦部舒緩體操）

No.6

站姿舒緩

眼腦擺動操

眼腦擺動擺動體操

放鬆眼底的緊繃感，讓眼睛與頭部煥然一新

眼睛疲勞的話，傳送情報的視神經，甚至是位於後腦的視覺中樞也會疲勞，進而導致眼睛及其周圍、後腦至頸部僵硬，腦袋也會因此呈現呆滯。

眼腦擺動操就像在沖刷洗滌般，將位於眼底深處的疲勞一掃而空。眼睛較敏感，若能用溫熱的雙手做操，眼睛會更有溼潤感，更能感受雙手傳遞過來的力量。

效果

- 消除眼睛及其周圍的疲勞，並改善功能（初學者）。
- 消除前額葉皮質、顳葉的疲勞，並改善功能（中級者）。
- 消除大腦基底核至後腦視覺中樞的疲勞，並改善功能（高級者）。

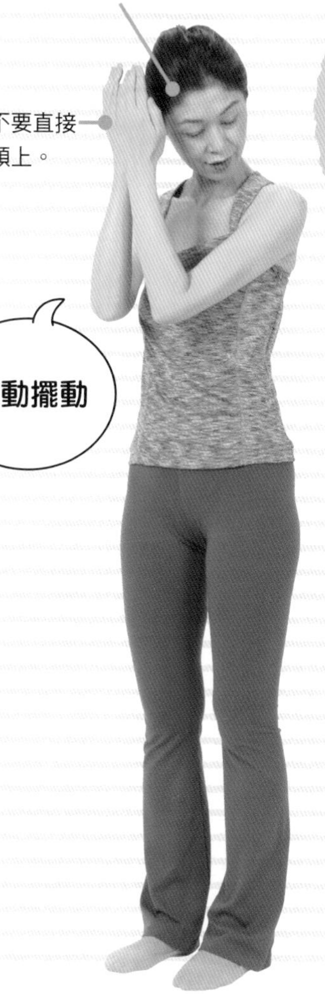
慢慢並大幅度擺動頭部，感受眼底放鬆的感覺。
手掌不要直接貼在頭上。
擺動擺動

邊喃喃自語「好舒服」，邊用雙手摩擦。閉著眼睛感受手掌緩緩流過來的溫度，以眼睛為中心點，雙手從太陽穴慢慢移動至側頭部。

變化型

站姿舒緩

眼睛擺動操

眼睛擺動擺動體操

可以在短時間內舒緩眼底的僵硬與緊繃。為了確實感受雙手傳遞過來的溫熱，每一個動作都要仔細且用心。

❶邊喃喃自語「好舒服」，邊用雙手摩擦。

❷像要遮蓋雙眼般，將雙手盡量靠近雙眼。一邊感受手掌的溫度，一邊像洗臉般移動雙手手掌。

❸最後用力覆蓋在臉上，然後再放開。

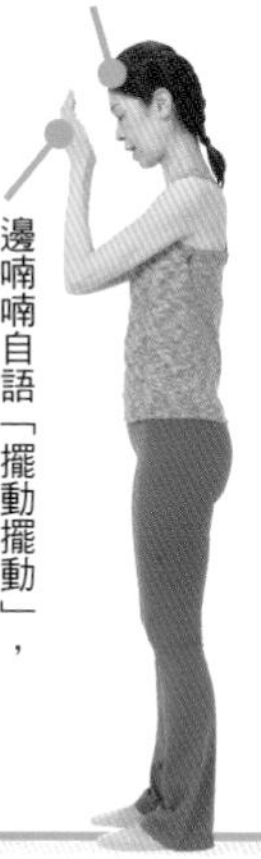
手掌不要直接覆蓋在眼皮上。
邊喃喃自語「擺動擺動」，邊慢慢地上下左右移動雙手。

A B C D E

POINT

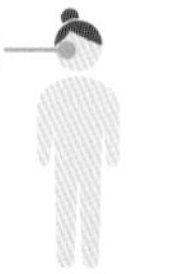
眼睛
前

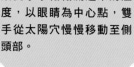

- 做操時間約1～5分鐘。
- 手掌不要直接覆蓋在眼皮上。
- 如同洗臉般上下移動雙手，左右擺動頭部。

安全舒緩
（超安全舒緩體操）

No. 7

站姿舒緩

大腦沖滌操

大腦沖滌沖滌體操

用一股清流刷洗大腦

感到腦部疲勞、緊繃時，不需要任何道具，在任何地方都能輕鬆實踐這套體操。

做操時想像一下源自谷川的清澈流水沖刷洗滌著我們的大腦。將大腦大致分為5個區塊，利用改變頭部方向的方式，幫助消除整個大腦的疲勞與改善功能。

效果

- 稍微抬起頭，可消除大腦前半部的疲勞，並改善功能。
- 頭部向左右兩側傾斜時，可消除顳葉至頭頂的疲勞，並改善功能。
- 頭部朝向正上方時，可消除頭頂的疲勞，並改善功能。

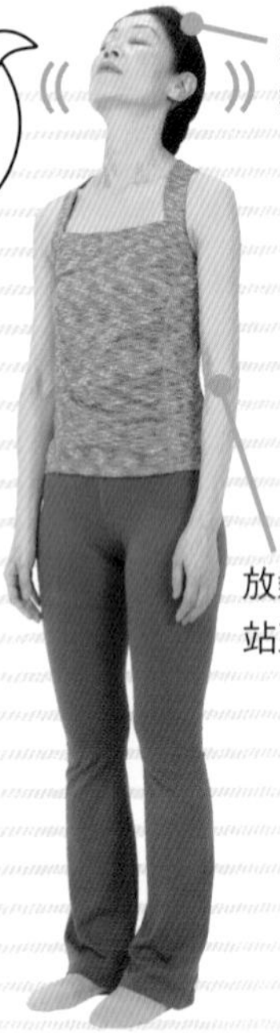
沖刷沖刷
如清水沖刷大腦般左右擺動頭部。
放鬆身體站直。

鼻子用力吸氣，頭部緩緩向後傾倒。憋住氣，想像清水正沖刷著大腦般左右擺動頭部。

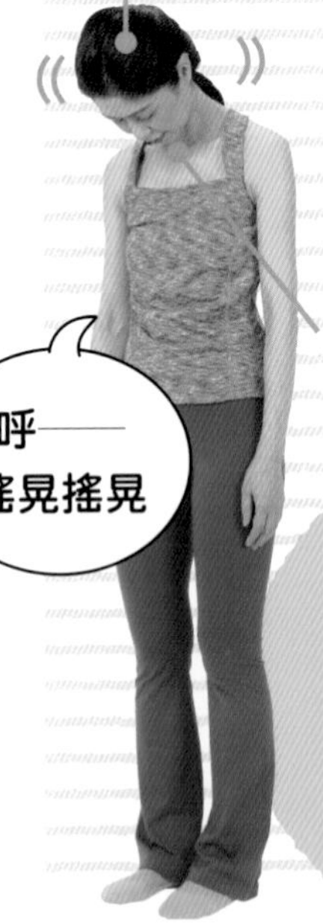
最後左右搖晃頭部，然後吐氣。
「呼－」將氣吐光。
呼——
搖晃搖晃

頭部朝下，如同潑灑髒水般，將嘴裡的氣「呼——」一口氣全吐掉。邊喃喃自語「搖晃搖晃」，邊將嘴裡的氣全吐掉。

舒緩體操的訣竅

為了讓大腦有被洗淨的感覺，要用心想像著谷川的清澈水流。

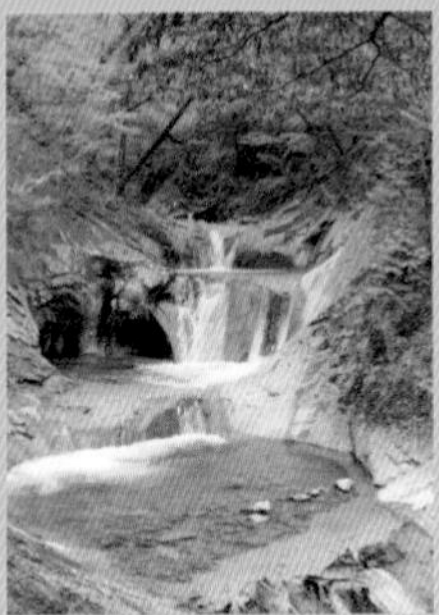

A B C D E

POINT

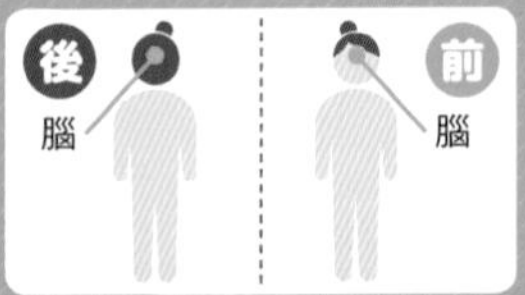
後
腦
前
腦

- 做操時間約1～10鐘。
- 做操時務必想像著谷川的清澈水流。

安全舒緩
（超安全舒緩體操）

No.1

臥姿舒緩

頸蠕動操（臥姿）

頸部蠕動蠕動體操

蠕動搖擺頸部，徹底舒緩放鬆

現代人長時間坐在辦公桌前，維持同樣的姿勢處理電腦作業，因此頸部肌肉容易僵硬緊繃。

透過輕輕蠕動和放鬆頸部的這套體操，能夠有效舒緩每天因長時間工作而緊繃的頸部肌肉和骨頭。

若再搭配頸滾動操，效果會更好。

效果

- 消除頸部疲勞。
- 預防・舒緩頸部疼痛。
- 放鬆頸部～脊椎一帶。
- 打造軸心身體意識，尤其是上半部（上軸）。

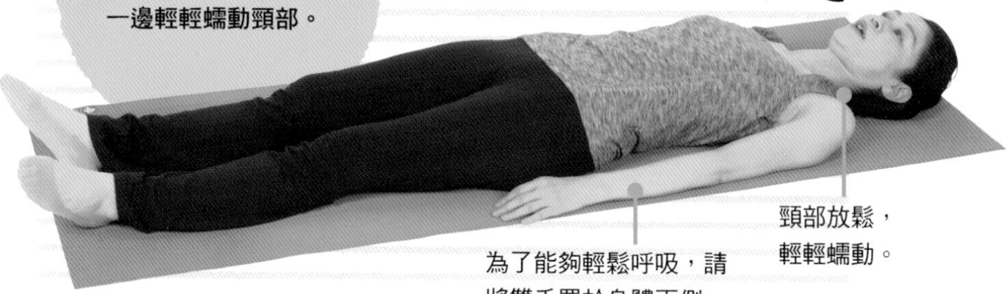
放鬆全身力氣。一邊想像著蠕動的動作，一邊輕輕蠕動頸部。
蠕動蠕動
頸部放鬆，輕輕蠕動。
為了能夠輕鬆呼吸，請將雙手置於身體兩側。

變化型

緩緩左右轉動頭部，以脊椎深處為軸心進行頸滾動操。

❶放鬆全身力氣，仰躺在地。

❷邊喃喃自語「滾動」，邊像是伸展頸部般，緩緩左右轉動頭部。

臥姿舒緩

頸滾動操
頸部滾動體操

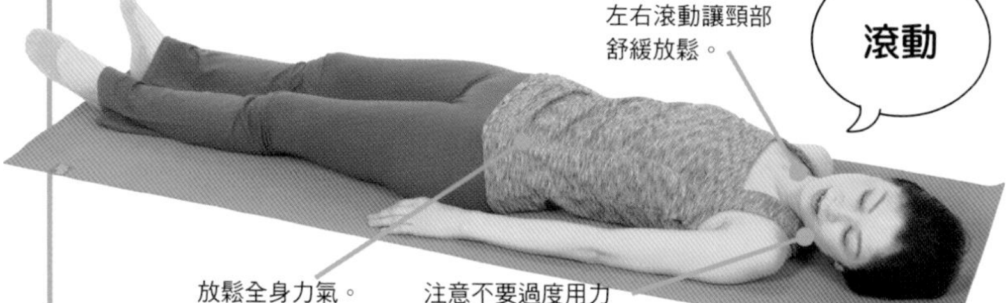
左右滾動讓頸部舒緩放鬆。
滾動
放鬆全身力氣。
注意不要過度用力轉動頸部。

POINT

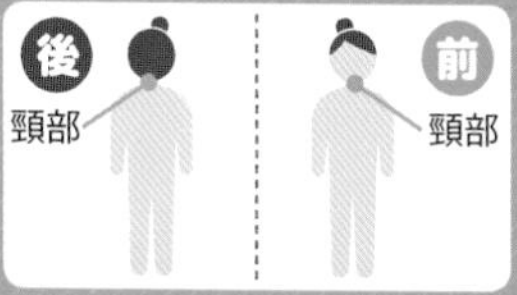
後
頸部
前
頸部

- 過度用力使用外側肌肉來轉動頸部，恐會造成頸部痠痛。
- 不需要太用力，只要有舒服的感覺就好。

No. 2

臥姿舒緩

腰蠕動操（臥姿）

腰部蠕動蠕動體操

腰部輕輕摩擦地板，放輕鬆緩緩擺動

腰是人體的支柱，對我們而言，腰是一個非常重要的部位。腰部時常要承受重力，而腰部周圍的肌肉為了保護腰部，會因此長時間處於僵硬緊繃的狀態，久而久之便容易造成腰痛。

這套體操有助於舒緩身體動作的起點——腰部，讓小至日常生活，大至運動中的每個動作都能美麗又有效率。

效果

- 消除腰部疲勞。
- 預防與緩和腰痛不適。
- 解決腰腿冰冷、疲累問題。
- 消除慢性疲勞。
- 促進全身新陳代謝。
- 保持自律神經的平衡。

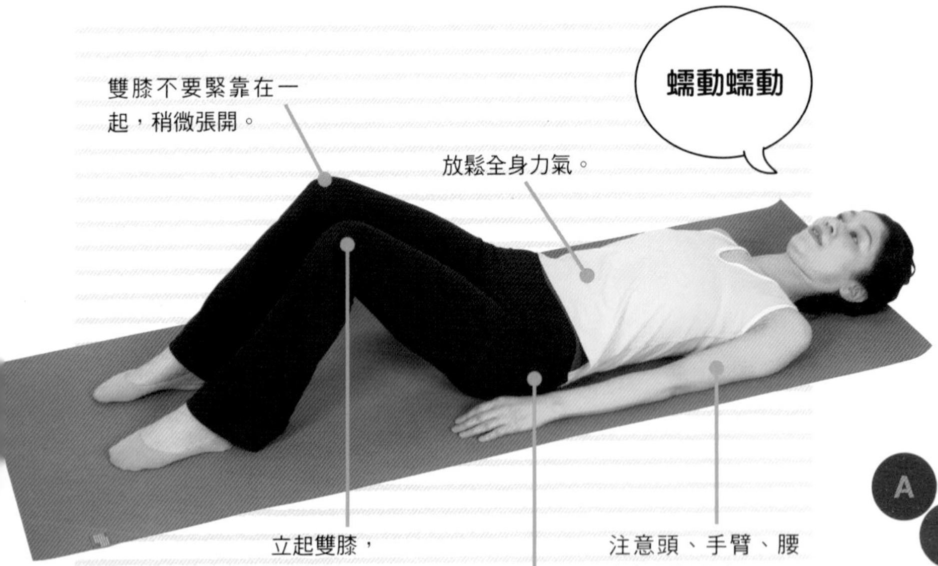
蠕動蠕動
雙膝不要緊靠在一起，稍微張開。
放鬆全身力氣。
立起雙膝，仰躺在地。
注意頭、手臂、腰部都不要施力。
讓腰部像是摩擦地板般左右擺動，放鬆腰部周圍的緊繃肌肉。

邊喃喃自語「蠕動蠕動」，邊將腰部貼在地板上輕輕摩擦，放鬆腰部周圍的肌肉。

A B C D E

POINT

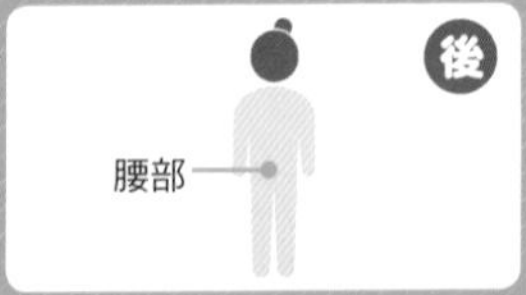
後
腰部

- 搖擺腰部的速度若太快，無法確實達到放鬆目的，請務必緩緩擺動。
- 腰部若沒有緊貼在地，反而會因為施力而無法放鬆，請務必將腰部輕輕貼在地面。

變化型

椅子舒緩

手臂腰部蠕動操

手臂撐椅腰部蠕動蠕動操

手臂撐在椅背或桌上，減輕腰部承受的體重重量，然後輕輕蠕動腰部。在辦公室無法躺下來的情況下，這套體操能夠幫助您輕鬆舒緩腰部。

❶雙手置於椅背或桌角，幫忙分擔一半的體重。雙腳稍微張開。

❷藉由椅背等支撐上半身，輕輕左右擺動腰部，放鬆腰部肌肉。

手臂自然伸直撐在椅背上，讓椅背分擔一半的體重。
若感覺手臂支撐的重量太重，稍微調整一下雙腳間的距離。邊蠕動腰部邊找出最合適的雙腳間距離。

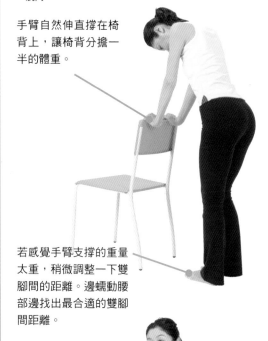

椅子舒緩

腰部手臂蠕動操（附輪子的辦公椅）

辦公椅上的腰部手臂蠕動操

準備一把辦公室常用的附有輪子的辦公椅。輪子方便移動，能有效協助活動身體。但為了避免跌倒，請將雙手撐在座椅椅面上。

❶坐在辦公椅上，背部緊靠著椅背，緩緩蠕動腰部。

❷辦公椅擺動的幅度大，腰部的蠕動動作也會變得比較複雜，舒緩腰部的效果會比坐在固定的椅子上好。

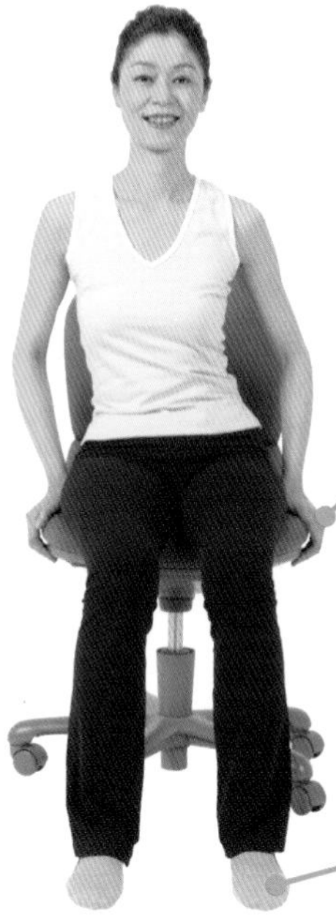
為避免跌倒，請將雙手撐在扶手或座椅椅面上。
雙腳貼在地面上幫忙支撐身體。透過前後左右的擺動來放鬆腰部。

椅子舒緩

腰蠕動操（椅子）

腰部蠕動蠕動操

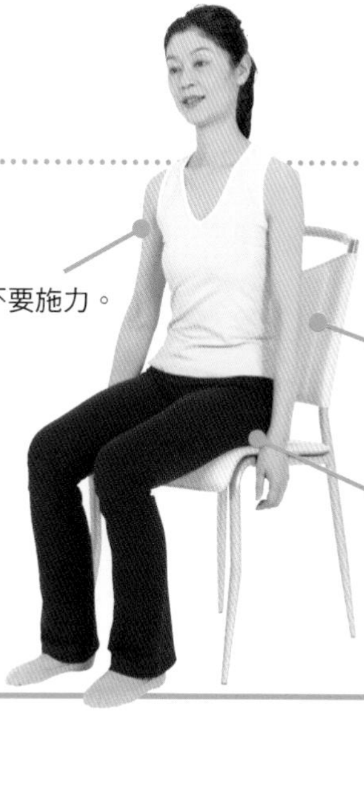
手臂和肩膀不要施力。
椅子坐到底，緩緩蠕動腰部去摩擦椅背。
也可以淺坐在椅子上，緩緩蠕動腰部。

舒緩體操的訣竅

做操時放鬆全身力量。讓腰部朝地板方向摩擦，但不要刻意用力將腰部壓在地板上，而是以腰部本身的重量摩擦地板。

安全舒緩
（超安全舒緩體操）

No.3

臥姿舒緩

膝揉動操（臥姿）

小腿膝部揉動揉動體操

舒緩小腿肚的同時，鍛鍊腰大肌且活化副交感神經

小腿肚與全身血液循環有密不可分的關係。只要促進小腿肚的血液循環，便能有效改善全身的血液運行。

膝部揉動操具有消除全身疲勞、矯正O型腿、促進內臟器官的血液循環、放鬆、減重、助眠等效果。

效果

- 消除全身疲勞。
- 紓解小腿肚僵硬。
- 打造不易疲勞的身體。
- 改善血液循環。
- 活化腰大肌與副交感神經。
- 減重。
- 品質優良的睡眠。
- 打造軸心與下丹田身體意識。

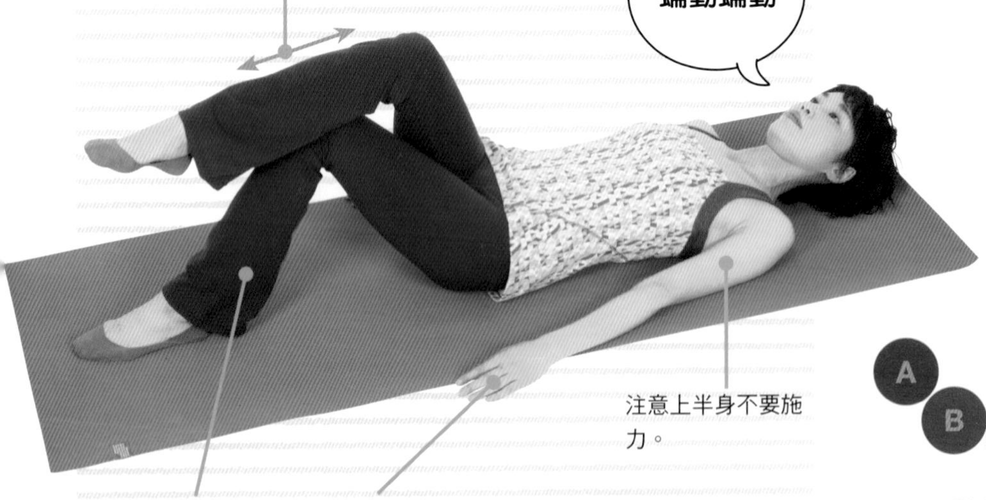
透過摩擦找出小腿肚又痛又舒服的那一點。
蠕動蠕動
注意上半身不要施力。
對側腳也是同樣的動作。
為了能夠輕鬆呼吸，請將雙手置於身體兩側。

放鬆全身力量，仰躺在地並立起雙膝。將單側膝蓋置於另外一側的膝蓋上，邊喃喃自語「蠕動蠕動」，邊前後緩緩移動，舒緩小腿肚的緊繃。

A B C D E

POINT

後
小腿肚
阿基里斯腱
膝蓋內側

- 做操時盡量放鬆身體。身體若用力，效果會減半。
- 位於上方的腳不要直接壓在下方腳的膝蓋正上方。

變化型

椅子舒緩

膝揉動操（椅子）
小腿肚膝部揉動揉動體操

雙手抱住膝蓋，比較能夠維持正確的姿勢。
將小腿肚置於另外一隻腳的膝蓋上，緩緩上下揉動。

臥姿舒緩

椅子揉動操
椅子揉動揉動體操

使用椅子輔助的應用篇。可以體驗不同層次的舒服感。不要用力將小腿肚壓在座椅上，請在感覺舒服的範圍內做操。

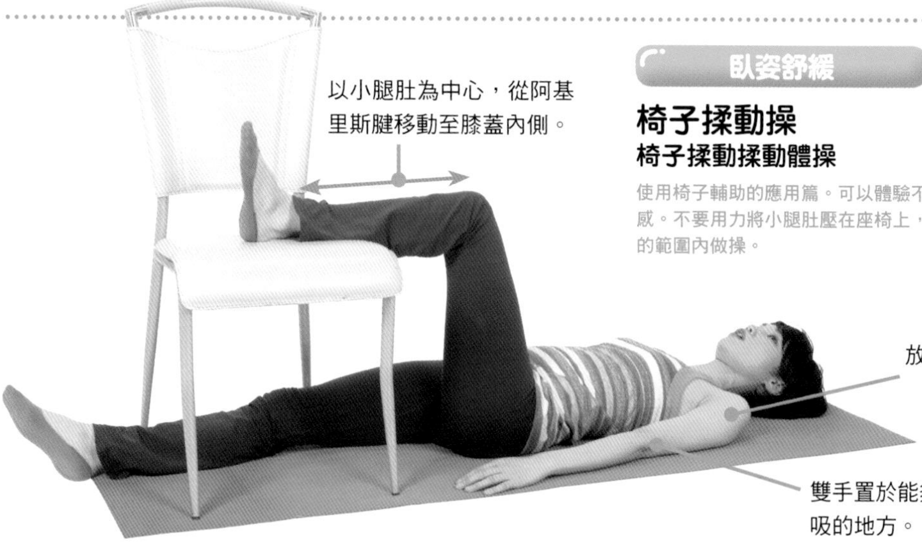
以小腿肚為中心，從阿基里斯腱移動至膝蓋內側。
放鬆上半身。
雙手置於能夠輕鬆呼吸的地方。

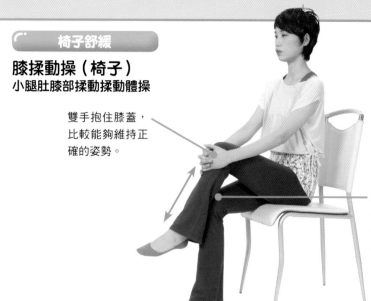

這套體操對這個部位很有效!

腳部前後運動帶來的晃動會傳遞至軀幹，有助於舒緩脊椎及其周圍的肌肉。另外，在全身放鬆狀態下做操，能使以大腿肌肉為主的運動轉換成以腰大肌為主的運動。也就是說，讓雙腳越放鬆不施力，腰大肌的鍛鍊效果會越好。

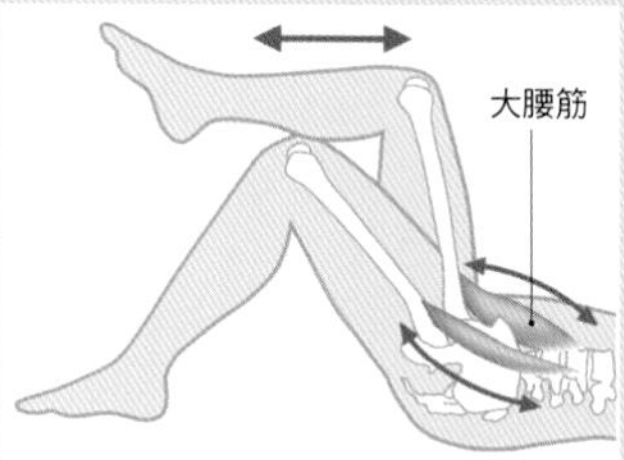
大腰筋

舒緩體操的訣竅

做操時放鬆全身力氣，尤其是大腿前側。找出揉動時小腿肚最舒服的部位，一邊做操，一邊感受舒暢感，這樣的效果會更好。

安全舒緩
（超安全舒緩體操）

No.4

臥姿舒緩

脊椎扭動操

脊椎扭動扭動體操

如波浪般扭動脊椎，鍛鍊深層肌肉

這套體操不僅能消除腦部和身體的疲勞，還能夠協助脊椎擔負重責大任。脊椎附近有許多非常重要的小肌肉，以及許多重要神經通過。

放鬆脊椎附近的肌肉不僅能使動作和姿勢更優美柔軟，還有助於提升智能。

效果

- 紓解頸部、肩膀、背部、腰部等脊椎周圍的僵硬與緊繃。
- 活絡脊椎周圍的深層肌肉。
- 運動時能順暢轉動至各個方向，並且增加強度。
- 打造軸心身體意識。

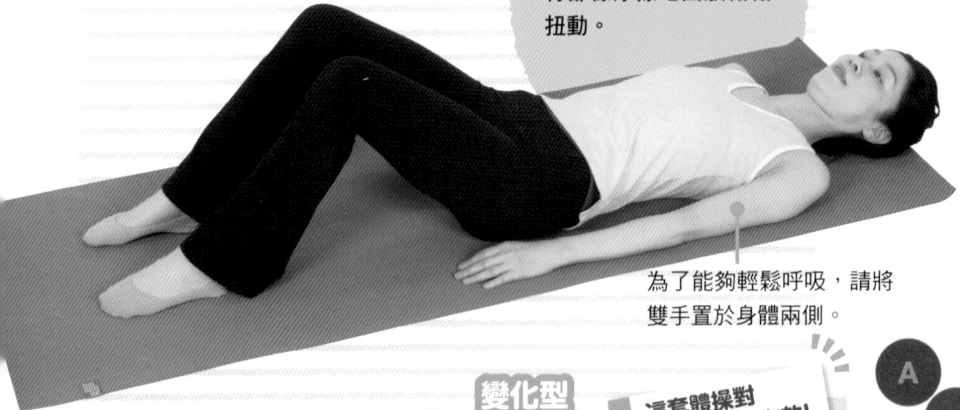

身體放鬆仰躺在地。讓背部像摩擦地面般緩緩扭動。

為了能夠輕鬆呼吸，請將雙手置於身體兩側。

變化型

臥姿舒緩

膝滾動操

僅膝部滾動的體操

在背部扭動操之前或之後實踐膝部滾動操，有助於加倍提升體操帶來的效果。

❶全身放鬆仰躺在地。

❷以放鬆的足部為支點，左右滾動雙膝。

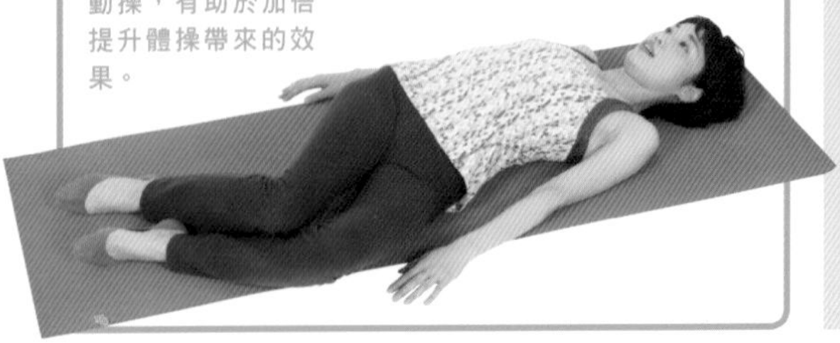

這套體操對這個部位很有效！

脊椎是脊椎動物的軀幹中心軸，有許多掌管手腳、軀幹的脊椎神經通過，是非常重要的器官之一。除運動系統外，同時也是知覺系統和自律神經的神經傳導通路。

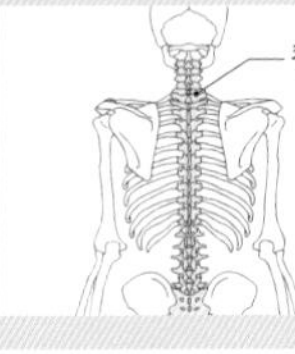

POINT

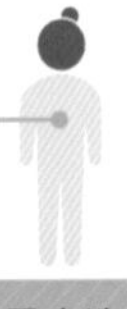

- 過於用力恐會造成脊椎周圍的小肌肉疼痛，切記動作要輕柔。
- 務必放鬆全身，不要施力。

安全舒緩
（超安全舒緩體操）

No.5

坐姿舒緩

小腿摩擦操（坐姿）

小腿足跟摩擦體操

利用足跟舒緩小腿僵硬

小腿必須隨時支撐身體的重量，是全身非常容易僵硬緊繃的部位之一。然而，實際上要消除小腿緊繃的方法卻出乎意料外的少。若無法及時消除小腿疲勞，日積月累下恐會導致O型腿或X型腿。

這套體操只需要利用自己的足跟便能輕鬆舒緩小腿，讓小腿放輕鬆。

效果

- 消除小腿的疲勞。
- 改善血液循環。
- 打造軸心身體意識，尤其是下半部（下軸）。
- 站立、跑步、走路等運動中都能輕鬆使用足跟。
- 提升運動能力。

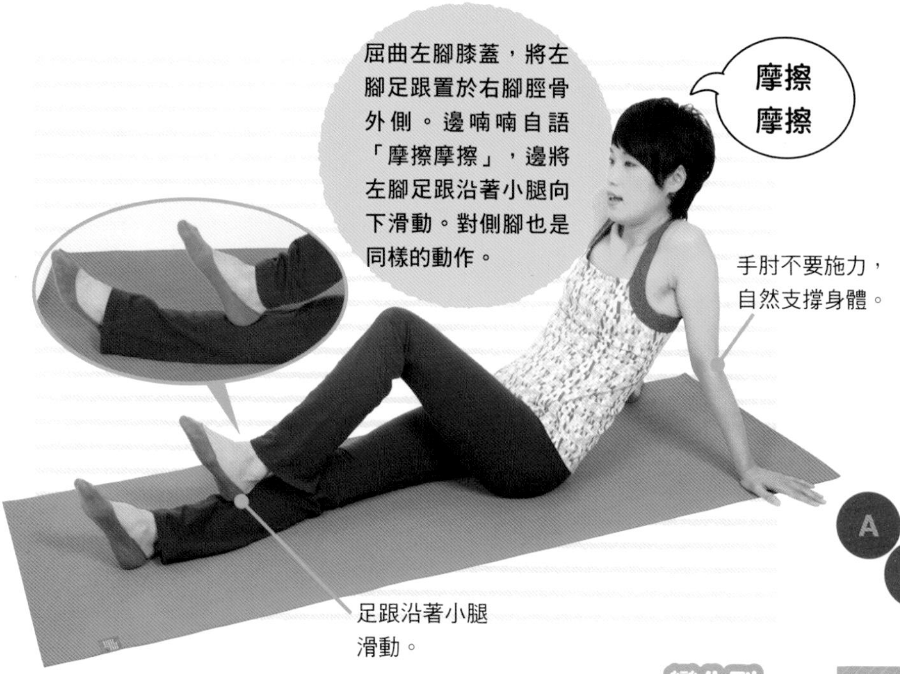
屈曲左腳膝蓋，將左腳足跟置於右腳脛骨外側。邊喃喃自語「摩擦摩擦」，邊將左腳足跟沿著小腿向下滑動。對側腳也是同樣的動作。
摩擦
摩擦
手肘不要施力，自然支撐身體。
足跟沿著小腿滑動。

A B C D E

變化型

臥姿舒緩

小腿摩擦操（臥姿）
小腿足跟摩擦體操

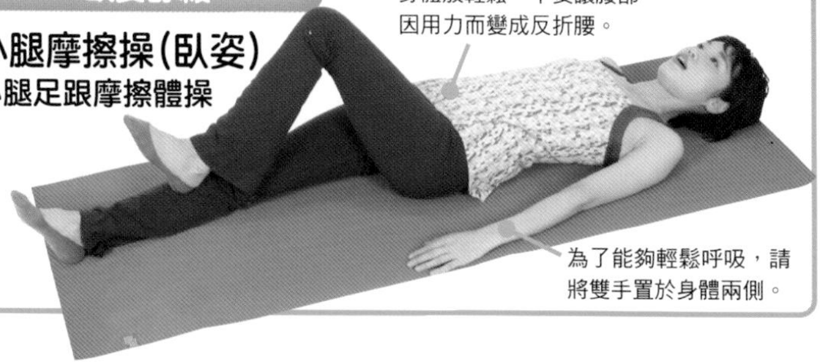
身體放輕鬆，不要讓腰部因用力而變成反折腰。
為了能夠輕鬆呼吸，請將雙手置於身體兩側。

POINT

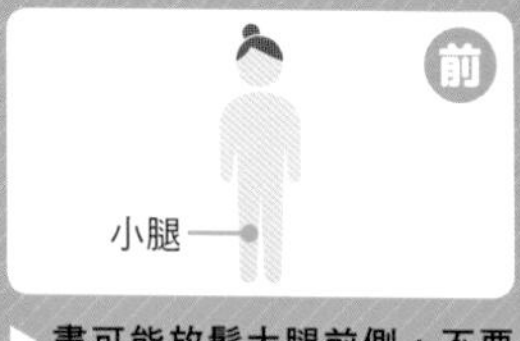
前
小腿

- 盡可能放鬆大腿前側，不要施力。
- 輕鬆自然地將足跟力量施加在小腿上，而不是刻意用力向下壓。
- 做操時想像著要將肌肉從脛骨上削切下來般。

安全舒緩
（超安全舒緩體操）

No.6

坐姿舒緩

足踝交叉操（坐姿）

足踝交叉體操

足踝互相摩擦，舒緩彼此的緊繃

平時我們不會特別注意，但其實我們的足踝每天承受著極大的負荷。雖然這負荷小於膝關節與髖關節，但比起其他部位的關節都來得大。

這套體操藉由雙腳足踝互相摩擦，更有效率地紓解足踝的僵硬與緊繃，進一步消除堆積在足踝的疲勞。

效果

- 消除足踝疲勞。
- 提升走路時腳底吸收衝擊的能力。
- 打造軸心身體意識。
- 使髖關節的活動更加順暢。
- 刺激髂腰肌。

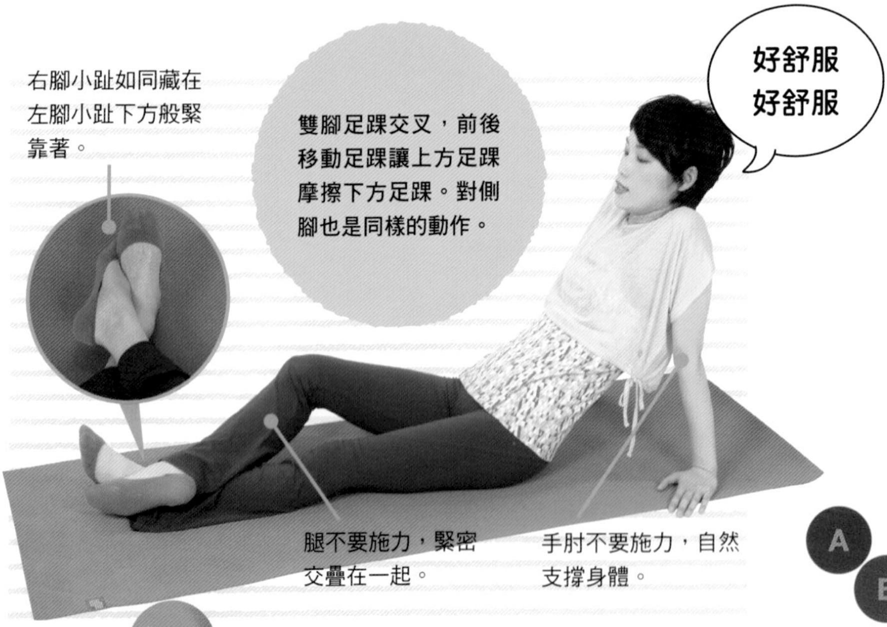
好舒服
好舒服
右腳小趾如同藏在左腳小趾下方般緊靠著。
雙腳足踝交叉，前後移動足踝讓上方足踝摩擦下方足踝。對側腳也是同樣的動作。
腿不要施力，緊密交疊在一起。
手肘不要施力，自然支撐身體。

A B C D E

舒緩體操的訣竅

全身放輕鬆，雙腳自然會張開。不要施力，足踝自然能夠緊密交疊在一起。

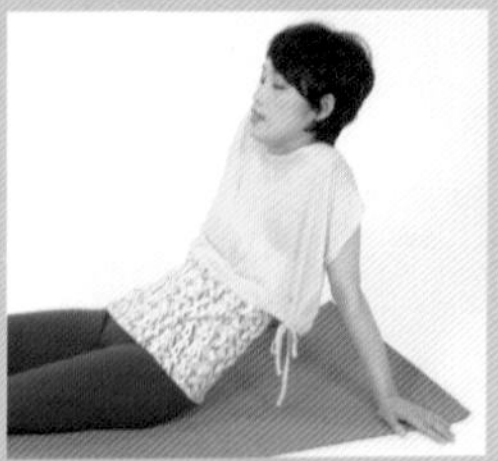

變化型

臥姿舒緩

足踝交叉操（臥姿） 足踝交叉體操

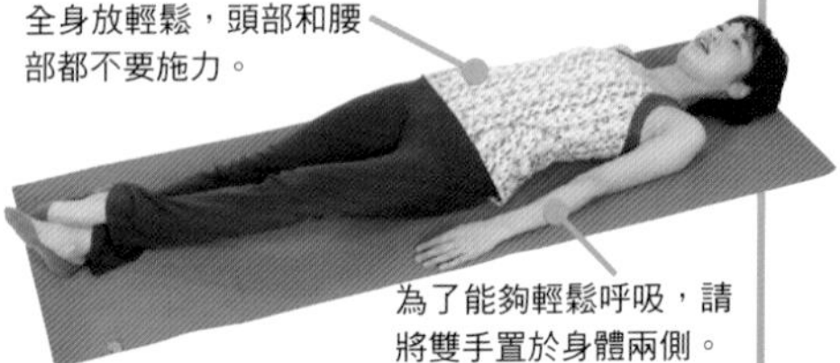
全身放輕鬆，頭部和腰部都不要施力。
為了能夠輕鬆呼吸，請將雙手置於身體兩側。

POINT

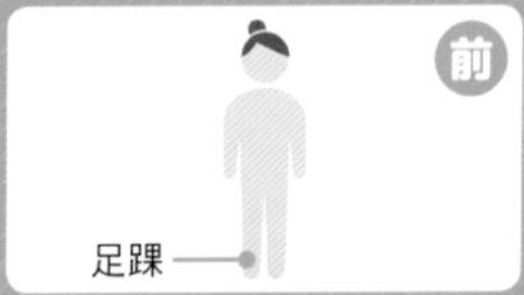
前
足踝

▶ 若打赤腳做操，互相摩擦時可能會造成疼痛，建議穿上柔軟的襪子。

安全舒緩
（超安全舒緩體操）

No.7

坐姿舒緩

腳板摩擦操（坐姿）

雙腳腳板摩擦摩擦體操

腳板摩擦腳背，舒緩腳部肌肉

我們的雙足其實遠比我們想像的疲勞。足部疲勞時，容易出現跌倒、絆倒等現象。

透過腳板互相摩擦，可以刺激足部血管和神經，輕鬆消除足部疲勞。

除此之外，這套體操也有助於打造以腳為中心的主軸「腳軸心」。

效果

- 消除足部疲勞。
- 強化內收肌和骨盆底肌群。
- 打造腳軸心。
- 改善足部的血液循環。
- 改善腳底和雙腳功能。
- 提升重心感測能力。

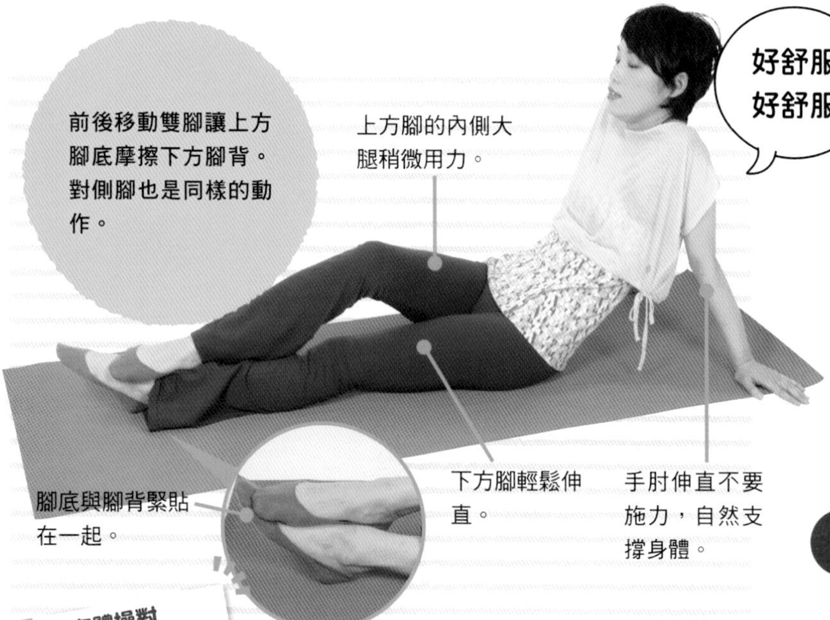
好舒服
好舒服
前後移動雙腳讓上方腳底摩擦下方腳背。對側腳也是同樣的動作。
上方腳的內側大腿稍微用力。
下方腳輕鬆伸直。
手肘伸直不要施力，自然支撐身體。
腳底與腳背緊貼在一起。

A B C D E

這套體操對這個部位很有效！

輕輕拉緊大腿內側，將上方腳的膝蓋疊在下方腳的膝蓋上，讓雙腳緊貼在一起，如此一來便能增加內收肌與骨盆底肌群的鍛鍊效果。

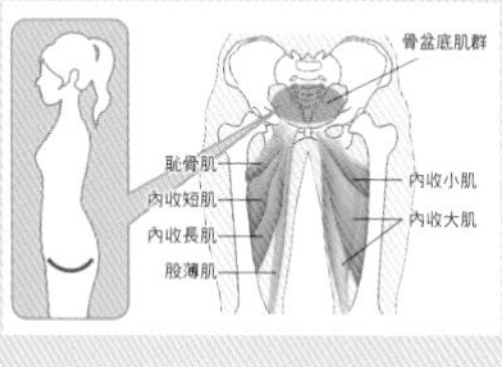
骨盆底肌群
恥骨肌
內收短肌
內收長肌
股薄肌
內收小肌
內收大肌

變化型

臥姿舒緩

腳板摩擦操（臥姿）
雙腳腳板摩擦摩擦體操

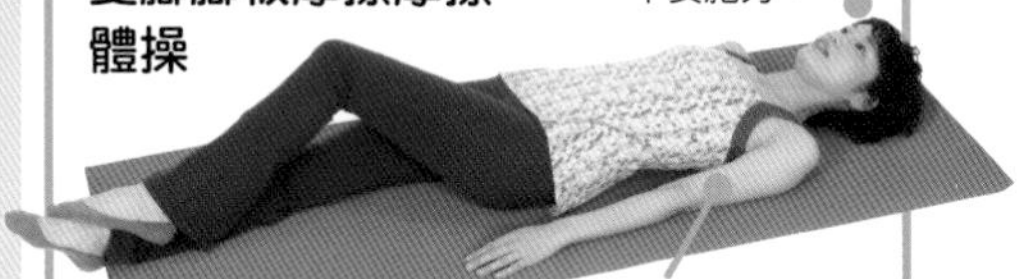
全身放輕鬆，頭部和腰部都不要施力。
為了能夠輕鬆呼吸，請將雙手置於身體兩側。

POINT

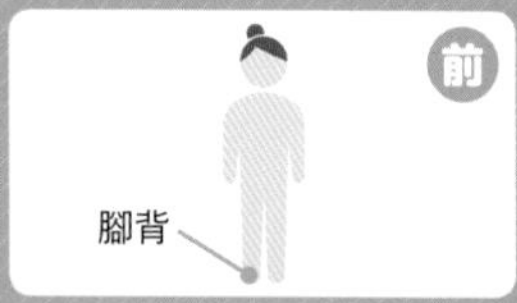
前
腳背

- 做操時若雙腳張開又擅自施力的話，效果會減半。
- 務必讓坐骨緊貼在地面。

回春能力 考試能力 工作能力 人際關係 睡眠 消除疲勞 懷孕生產 家庭育兒 身體意識 美麗纖體 頭腦 心理 運動能力 預防疾病 治療疾病

安全舒緩
（超安全舒緩體操）

No.8

椅子舒緩

坐骨蠕動操

坐骨蠕動蠕動體操

坐姿訓練的準備運動

生活在現代社會中的我們，一天之中往往有超過一半以上的時間都坐在辦公桌前。

這套體操是自古瑜珈、坐禪等坐姿狀態下用以追求能力開發，學習「理想坐姿」的基礎訓練方法。只要有了這種長時間久坐也不會累的坐姿，就不用擔心腰痛找上門。

效果

- 消除腰部疲勞。
- 實現理想的坐姿。
- 打造軸心身體意識。
- 刺激脊椎和骨盆底肌群。
- 加速頭腦的運轉。
- 提高坐姿工作的耐久力。

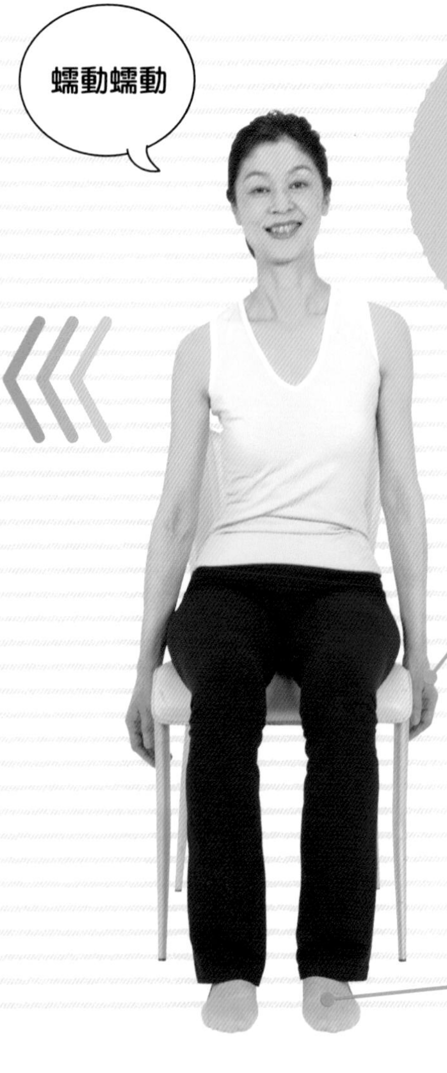

1

淺坐在椅子上，身體左右蠕動，尋找坐骨的位置。感覺坐骨貼在座椅上後，前後移動坐骨。

雙手放鬆，自然下垂。

雙腳稍微張開。

POINT

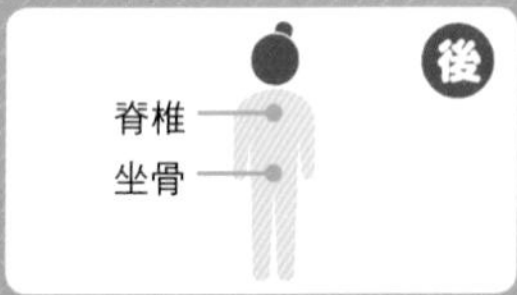

- 一邊感覺坐骨貼在座椅上，一邊做操。
- 如果不放鬆身體，做操時會不自覺越來越用力。

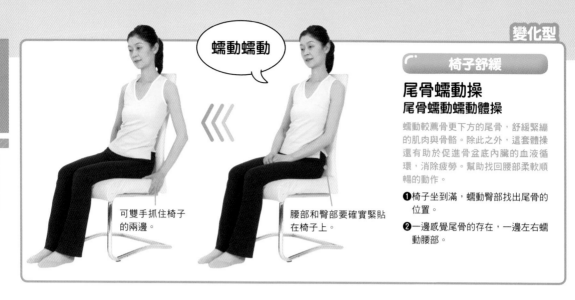

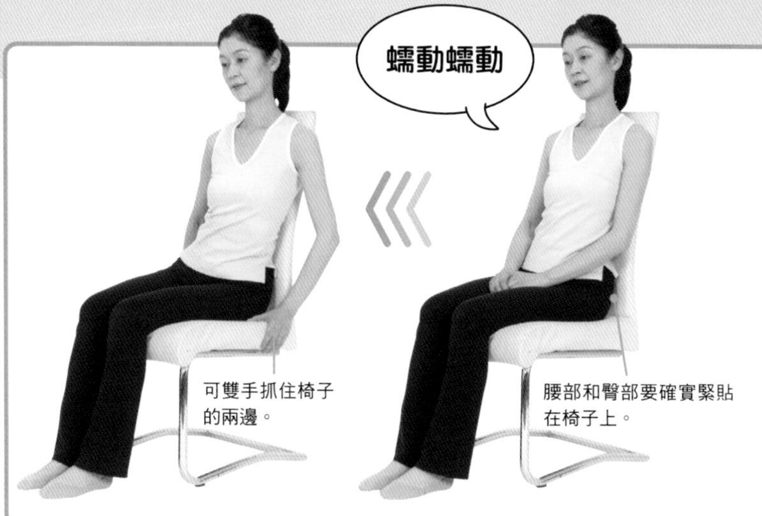
蠕動蠕動
可雙手抓住椅子的兩邊。
腰部和臀部要確實緊貼在椅子上。

變化型

椅子舒緩

尾骨蠕動操
尾骨蠕動蠕動體操

蠕動較薦骨更下方的尾骨，舒緩緊繃的肌肉與骨骼。除此之外，這套體操還有助於促進骨盆底內臟的血液循環，消除疲勞。幫助找回腰部柔軟順暢的動作。

❶椅子坐到滿，蠕動臀部找出尾骨的位置。

❷一邊感覺尾骨的存在，一邊左右蠕動腰部。

這套體操對這個部位很有效!

感覺坐骨貼在座椅上，然後左右蠕動腰部，這個動作可使體重平均分散在左右坐骨上，並讓腸骨位在最理想的位置。當薦骨不歪斜時，軸心也才能順利通過。在脊椎一節一節向上堆疊的動作中，要隨時叮嚀自己不要用力。

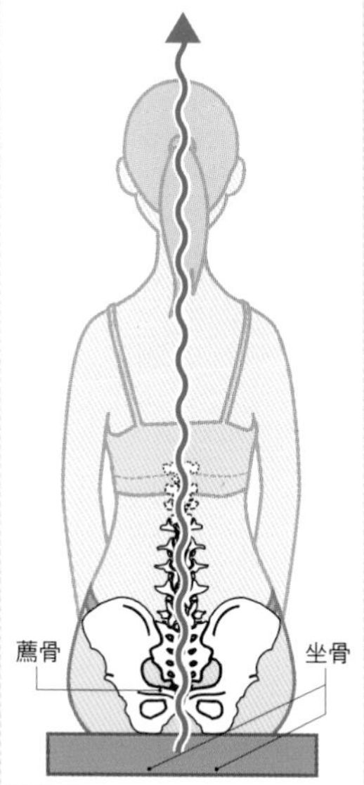
薦骨
坐骨

2

確認坐骨的位置後，左右擺動身體，讓坐骨像是在左右踏步。

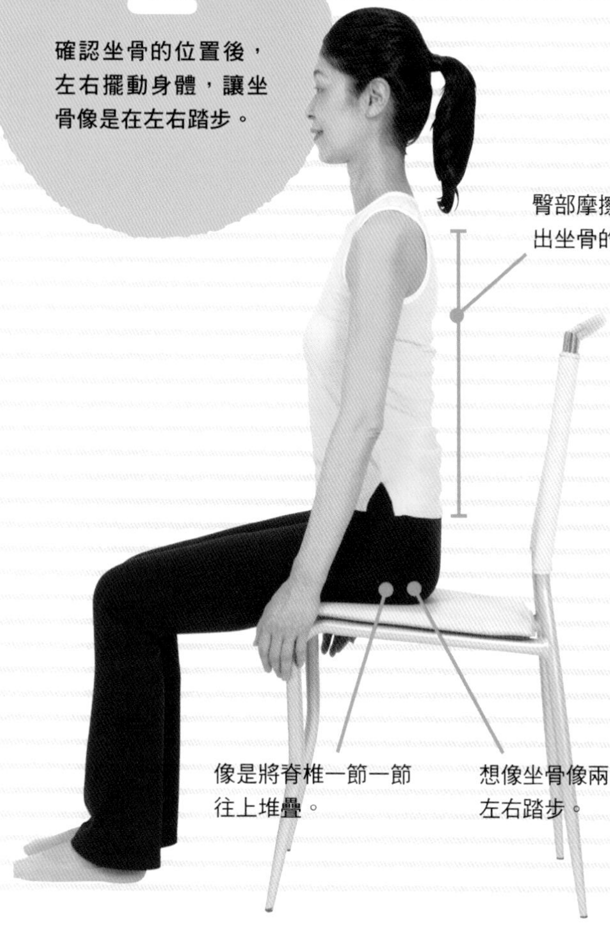
臀部摩擦座椅，找出坐骨的位置。
像是將脊椎一節一節往上堆疊。
想像坐骨像兩隻腳在左右踏步。

No.9

椅子舒緩

腿部舒緩操（椅子）

大腿緩慢開合舒緩體操

緩慢地開合雙腳大腿，舒緩雙腳疲勞

雙腳肌肉僵硬，肌肉的幫浦作用便無法順利運作，一旦血液流動不順暢，將帶給心臟非常大的負荷。

腿部舒緩操有助於放鬆髖關節、大腿根部至足踝的緊繃與僵硬。即便在工作中也能輕鬆做操，隨時都能消除雙腳疲勞。

效果

- 消除雙腳疲勞、冰冷、浮腫、倦怠等問題。
- 放鬆緊繃的髖關節。
- 打造雙腿曲線。
- 放鬆內收肌與外展肌。
- 均衡使用左右腳。

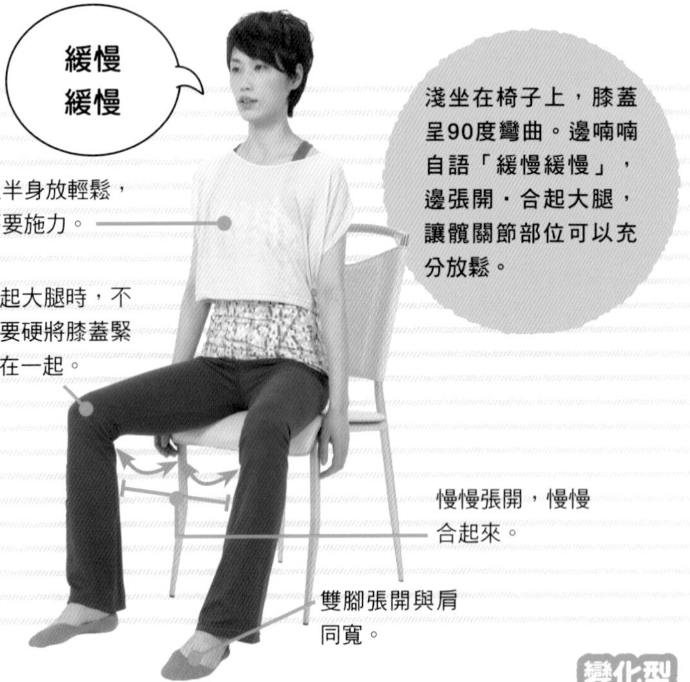
緩慢
緩慢
上半身放輕鬆，
不要施力。
合起大腿時，不需要硬將膝蓋緊靠在一起。
慢慢張開，慢慢合起來。
雙腳張開與肩同寬。

淺坐在椅子上，膝蓋呈90度彎曲。邊喃喃自語「緩慢緩慢」，邊張開・合起大腿，讓髖關節部位可以充分放鬆。

變化型

坐姿舒緩

腿部舒緩操（坐姿）
大腿緩慢開合舒緩體操

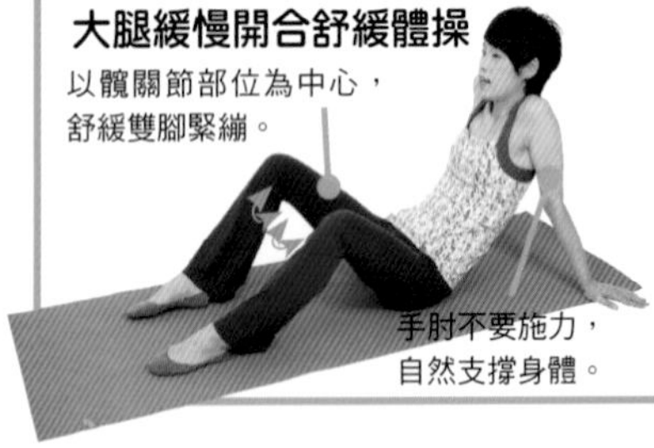
以髖關節部位為中心，
舒緩雙腳緊繃。
手肘不要施力，
自然支撐身體。

臥姿舒緩

腿部舒緩操（臥姿）
大腿緩慢開合舒緩體操

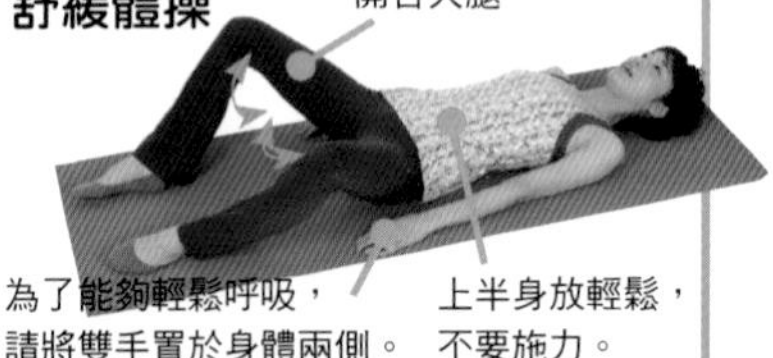
在不勉強的範圍內
開合大腿。
為了能夠輕鬆呼吸，
請將雙手置於身體兩側。
上半身放輕鬆，
不要施力。

POINT

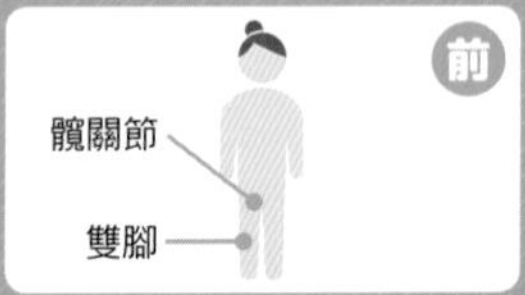
前
髖關節
雙腳

- 在能力所及範圍內做操，千萬不要勉強。
- 隨時意識著要放鬆髖關節、大腿、膝關節、小腿、小腿肚和足踝。

安全舒緩
（超安全舒緩體操）

No.10

椅子舒緩

胯部下腹緊實操（椅子）

胯部下腹緊實體操

預防．治療尿便失禁、骨盆內器官脫垂及痔瘡問題

骨盆底肌群與髖關節附近的肌肉會隨年齡增長而逐漸衰弱，但這個部位的肌肉平時不容易鍛鍊。

在這套體操中，只要活用原子筆或鉛筆等小道具，就能輕輕鬆鬆鍛鍊骨盆底肌群。

對於困擾女性的漏尿問題，也有相當不錯的改善效果。另外，這套體操也有緊實臀部和下腹部肌肉的效果。

效果

- 預防婦科疾病。
- 鍛鍊軸心。
- 能正面與他人應對而不閃躲。
- 增強支撐身體的能力。
- 維持正確的身體姿勢。
- 打造臀部與下腹部曲線。

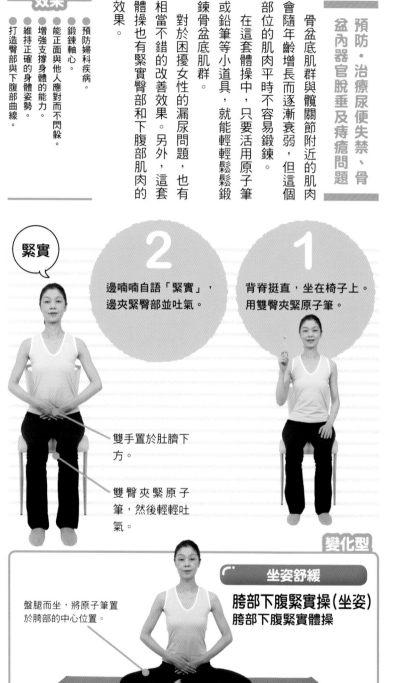

1 背脊挺直，坐在椅子上。用雙臂夾緊原子筆。

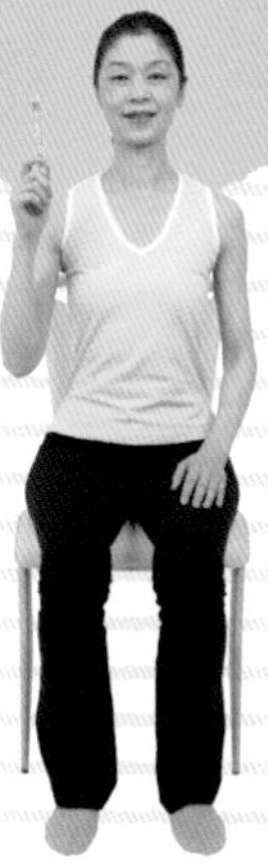

2 邊喃喃自語「緊實」，邊夾緊臀部並吐氣。

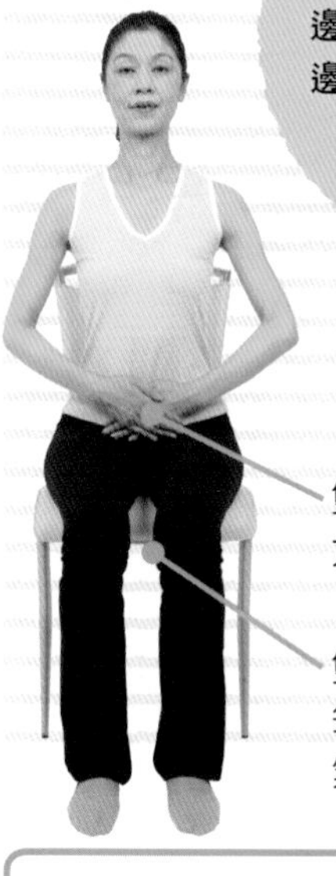
緊實
雙手置於肚臍下方。
雙臂夾緊原子筆，然後輕輕吐氣。

變化型

坐姿舒緩

胯部下腹緊實操(坐姿)
胯部下腹緊實體操

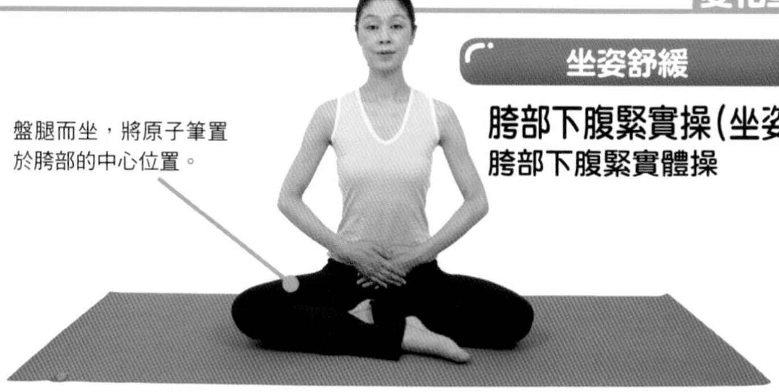
盤腿而坐，將原子筆置於胯部的中心位置。

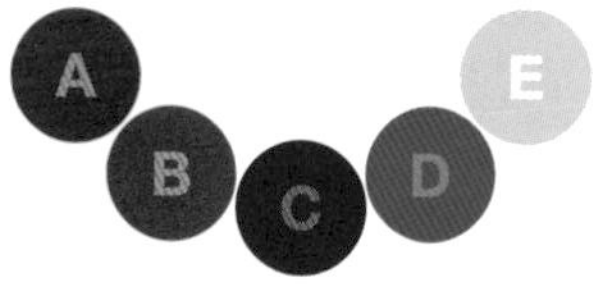

POINT

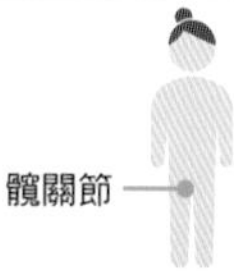
前
髖關節

- 過於意識要夾緊臀部的話，呼吸時可能會不自覺過於用力，務必放鬆全身力氣後，再緩緩呼吸。
- 不要刻意憋氣，也不要用力吐氣。

安全舒緩
（超安全舒緩體操）

No.11

臥姿舒緩

膝摩擦操

雙膝摩擦摩擦體操

摩擦雙腳膝蓋，放鬆薦髂關節

現在的日本人，即便是年輕人多半傾向於使用雙腳的外側來支撐體重，而這也是容易造成O型腿的主要原因。

這套體操透過雙膝內側的互相摩擦，提高大家對雙腳內側的注意力，並進一步將體重施加在雙腳內側。除此之外，這套體操也具有放鬆薦髂關節與髖關節的效果。

效果

- 消除雙腳內側的疲勞。
- 改善O型腿。
- 緩和腰痛不適。
- 放鬆薦髂關節和髖關節。
- 增強走路、跑步能力。
- 提升運動能力。

採取側臥姿勢，以手臂當枕頭。位於上方的腳要完全放鬆，互相摩擦雙腳膝蓋。對側腳也是同樣的動作。

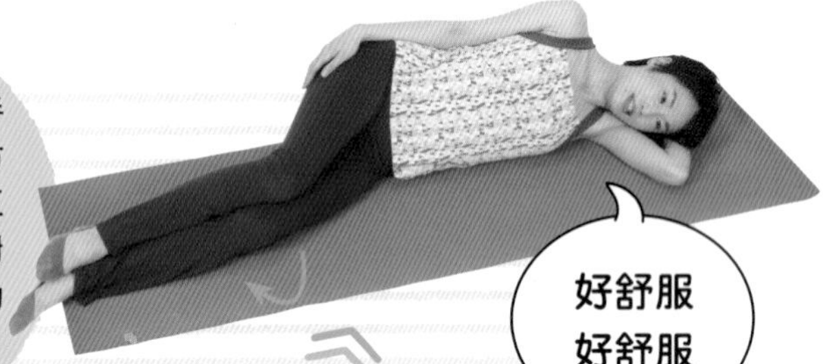

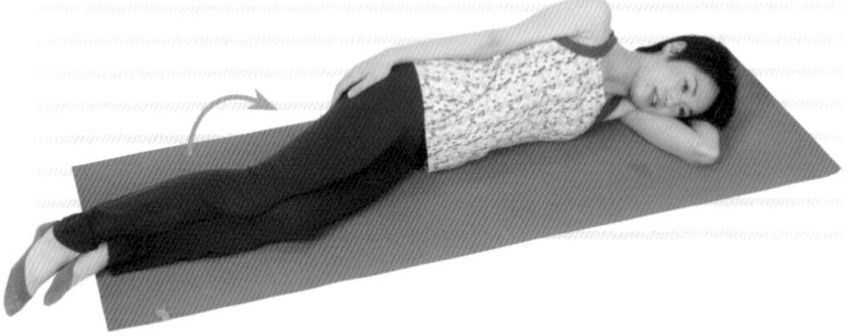

變化型

上方腳膝蓋摩擦下方腳膝蓋，覺得哪隻腳的內側較單薄衰弱，就特別將注意力擺在那隻腳上。

❶採取側臥姿勢，全身放鬆不要用力，以手臂當枕頭。

❷稍微屈曲膝蓋，讓雙腳膝蓋疊在一起。輕輕轉動膝蓋讓雙膝互相摩擦。

臥姿舒緩

膝轉動操

雙膝轉動轉動體操

將上方腳的足踝置於下方腳的足踝至小腿下半部之間，防止上方腳足踝落至地面。然後互相摩擦雙膝。

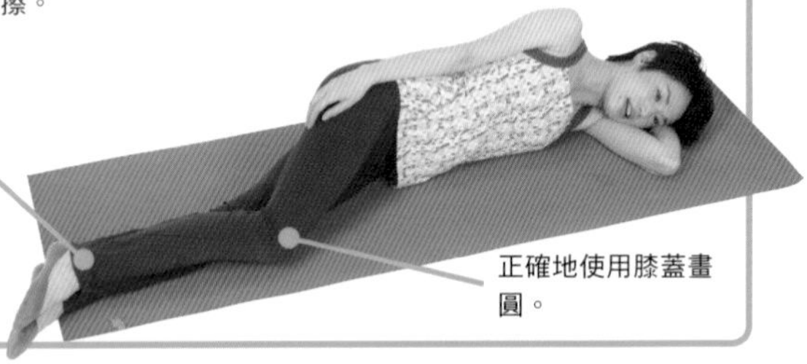

正確地使用膝蓋畫圓。

POINT

- 做操時用力的話，膝蓋可能會不自覺向上提。這點務必特別注意。
- 做操時，上方腳要放輕鬆。

安全舒緩
（超安全舒緩體操）

No.12

臥姿舒緩

背蠕動操（臥姿）

背部蠕動蠕動體操

放鬆僵硬緊繃的背部

生活在現代社會中的我們容易有慢性運動不足的通病，而長時間久坐辦公桌前造成的腰痛、背痛更令大家苦不堪言。

只要感覺背部疲勞或僵硬，隨時都可以實踐一下這套體操。

除此之外，這套體操也有助於增強治療各種疾病的基本自我療癒力。

效果

- 消除背部疲勞與紓解僵硬。
- 減輕和預防背部痠痛。
- 消除慢性疲勞。
- 強化脊椎內側的肌肉。
- 加深呼吸。

邊喃喃自語「蠕動蠕動」，邊將背部各個角落時而輕壓於地面，時而放鬆。

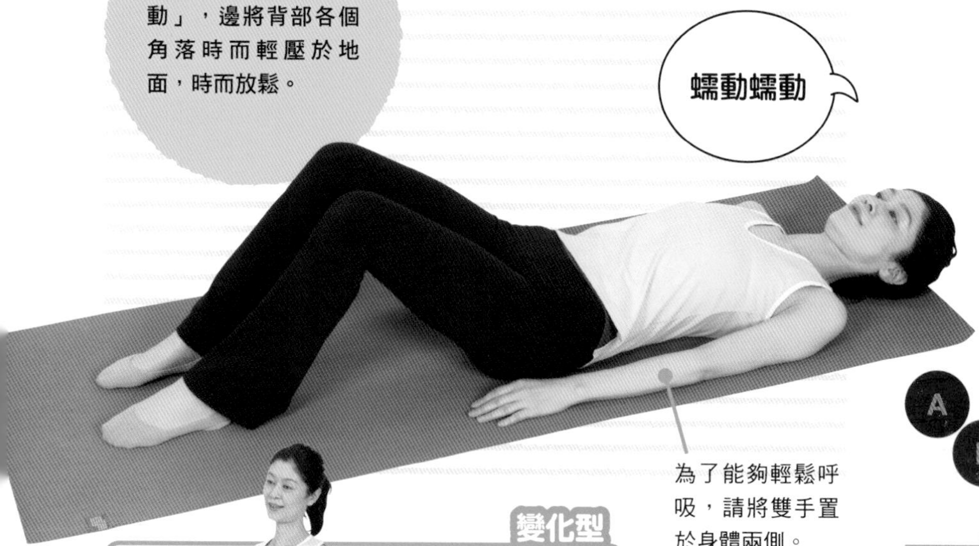

為了能夠輕鬆呼吸，請將雙手置於身體兩側。

變化型

椅子舒緩

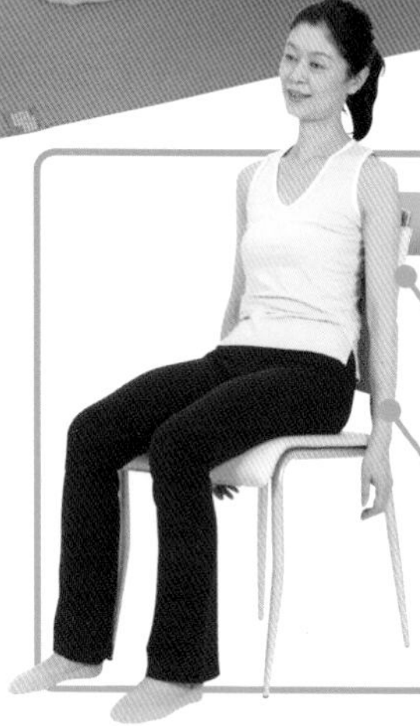

背蠕動操（椅子）
背部蠕動蠕動體操

透過背部摩擦椅背的方式放鬆背部。

雙手放鬆，自然下垂。

POINT

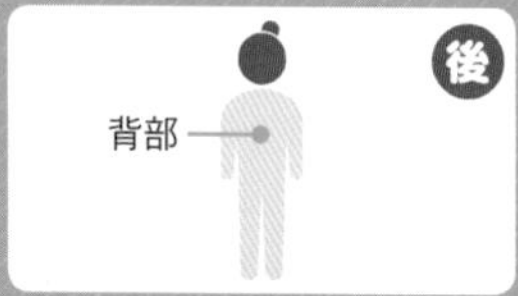

- 一開始做操時，先以放鬆整個背部為目標，待熟練之後，再將背部區分成左上、右上、左下、右下4個區塊，視需求個別進行舒緩操。技巧更臻純熟時，還可以再細分成更多區塊。
- 蠕動時絕對不可以用力。

安全舒緩
（超安全舒緩體操）

No.13

站姿舒緩

肩膀轉動操

緩緩轉動肩膀體操

配合呼吸，輕柔地轉動雙肩

感覺肩部僵硬緊繃時，只是轉動肩膀仍舊無法完全紓解。想要徹底舒緩肩部緊繃，必須先放鬆內側肋骨周圍的肌肉，甚至是位於更深層的肋間肌。

摩擦肩膀，並由前往後轉動，這套體操看似簡單，卻能夠有效紓解肩部緊繃的問題，甚至可以放鬆位於肋骨深處的肌肉。

效果

- 紓解肩膀的僵硬緊繃。
- 消除肩膀、肋骨部位的疲勞。
- 更輕鬆地深層呼吸。
- 排解壓力。
- 具有放鬆效果。
- 打造軸心、胸背身體意識。

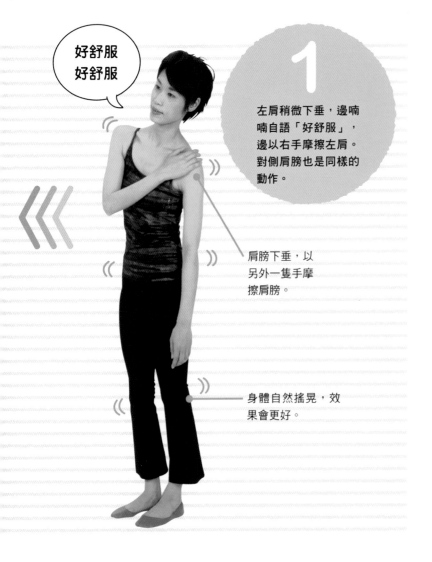

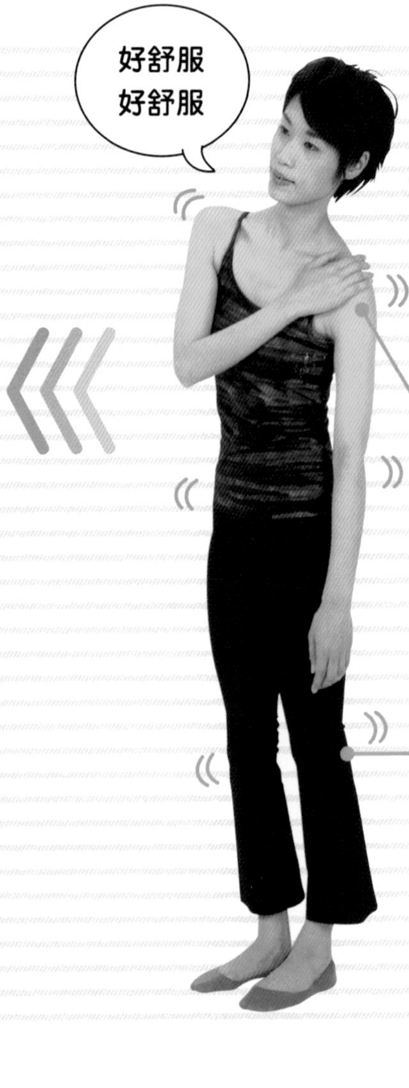

1

左肩稍微下垂，邊喃喃自語「好舒服」，邊以右手摩擦左肩。對側肩膀也是同樣的動作。

肩膀下垂，以另外一隻手摩擦肩膀。

身體自然搖晃，效果會更好。

A B C D E

POINT

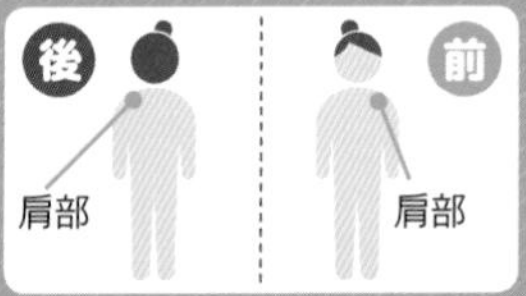

- 手臂不可施力，手肘也不可以彎曲。
- 轉動肩膀的軌道務必是圓形。

變化型

站姿舒緩

肩肋前轉動操 肩轉動肋骨轉動前轉動體操
肩肋後轉動操 肩轉動肋骨轉動後轉動體操

這兩套體操有助於打造使上半身能順暢活動的「胸背」身體意識。讓肩膀和肋骨可以各自進行獨立的相對運動。所以，前轉動後轉動缺一不可。

❶左肩稍微下垂，邊喃喃自語「好舒服」，邊用右手從肩膀往肋骨方向摩擦。對側肩也是同樣的動作。

❷手臂不要施力，肩膀連同肋骨一起由前往後轉動。放下肩膀時，讓重力將肩膀向下拉。反方向轉動也是同樣的方法。

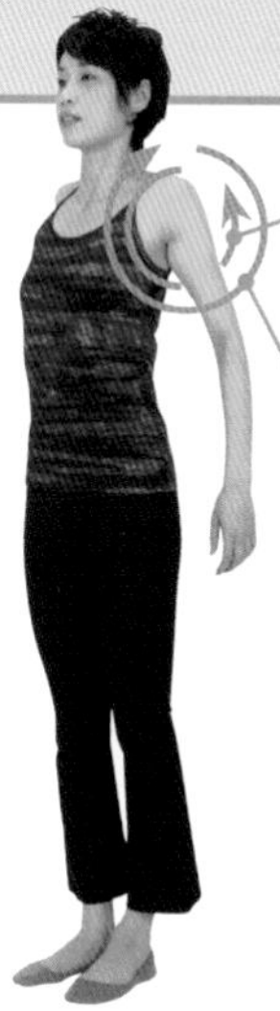
邊喃喃自語轉動，將肩膀由前往後轉動。
然後再相反方向，由後往前轉動。
可以利用肋骨的推動來幫助肩胛骨的開合。

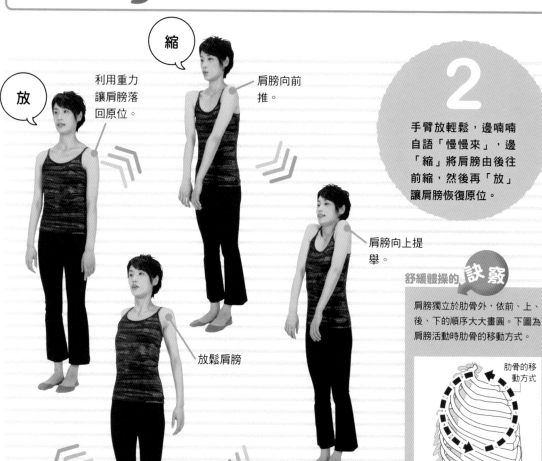

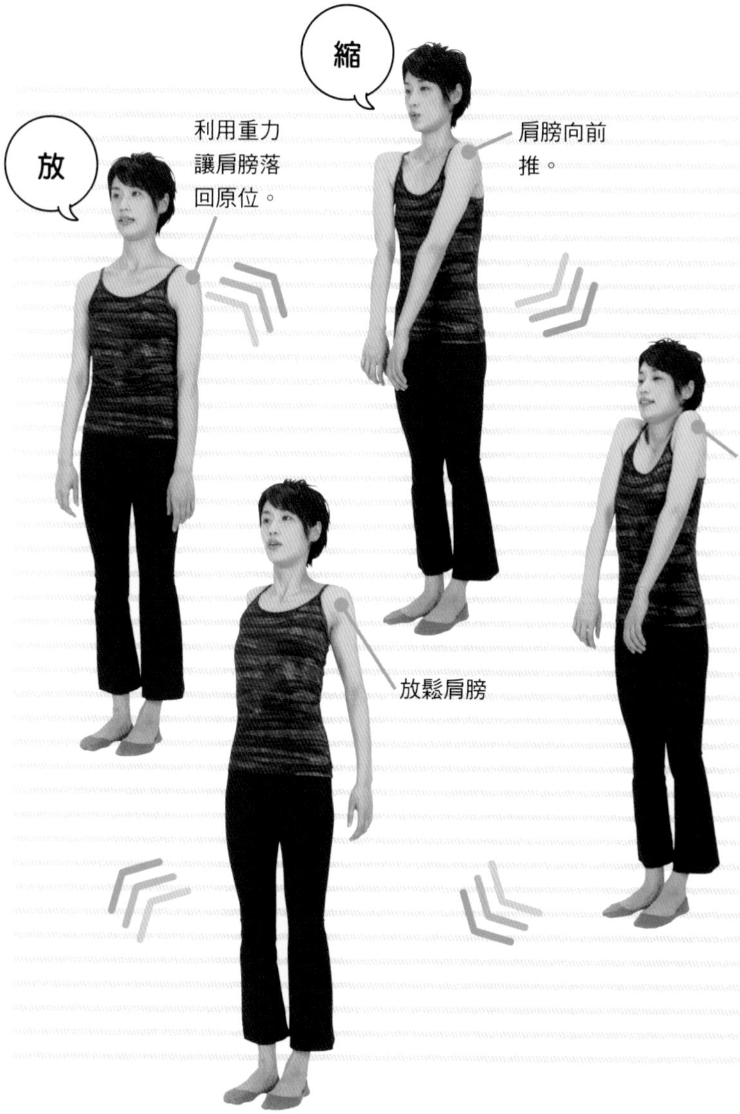
縮
肩膀向前推。
放
利用重力讓肩膀落回原位。
肩膀向上提舉。
放鬆肩膀

2

手臂放輕鬆，邊喃喃自語「慢慢來」，邊「縮」將肩膀由後往前縮，然後再「放」讓肩膀恢復原位。

舒緩體操的訣竅

肩膀獨立於肋骨外，依前、上、後、下的順序大大畫圓。下圖為肩膀活動時肋骨的移動方式。

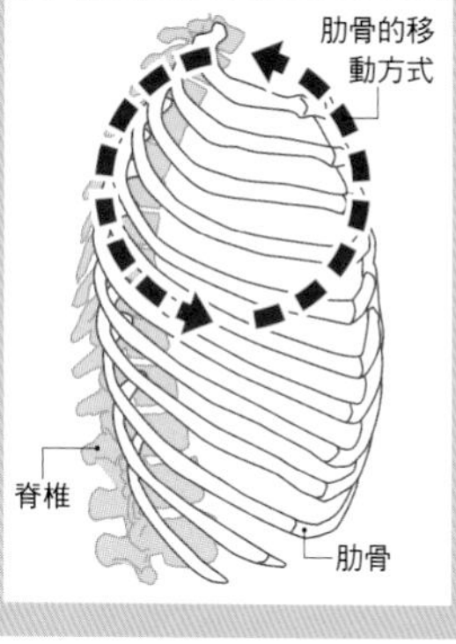
肋骨的移動方式
脊椎
肋骨

No.14

臥姿舒緩

轉子摩擦操

髖關節摩擦摩擦體操

用手掌輕輕摩擦髖關節

髖關節是連接軀幹與雙腳的重要關節，負責讓所有運動能順暢進行。

髖關節隨年齡增長而逐漸僵硬，動作因此大幅受到影響，另外也因為腰部和膝蓋必須進行代償承受負擔，進而導致腰痛和膝蓋痛。

透過這套體操可以時常保養髖關節，常保身體的年輕與活力。

效果

- 消除髖關節疲勞與紓解僵硬。
- 有助於訓練上半身肌肉。
- 改善站立、走路、跑步等姿勢。
- 預防腰痛和膝蓋痛。

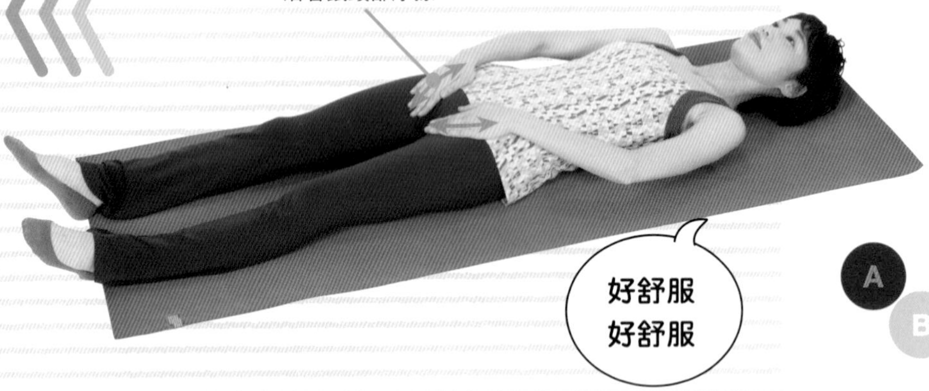
沿著鼠蹊部摩擦。
好舒服
好舒服

A B C D E

1

採取仰躺姿勢，邊喃喃自語「好舒服」，邊輕輕摩擦鼠蹊部（大腿根部V字區兩側）。

舒緩體操的訣竅

整個手掌貼在V字區兩側、腰部腸骨突起的側邊，以及臀中肌周圍的側腰部位。

POINT

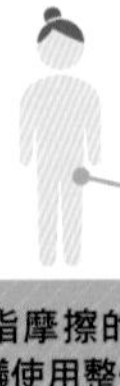
前
髖關節

▶ 僅以手指摩擦的話，成效不彰，建議使用整個手掌摩擦。

臥姿舒緩

大腿根部摩擦操

大腿根部摩擦摩擦體操

以髖關節為中心點，將手掌緊貼在大腿根部輕輕摩擦。

❶採取仰躺姿勢，邊喃喃自語「好舒服」，邊輕輕摩擦大腿根部及髖關節周圍。

❷大腿根部外側也要輕輕摩擦。

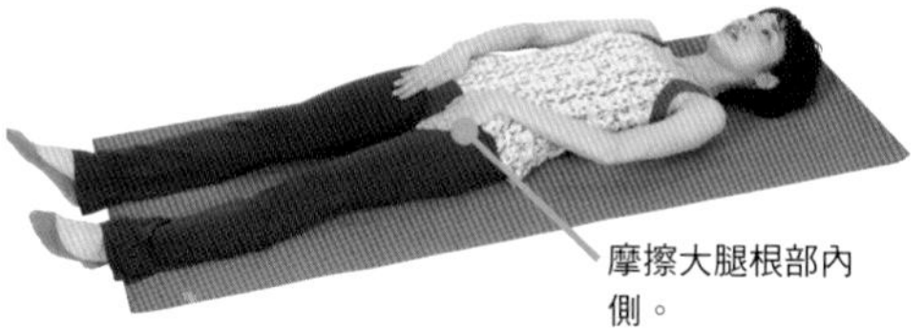
摩擦大腿根部內側。

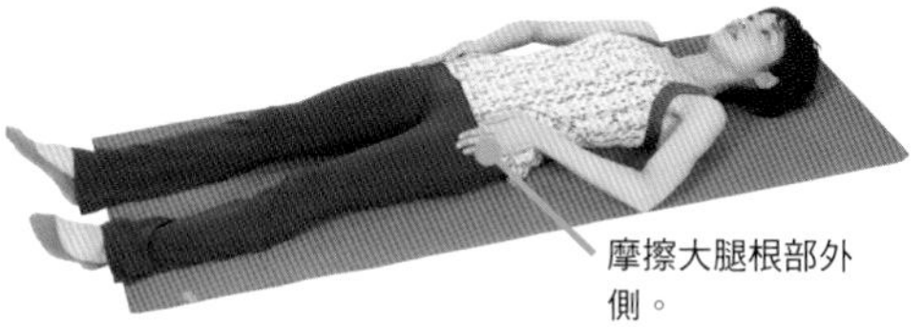
摩擦大腿根部外側。

臥姿舒緩

大腿根部縱向摩擦操

大腿根部縱向摩擦摩擦體操

與轉子摩擦操相比較，這套體操在摩擦時會稍微用力些，具有訓練上半身肌力的效果。

❶採放鬆全身力氣仰躺在地。

❷將手掌緊貼在大腿根部，稍微用點力縱向上下摩擦。

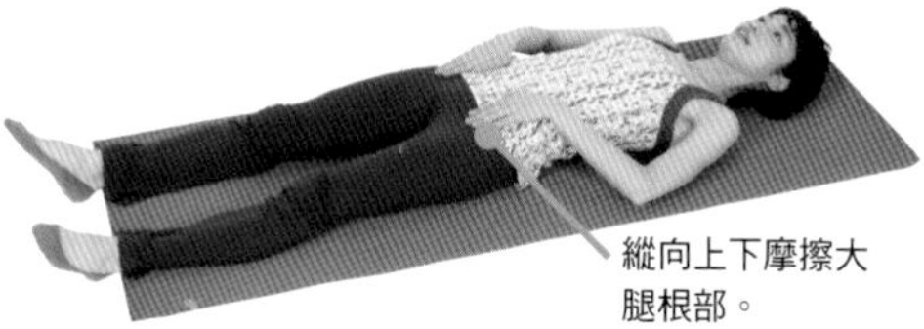
縱向上下摩擦大腿根部。

2

邊喃喃自語「好舒服」，邊縱向輕輕摩擦髖關節前側。

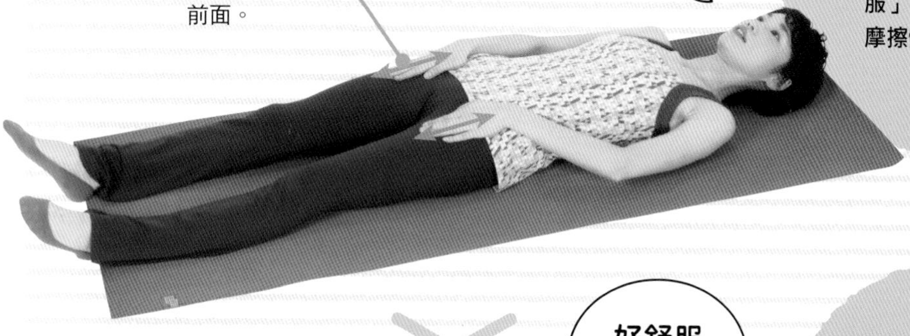
好舒服
好舒服
縱向摩擦髖關節前面。

3

邊喃喃自語「好舒服」，邊摩擦側邊髖關節。

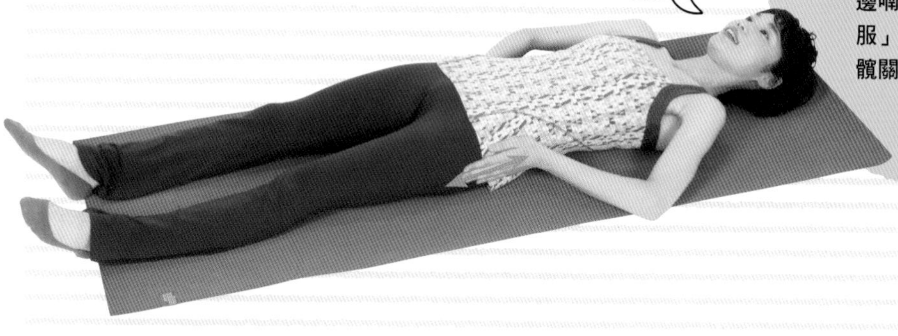
好舒服
好舒服

No.15

臥姿舒緩

足跟擺動操（臥姿）

足跟擺動擺動體操

以足跟為軸心擺動，舒緩髖關節和雙腳

現代人走路時足跟幾乎不會著地，尤其女性穿上高跟鞋走路時，重心容易偏向腳尖，這不僅造成膝蓋彎曲，還容易使臀部下垂。

這套體操能使大家意識足跟的存在，當足跟確實支撐體重，使用大腿內側肌肉讓身體重心向後移動時，就能打造姿態優美的走路姿勢。

效果

- 消除雙腳疲勞與紓解僵硬。
- 紓解髖關節的緊繃。
- 改善臀部、腹部與雙腳不適。
- 使走路姿勢更流暢。

1

採取仰躺姿勢，全身放輕鬆。

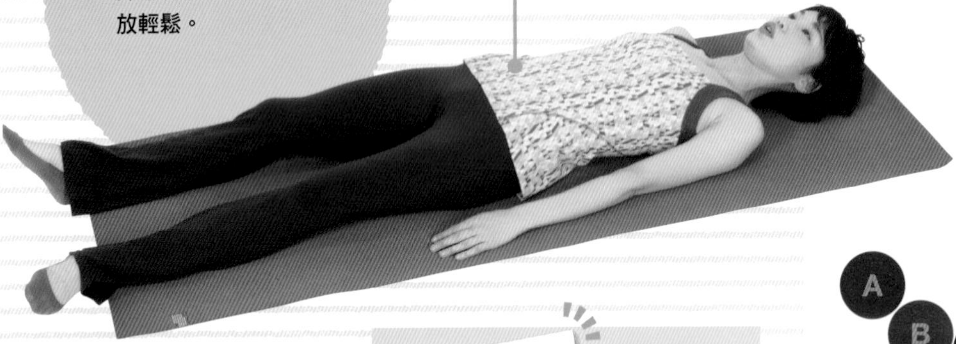
全身放輕鬆，不要用力。

這套體操對這個部位很有效!

只要強化足跟的存在，在我們踏出每一步時就會自然而然多使用足跟。而足跟會帶動大腿後肌的運作，使前進運動更加強勁有力。

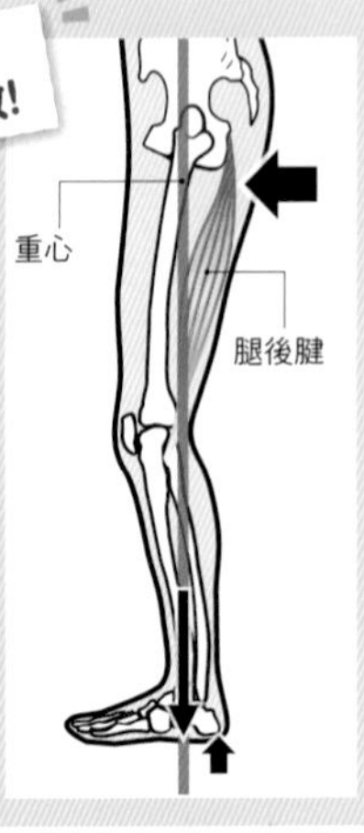
重心
腿後腱

POINT

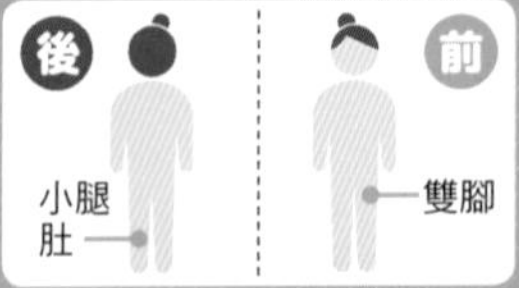
後
前
小腿肚
雙腳

- 在能力所及範圍內做操，千萬不要勉強。
- 以站姿做操時，腳尖一旦離地太遠，小腿前側肌肉會不自覺用力，這一點要特別留意。

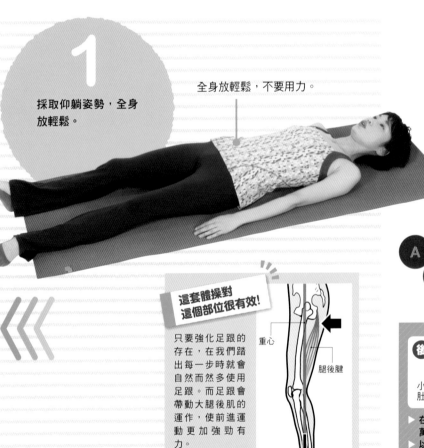

變化型

椅子舒緩

足跟擺動操（椅子）
足跟擺動擺動體操

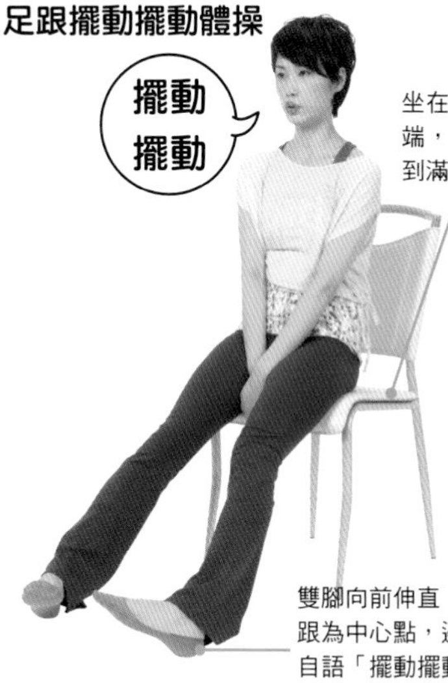
擺動
擺動
坐在椅子前端，不要坐到滿。
雙腳向前伸直，以足跟為中心點，邊喃喃自語「擺動擺動」，邊左右擺動腳板。

站姿舒緩

足跟擺動操（站姿）
足跟擺動擺動體操

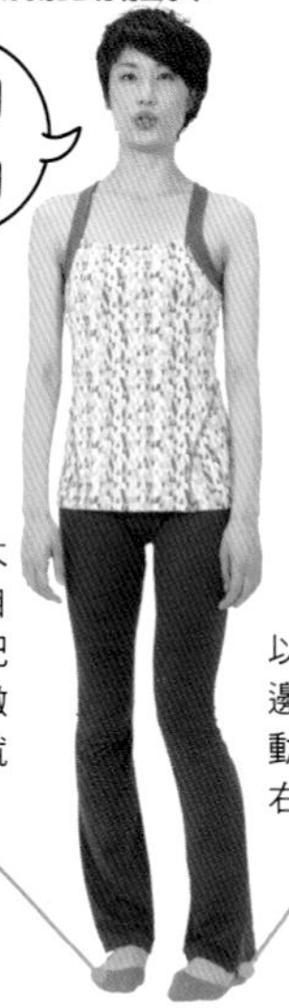
擺動
擺動
腳尖若提太高，腳會不自覺用力。切記腳尖只要稍微離地一點點就好。
以足跟為中心，邊喃喃自語「擺動擺動」，邊左右擺動腳板。

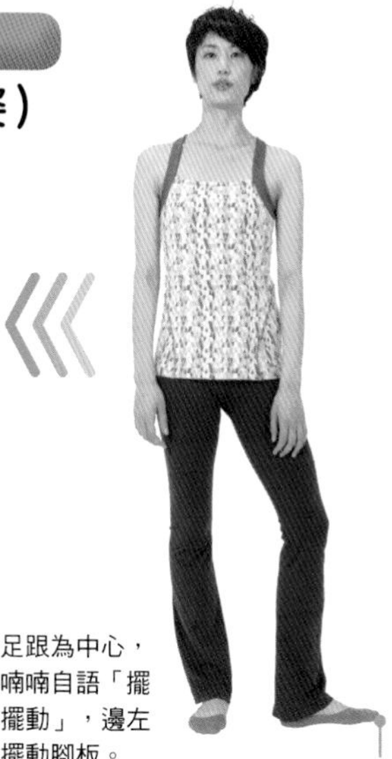
左腳稍微伸向斜前方，腳尖微微提起。

站姿舒緩

腳尖擺動操
腳尖擺動擺動體操

以腳尖為軸心，進行內旋外旋運動。覺得腰部深處有鈍鈍的疲勞感，代表確實使用到腰大肌。

❶雙腳放鬆，不要用力。

❷單腳輪流以腳尖為軸心，做內旋、外旋運動。

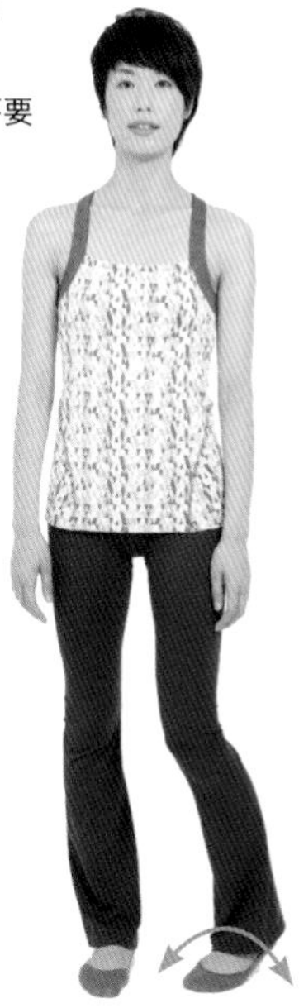

2

做操時注意小腿前側不要施力，以足跟為軸心，邊喃喃自語「擺動擺動」，邊向左向右擺動腳板。

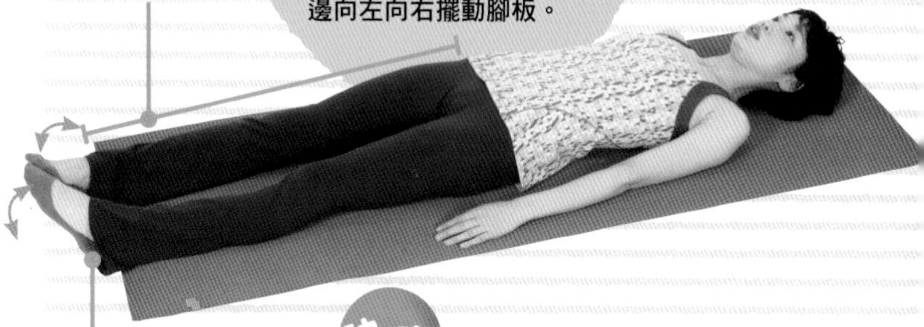
擺動
擺動
放鬆髖關節部位、大腿、膝蓋、小腿、小腿肚。
以足跟為軸心擺動腳板。

舒緩體操的訣竅

腰部不舒服的人，可立起膝蓋

伸直雙腳感到不舒服的人，可立起單側膝蓋做操。兩隻腳輪流交換做操，輪流舒緩放鬆。

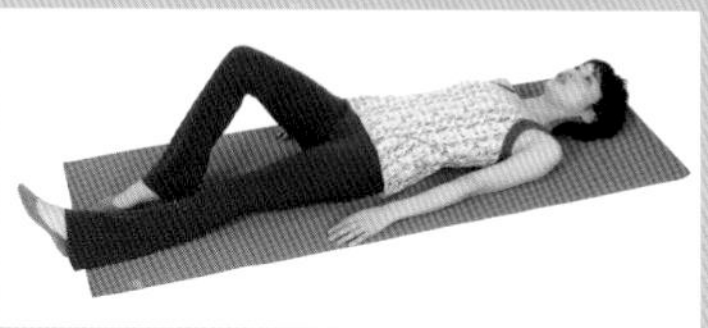

安全舒緩
（超安全舒緩體操）

No.16

呼吸舒緩

呼吸咻哈操

呼吸咻哈放鬆體操

身體能夠不費力放鬆的呼吸法

呼吸法是瑜珈、禪坐、武術等身體文化不可或缺的重要元素。光靠吸氣、呼氣就能舒緩身心的呼吸方法是最棒的呼吸法。現在要教大家的這套呼吸咻哈操，能夠讓您我不費吹灰之力就輕鬆達到這個境界。

上班途中，無論等車中或坐車時，都能輕鬆做操。

效果

- 強化專注力。
- 具有放鬆效果。
- 排解壓力。
- 舒適睡眠。
- 鍛鍊骨盆底肌群。
- 提升免疫力。
- 打造軸心、中丹田、下丹田。

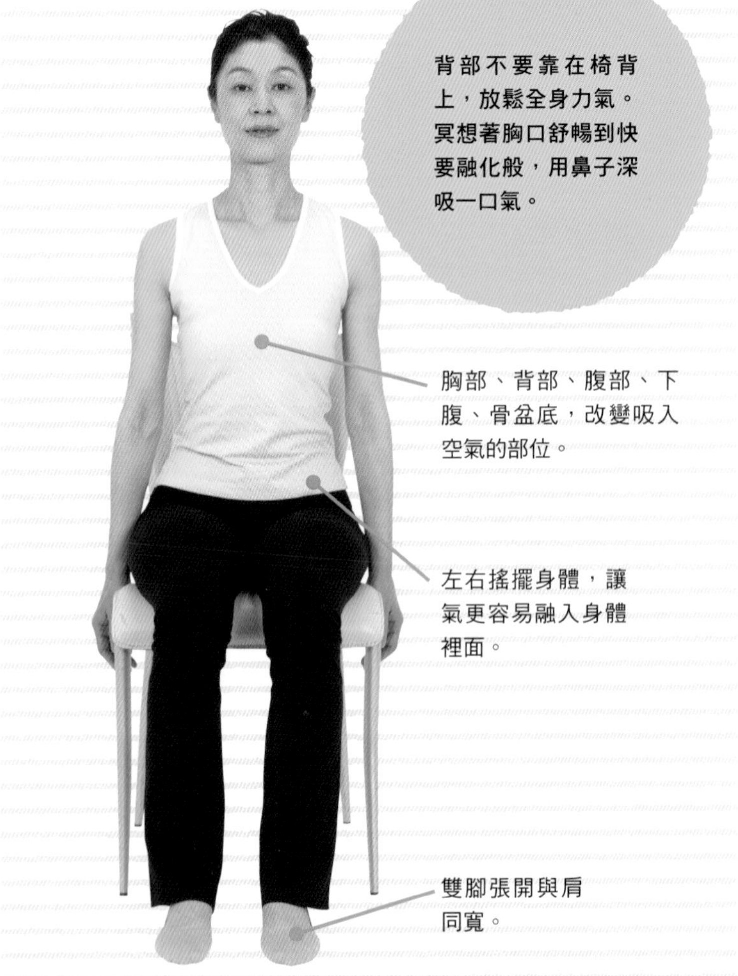
背部不要靠在椅背上，放鬆全身力氣。冥想著胸口舒暢到快要融化般，用鼻子深吸一口氣。
胸部、背部、腹部、下腹、骨盆底，改變吸入空氣的部位。
左右搖擺身體，讓氣更容易融入身體裡面。
雙腳張開與肩同寬。

A B C D E

POINT

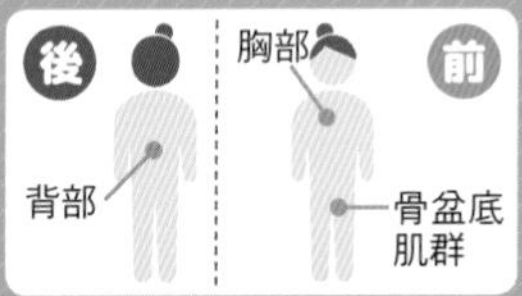
後
前
胸部
背部
骨盆底肌群

- 肩部與喉嚨不可施力。做操時維持不施力的狀態。
- 以正確的姿勢做操。坐在椅子上做操時，若能採用坐骨蠕動操的坐姿，舒緩效果會更好。

變化型

呼吸舒緩

呼吸哈－舒緩操

呼吸哈－放鬆放鬆體操`

吸氣時想像胸部、腹部、背部、腰部、骨盆底各自充滿空氣，然後吐氣時感覺這些部位像是融化般完全放鬆。

❶大口吸氣，尋找身體裡面漲滿的部位。稍微蠕動身體，讓空氣與身體融合在一起。

❷感覺身體漲滿空氣時，緩緩吐氣，讓身體像是融化般完全放鬆。

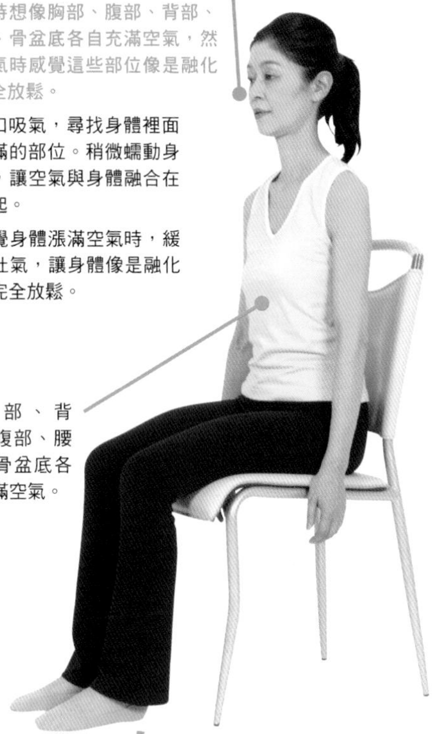

用鼻子深吸一口氣。

讓胸部、背部、腹部、腰部、骨盆底各自充滿空氣。

呼吸舒緩

胯下緊實放鬆操

胯下緊實放鬆放鬆體操

將骨盆底部由下往上拉提，然後由上往下將空氣注入這個部位，邊吐氣邊感覺骨盆底逐漸放鬆。

❶用力拉提緊實胯下部位的同時吸氣。

❷感覺骨盆很緊實時，緩緩吐氣。想像一下融化的感覺，慢慢放鬆胯下部位。

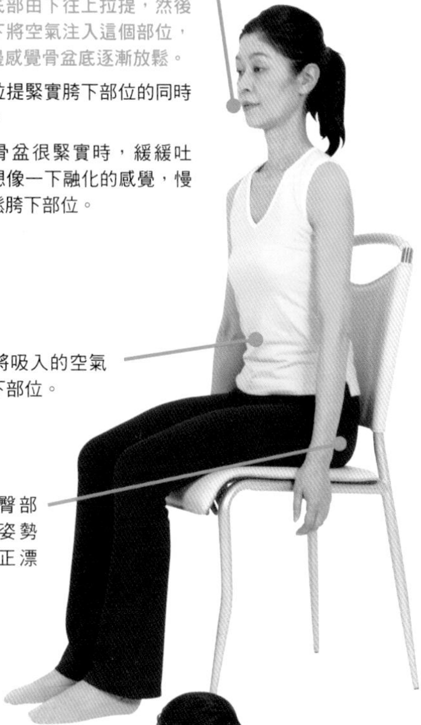

緩緩吐氣。

想像著將吸入的空氣注入胯下部位。

胯下、臀部緊實，姿勢就會端正漂亮。

這套體操對這個部位很有效!

這套體操能有效鍛鍊骨盆底肌群。所謂骨盆底肌群，指的是像吊床般支撐膀胱、尿道、子宮、直腸等內臟的肌肉。以女性來說，隨著年紀增長或生產，骨盆底肌群會越來越鬆弛，而這也是造成尿失禁的主要原因之一。

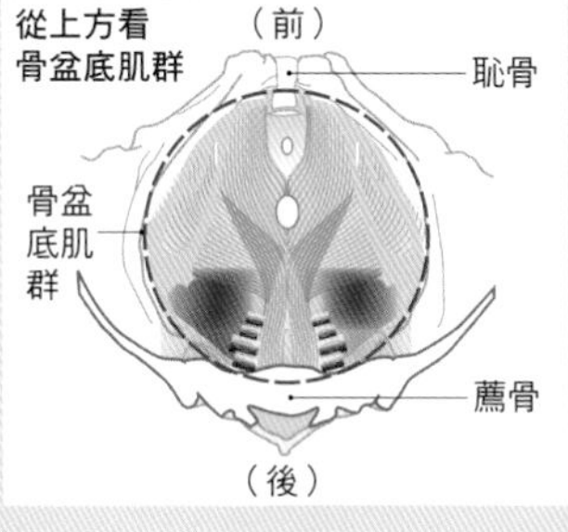

呼吸舒緩

胯下呼吸咻哈操

胯下的呼吸咻哈放鬆體操

拉提骨盆底肌群，藉由反覆收縮與放鬆以鍛鍊骨盆底肌群，並讓肌肉可以獲得舒緩。

❶吸氣時讓空氣充滿下腹部，感覺胯下揪緊後暫時憋住氣。

❷然後慢慢吐氣，放鬆下腹部。

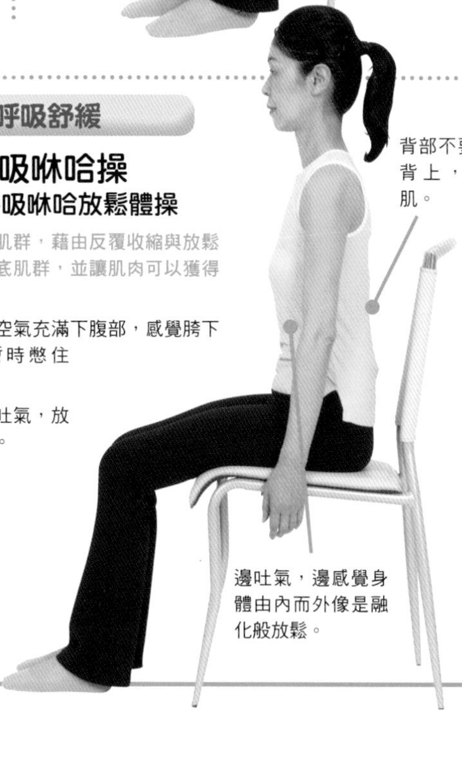

背部不要靠在椅背上，挺直背肌。

邊吐氣，邊感覺身體由內而外像是融化般放鬆。

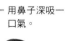

安全舒緩
（超安全舒緩體操）

No.17

臥姿舒緩

全身摩擦操（臥姿）

全身摩擦摩擦體操

雙手摩擦放鬆身體

輕輕摩擦皮膚具有活化副交感神經、沉靜心靈，並且溫熱身體的效果。

這套舒緩體操就是利用這個原理。對生病的人、身體虛弱的人來說，即使躺臥在床也做得到，若身邊有這樣的親朋好友，務必教他們善用這套體操。除此之外，全身摩擦操還具有提升自我療癒力的效果。

效果

- 改善血液循環。
- 使副交感神經位於優位。
- 提升肩部和手臂的運動能力。
- 使皮膚光滑柔嫩。
- 提高全身的身體意識。

1

輕輕摩擦全身感到僵硬緊繃的部位。

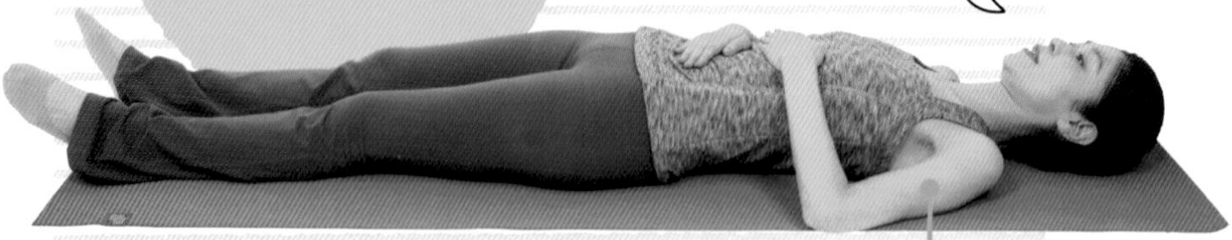
好舒服
好舒服
放鬆全身力氣

2

摩擦放鬆胸部、肩部、腹部、腰部和大腿。

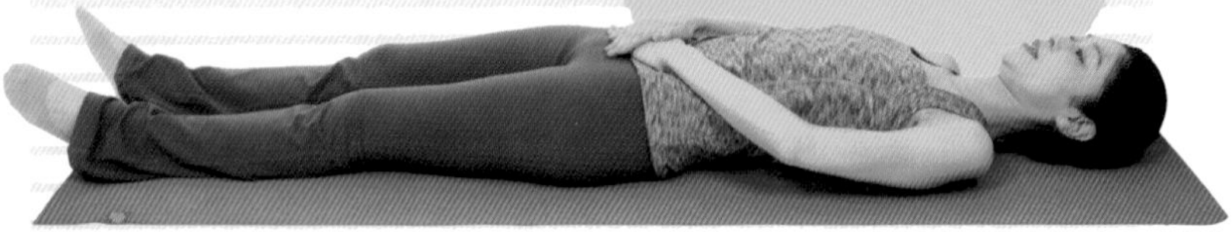

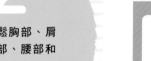

A B C D E

POINT

全身
前

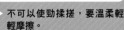

- 不可以使勁揉搓，要溫柔輕輕摩擦。
- 不易摩擦的部位千萬不要勉強。

變化型

站姿舒緩

全身摩擦操（站姿）　全身摩擦摩擦體操

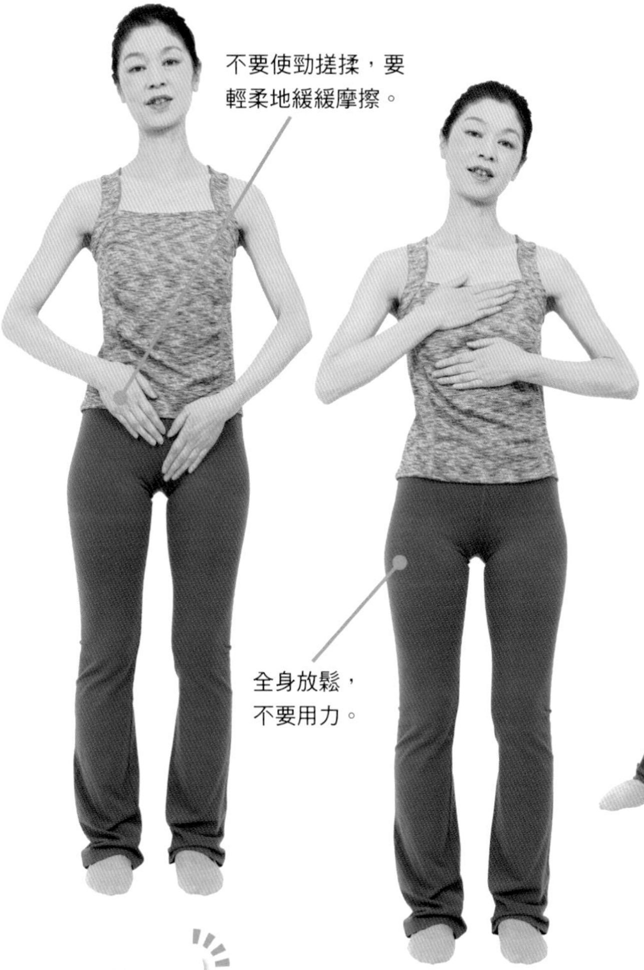
不要使勁搓揉，要
輕柔地緩緩摩擦。
全身放鬆，
不要用力。

椅子舒緩

全身摩擦操（椅子）
全身摩擦摩擦體操

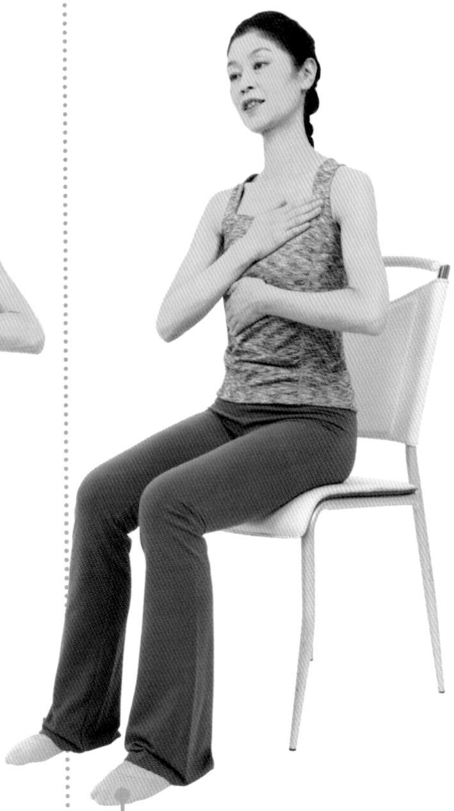
雙腳張開與肩同寬。

這套體操對這個部位很有效！

皮膚上有感覺受器，用手摩擦皮膚時，舒服的刺激感會由皮膚傳送至腦部，當腦部接收到訊息時，會促使副交感神經興奮，提高內臟活動力。除此之外，摩擦可使微血管的血流量增加，使肌肉容易達到放鬆效果。近年來還有研究指出摩擦有助於神經細胞的成長。

皮下剖面圖

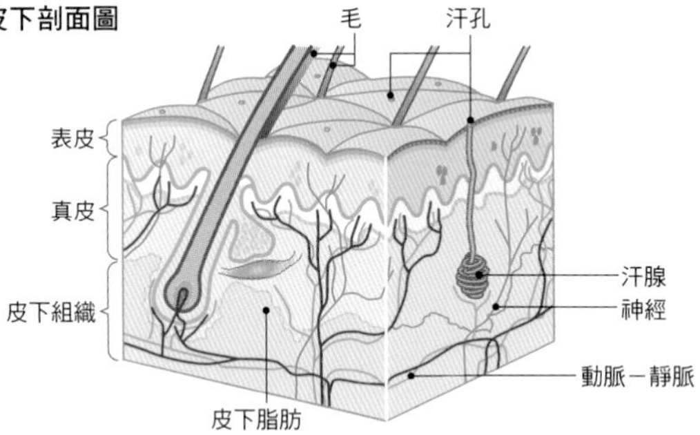
毛
汗孔
表皮
真皮
皮下組織
汗腺
神經
動脈－靜脈
皮下脂肪

舒緩體操的訣竅

不需要將全身的摩擦全集中在1次完成，先從容易摩擦得到的部位開始。至於背部比較搆不到的部位，可多利用手背。

全身舒緩

No.1

站姿舒緩

雙腳黏黏操

雙腳黏地黏黏體操

原地踏步，放鬆身體軸心

這套體操是所有舒緩體操中最適合用於減重，以及增強體力。

透過舒緩和鍛鍊軀幹的深層肌肉，打造一個容易長肌肉的體質，當基礎代謝率上升時，日常活動量自然會跟著增加。

最理想的做操量是每天持續30分鐘以上。

效果

- 消除全身疲勞。
- 強化軸心與深層肌肉。
- 提高基礎代謝量、增加日常活動量與運動量。
- 每天做操10~30分鐘，具有減重效果。
- 改善走路方式。

1 原地踏步，手臂輕鬆擺動，全身放鬆不要用力。

2 邊喃喃自語「黏黏黏黏」，邊原地踏步，但踏步時只有足跟離地，腳尖維持緊貼地面的狀態。

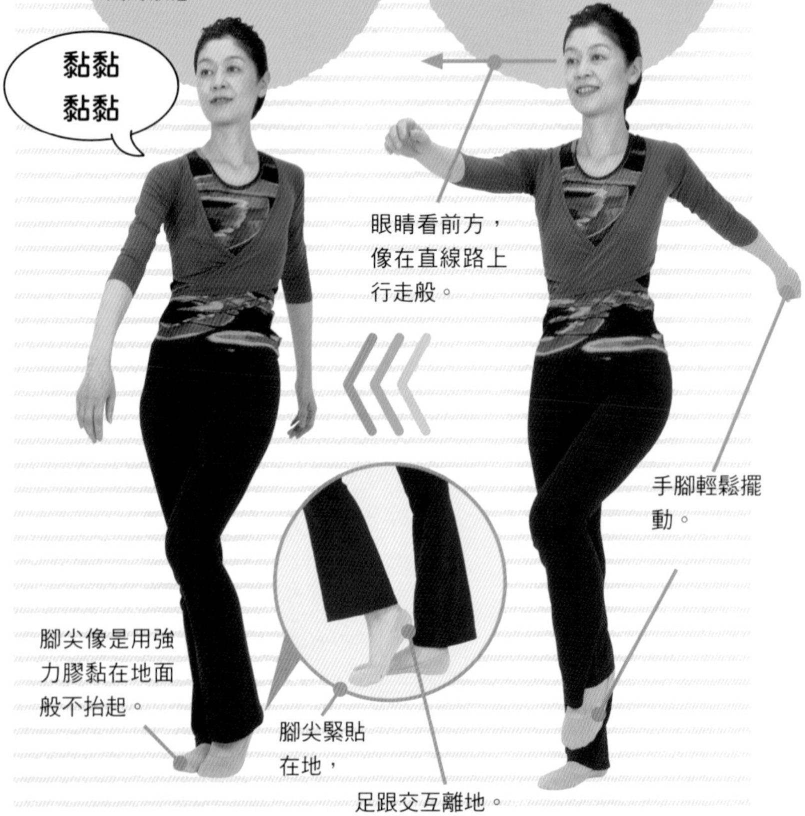

黏黏
黏黏
眼睛看前方，像在直線路上行走般。
手腳輕鬆擺動。
腳尖像是用強力膠黏在地面般不抬起。
腳尖緊貼在地，足跟交互離地。

POINT

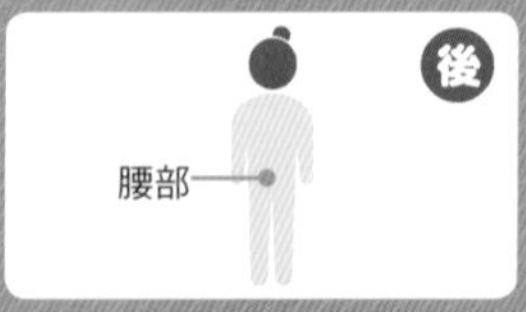

後
腰部

- 不可同手同腳。
- 要有越走越放鬆的感覺。
- 只有腰部擺動，脊椎部位不動的話，效果會減半。

站姿舒緩

雙手黏黏操
雙手黏腿黏黏體操

雙腳黏黏操的上半身體操。雙腳持續原地踏步，放鬆軀幹部位。原地踏步時不要同手同腳。手部動作受限，所以軀幹要猶如鐘擺般擺動。

❶雙腳持續進行雙腳黏黏操，雙手則猶如用強力膠黏在褲子般不向外甩動。

❷原地踏步一陣子後恢復雙腳黏黏操，然後雙手離開雙腳，繼續原地踏步。

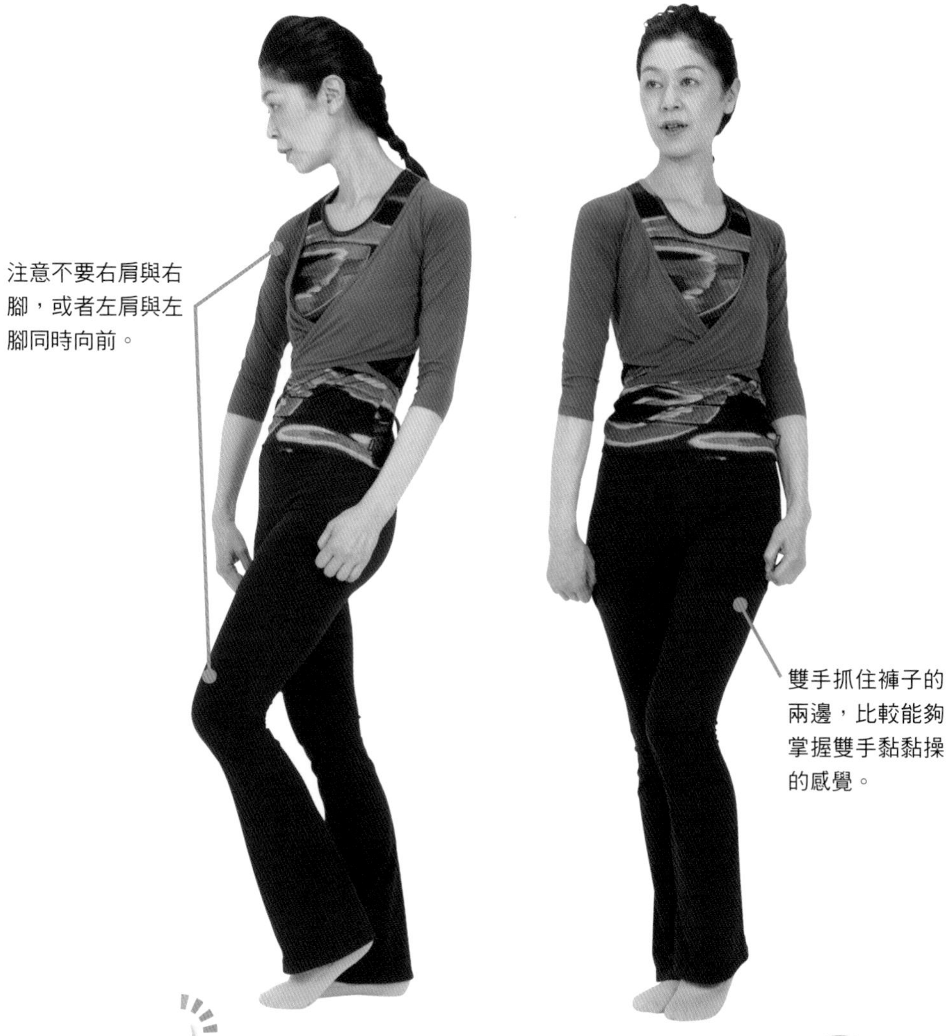
注意不要右肩與右腳，或者左肩與左腳同時向前。
雙手抓住褲子的兩邊，比較能夠掌握雙手黏黏操的感覺。

這套體操對這個部位很有效！

這套體操乍看之下輕鬆又有趣，但透過全身的扭動與擺動，有助於打造軀幹的波浪運動，達到訓練深層肌肉，尤其是腰大肌，以及放鬆軀幹的效果。在所有舒緩體操中，算是高運動強度的體操，能有效消耗卡路里。

舒緩體操的訣竅

這是一種基於步行運動的體操，踏出左腳時甩出右手；踏出右腳時甩出左手。如同原地踏步的名稱，雙腳腳尖要黏在原地，利用足跟的踏步舒緩全身。

全身舒緩

No.2

站姿舒緩

魚扭動操

魚扭動扭動體操

像魚一樣扭動身體，舒緩全身

如同在水中游來游去的魚，利用左右扭動背脊的方式放鬆全身，不僅有助於提高基礎代謝量、增加日常活動量與運動量，還可以打造易瘦體質。

這套體操能使副交感神經位於優位，消除腦部疲勞，具有預防暴飲暴食的效果。

效果

- 紓解背脊僵硬與緊繃。
- 消除全身疲勞。
- 提高基礎代謝量、增加日常活動量與運動量。
- 活化副交感神經。
- 強化深層肌肉與軸心。
- 預防和改善肩膀僵硬、背部疼痛。

1

如同在水中游來游去的魚，利用左右扭動背脊放鬆全身。

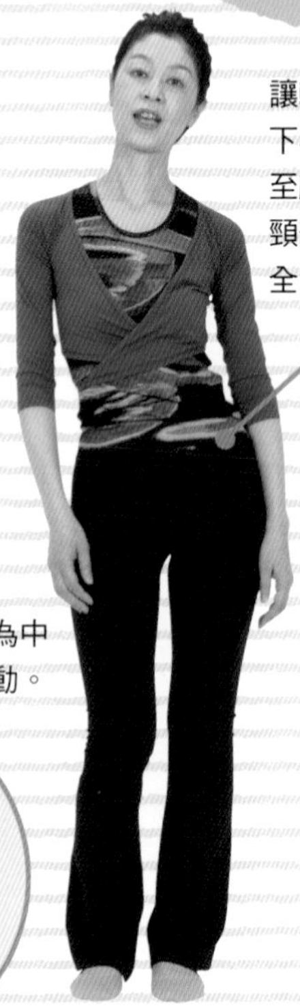

讓輕鬆的扭動從下半身一直擴散至腰部、背脊、頸部和頭部，使全身獲得舒緩。

2

雙手放鬆不用力，連同手指頭也要完全放輕鬆，然後高舉過頭，左右扭動身體。

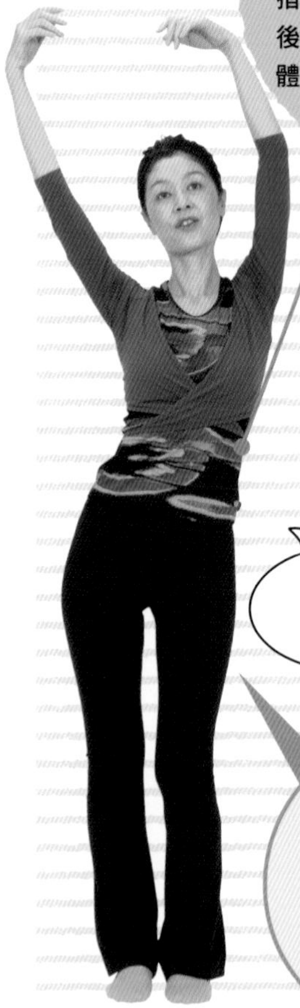

高齡者或頸、腰部不適者，絕對不要勉強做操。

扭動扭動

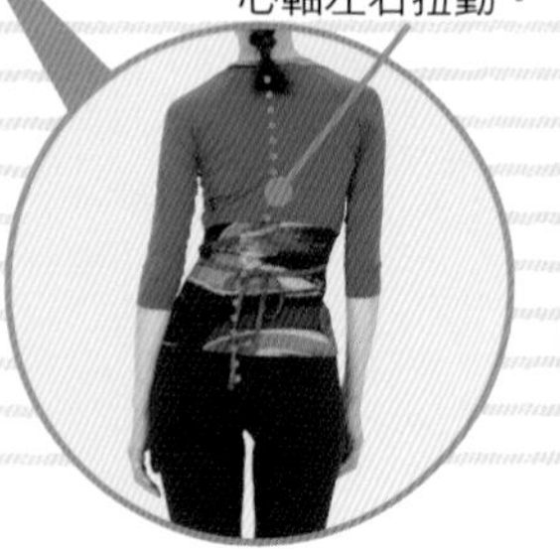

背骨以脊椎為中心軸左右扭動。

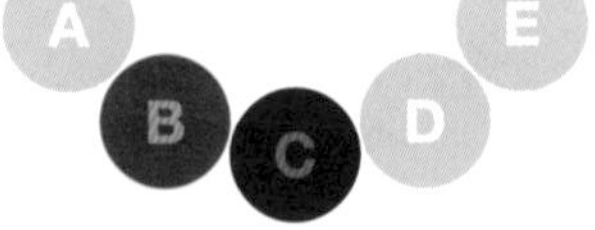

POINT

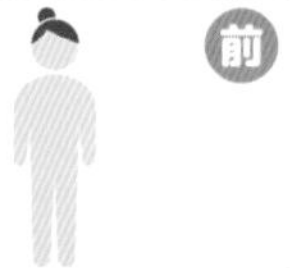

- 脊椎由上至下，盡量每一節都能跟著扭動，這樣才能達到舒緩全身的效果。
- 雙手舉高時，部分脊椎會有僵硬的情況，務必多加留意，確實放鬆每一節。

變化型

站姿舒緩

海豚扭動操
海豚扭動扭動體操

前後扭動背脊，放鬆全身。重點在於背脊上半部、中段、下半部，每一節都要確實扭動。大幅度前後移動膝蓋、腰部、腹部和胸部。身體放鬆後再搭配手部動作一起做操。

❶像海豚游泳的姿勢，全身前後扭動。

❷下半身也要前後扭動，腰部和背部朝向上方地扭動身體。

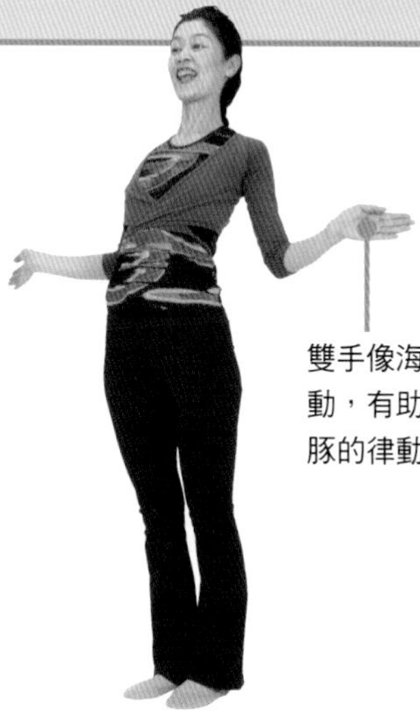

雙手像海豚的胸鰭般擺動，有助於更快掌握海豚的律動。

大動作地活動全身每個部位，慢慢感覺到脊椎逐漸放鬆。

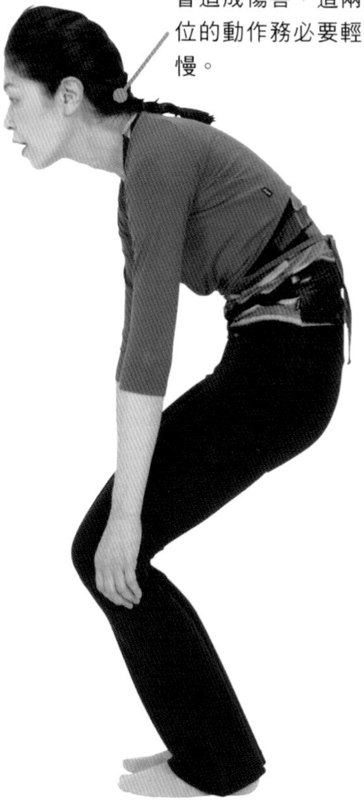

劇烈扭動頭部和頸部恐會造成傷害，這兩個部位的動作務必要輕柔緩慢。

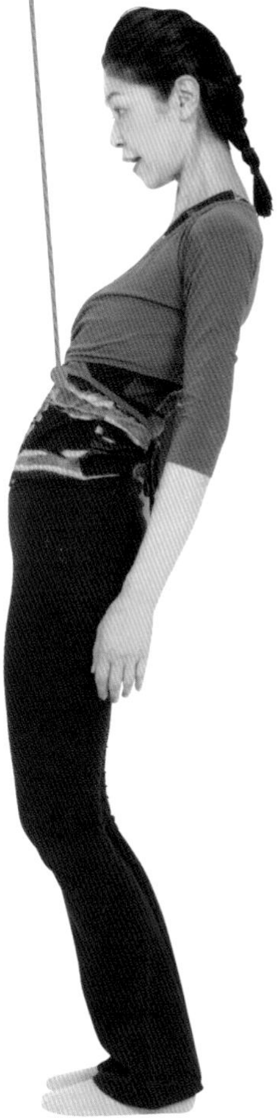

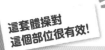

全身放鬆便能大動作地活動身體各個部位。

這套體操對這個部位很有效!

根據研究，人類保留有脊椎動物的祖先魚類所擁有的脊椎橫向波浪運動的DNA。而海豚扭動操就是一套仿魚類脊椎波浪運動的體操。

舒緩體操的訣竅

並非只是單純的軀體扭動，要想像一下脊椎在肌肉裡面游泳的感覺。源自軀幹裡面的波浪運動能幫助鬆弛脊椎，放鬆包覆頸椎和胸椎的肌肉。

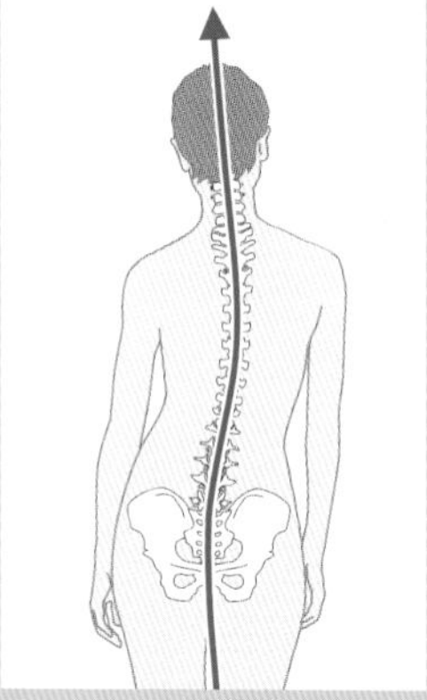

全身舒緩

No.3

臥姿舒緩

伸展啊——操（臥姿）

伸展啊——舒暢體操

舒暢地伸展全身，舒緩放鬆手臂、肩部和背部

長時間維持同樣的姿勢，身心感到疲勞時，盡可能「啊——」地伸展全身是一件非常舒服的事。不僅能紓解肩部、背部的緊繃，思緒也會更加清晰、視野更家寬廣，整個人顯得輕快許多。

這套體操是基於人體自然伸展反應所創造的，同時還潛藏有將好氣導入體內，加深氣體循環的氣功的深奧效能。

效果

- 紓解肩部、胸部與肩胛骨的僵硬緊繃。
- 消除慢性疲勞。
- 使人心情舒暢。
- 改善失眠情況。
- 將好氣導入體內。

放鬆全身力氣，邊發出「啊——」像是伸懶腰的聲音，邊將雙手手臂向頭部上方伸展。

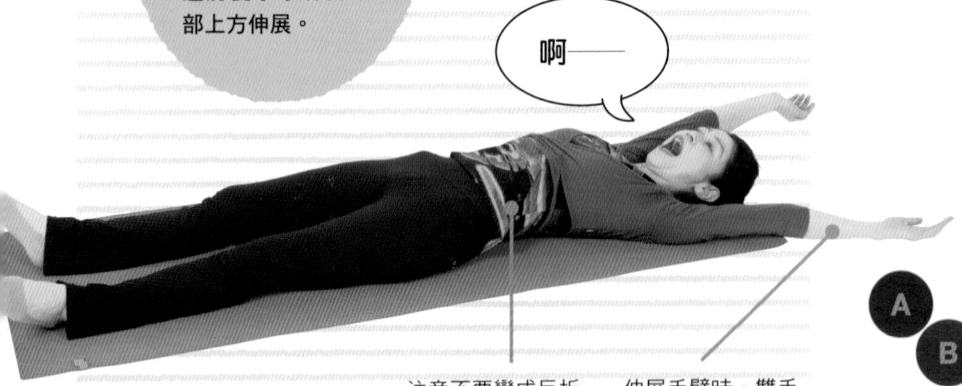
啊——
注意不要變成反折腰、拱背的姿勢。
伸展手臂時，雙手不要過於用力。

A B C D E

POINT

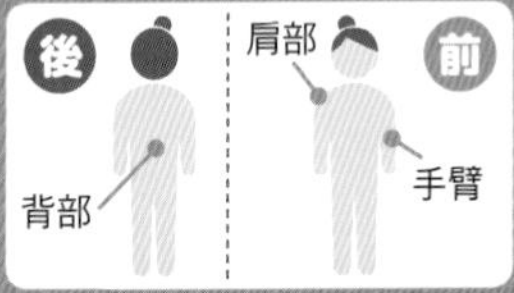
後
前
肩部
背部
手臂

- 若變成反折腰或拱背姿勢恐會造成腰痛。腰部已經不舒服的人，切記注意不要變成反折腰姿勢。

這套體操對這個部位很有效！

氣功中有一種自遙遠星空將好氣導入體內的基本運氣法。但這套體操完全不使用難懂的概念與方法，而是利用日常生活中常有的動作將好氣導入身體裡面。

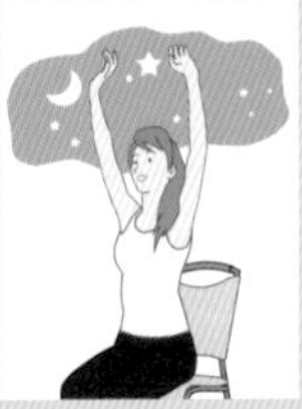

舒緩體操的訣竅

邊發出「啊——」伸懶腰的聲音，邊像是要抓住高掛於星際間的星球般伸長手臂。

站姿舒緩

雙手伸展扭轉操

手腕伸展啊——扭轉體操

雙手手肘盡可能靠攏在一起，然後往上臂方向移動。鬆開後接著進行肘轉動操（→P92）。這一連串的體操具有輕度鍛鍊胸部肌肉的效果。

❶將靠攏的雙肘往上臂方向移動，如同要用上臂內側摩擦腋下及胸部般。雙手手肘盡可能併靠在一起。

❷雙手手肘靠攏，掌心朝上，慢慢將手臂向上提舉至手掌與肱骨呈水平，與前臂呈垂直的姿勢。

❸如同P80的伸展啊－操，邊發出「啊——」伸懶腰的聲音，邊將手臂向上伸展。

❹放下手臂後，接著進行手肘轉動操的步驟2。

椅子舒緩

伸展啊——操（椅子）

伸展啊——舒暢體操

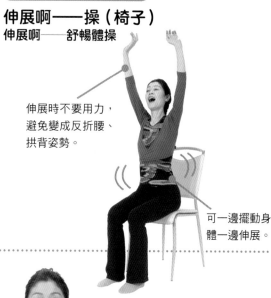

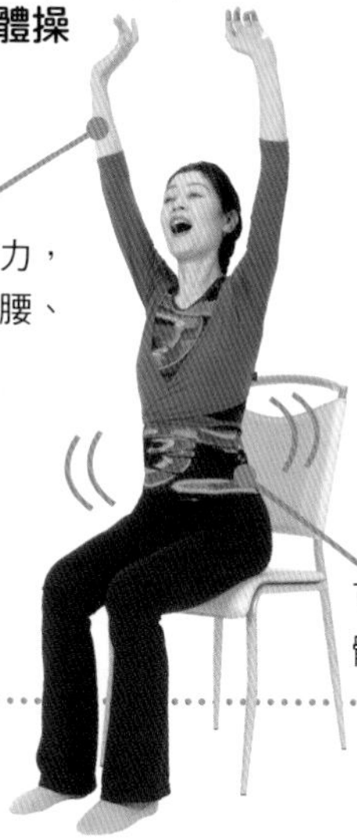
伸展時不要用力，
避免變成反折腰、
拱背姿勢。
可一邊擺動身
體一邊伸展。

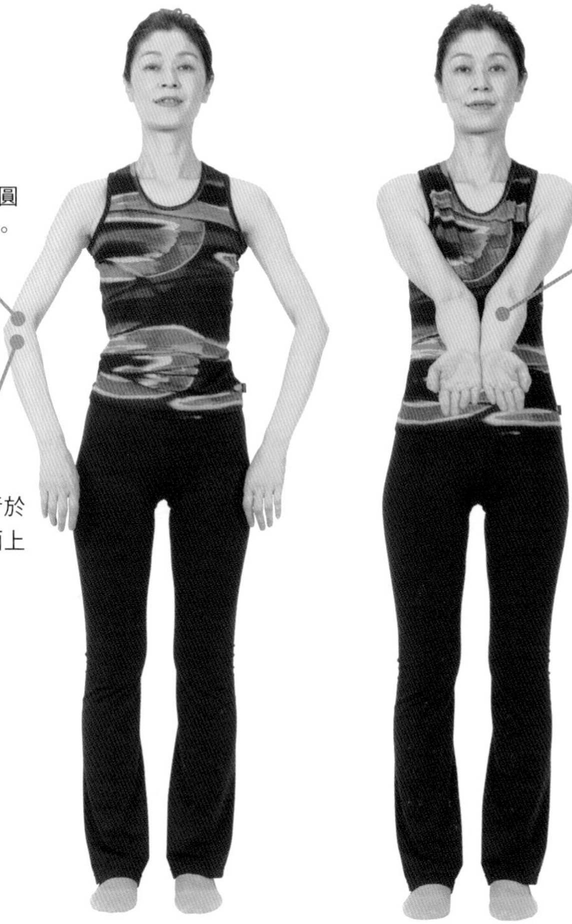
手肘以畫圓
方式轉動。
手肘於平行於
地面的平面上
做動作。
慢慢將手臂向上提舉。

全身舒緩

No.4

站姿舒緩

波浪舞動操

波浪舞動體操

乘著波浪般舞動，舒緩放鬆軀幹部位

無論在哪個領域，能做出高峰表現的身體，就是要能夠讓肋骨與肩膀・肩胛骨分開來。只要能將這些部位視為各自的單獨個體，便能隨心所欲活動各個不同的部位。

透過這套體操放鬆肋骨與肩膀・肩胛骨間的緊繃，就能感覺得到「肩包面」這個平面空間。被壓力壓到喘不過氣時，舒緩一下這個部位，放鬆身心，自然能從壓迫感中解放出來。

效果

- 紓解肩部僵硬緊繃，排解壓力。
- 讓上半身的動作發揮至極致。
- 具有放鬆精神的效果。
- 開發肩包面的潛在能力。

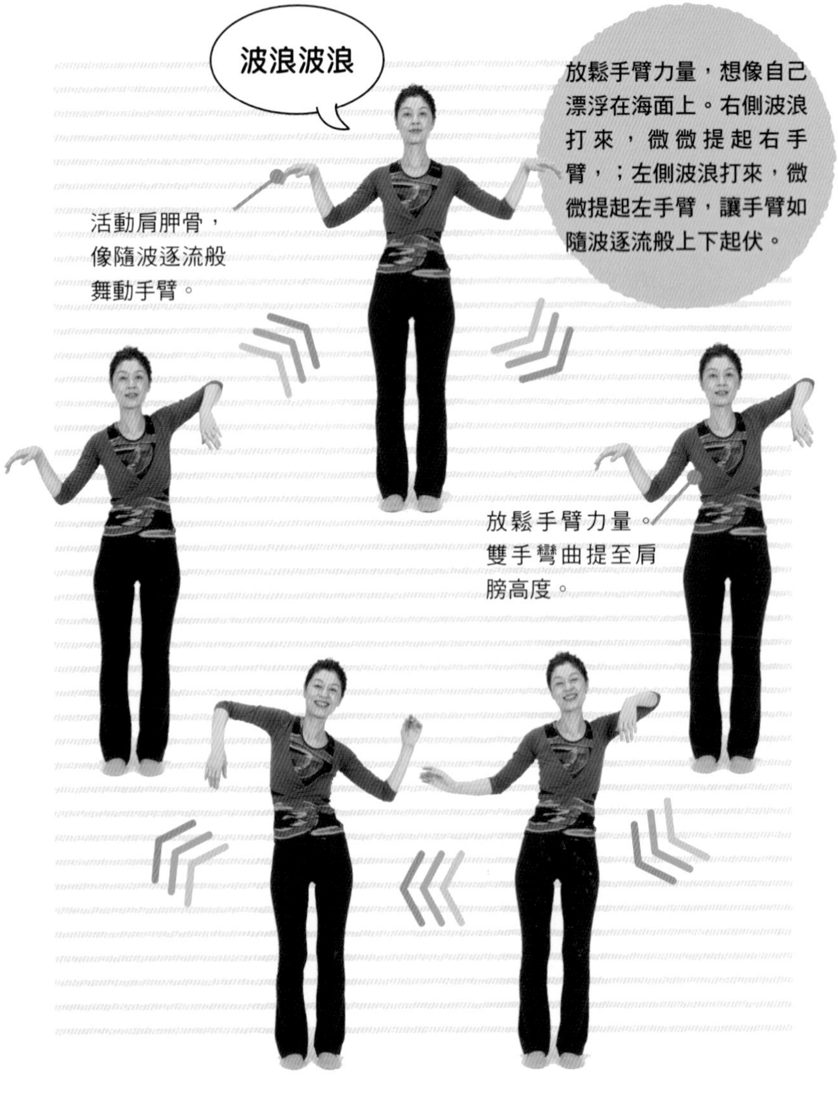

放鬆手臂力量，想像自己漂浮在海面上。右側波浪打來，微微提起右手臂，；左側波浪打來，微微提起左手臂，讓手臂如隨波逐流般上下起伏。

活動肩胛骨，像隨波逐流般舞動手臂。

放鬆手臂力量。雙手彎曲提至肩膀高度。

A B C D E

POINT

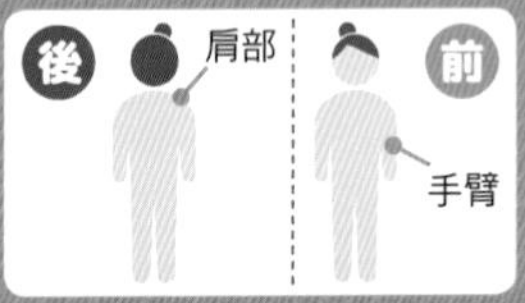

- 最重要的關鍵是在水裡隨波逐流的那種感覺。
- 做操時想像著波浪從雙手腋下緩緩通過。

全身舒緩

No.5

站姿舒緩

V字區舒緩操

V字區舒緩體操

強化對軸心與髖關節的意識

有了軸心意識後，身體在任何情況下都能有優美又合理的動作，也能以更寬廣的視野看世界。

這套體操在強化軸心形成的同時，亦能夠刺激鼠蹊部V字區，活化淋巴循環，提高對髖關節的意識。

效果

- 排解壓力。
- 打造美麗的姿態與走路姿勢。
- 具有塑造美腿的效果。
- 提高免疫力。
- 強化淋巴系統的運作。
- 提高對髖關節的意識。
- 強化髂腰肌、大腿後肌。
- 打造軸心身體意識。

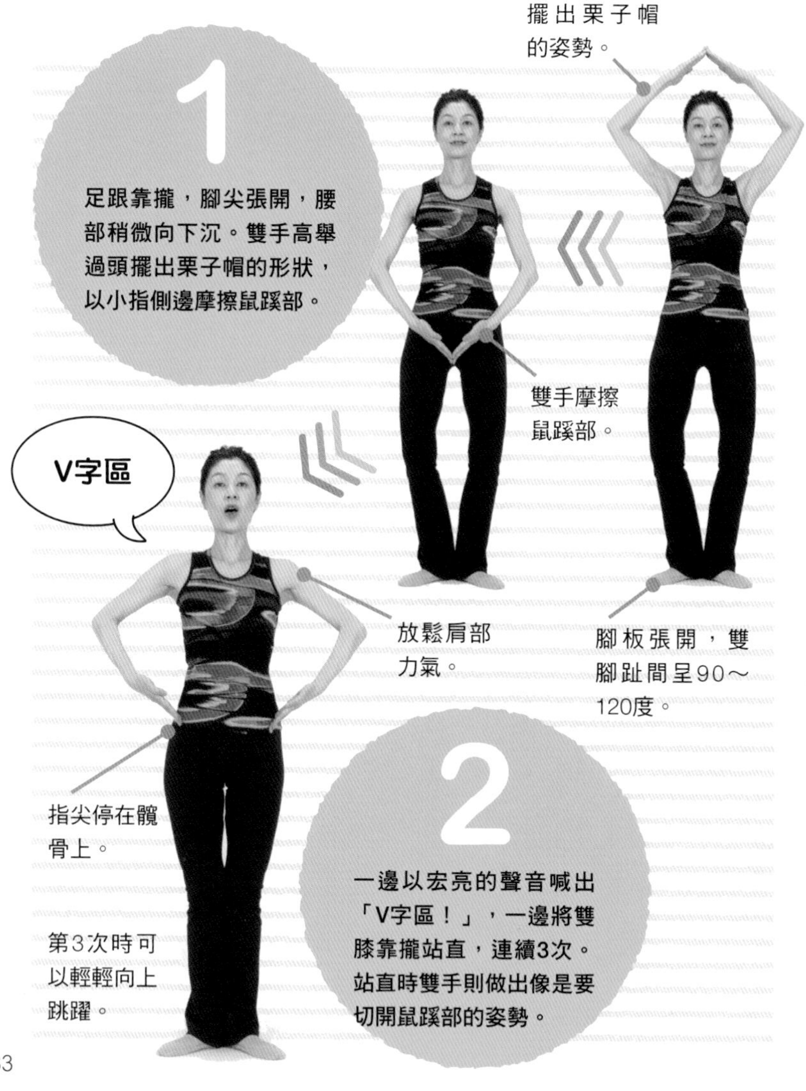
擺出栗子帽的姿勢。
雙手摩擦鼠蹊部。
放鬆肩部力氣。
腳板張開，雙腳趾間呈90～120度。
V字區
指尖停在髖骨上。
第3次時可以輕輕向上跳躍。

1 足跟靠攏，腳尖張開，腰部稍微向下沉。雙手高舉過頭擺出栗子帽的形狀，以小指側邊摩擦鼠蹊部。

2 一邊以宏亮的聲音喊出「V字區！」，一邊將雙膝靠攏站直，連續3次。站直時雙手則做出像是要切開鼠蹊部的姿勢。

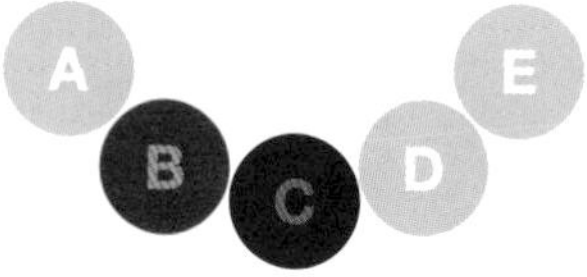
A B C D E

POINT

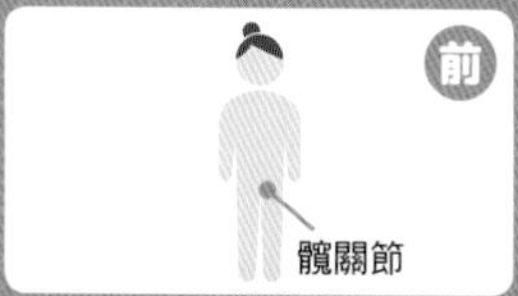
前
髖關節

▶ 雙腳伸直時，注意腹部不要向前頂，腰椎不要向後拉。

全身舒緩

No.6

站姿舒緩

布丁搖晃操

布丁軟綿綿搖晃體操

透過輕快的動作鍛鍊腦部雙重作業功能與平衡感

配合聲音踏腳，並搖晃手掌中的布丁，既可享受愉快有趣的律動，亦可鍛鍊全身的平衡感與手腳協調能力。

同時進行兩項不相干的動作，有助於鍛鍊腦部雙重作業功能。另外，單腳向外踏的動作能有效鍛鍊腰大肌。

效果

- 排解壓力。
- 強化腦部雙重作業的功能。
- 增進全身平衡感。
- 鍛鍊手腳協調能力。
- 強化腰大肌。
- 打造軸心身體意識。

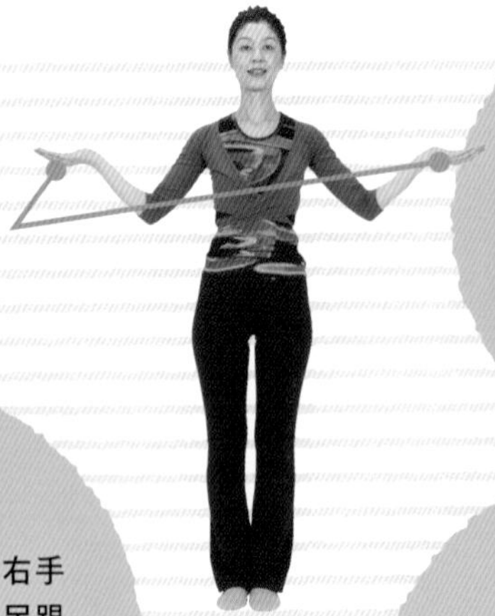
雙手手掌朝上。

1 雙手手掌朝上，想像掌心有個大布丁，交互看著雙手手掌中的布丁。

2 眼睛直視前方，以足跟點地的方式流輪踏出左右腳，喊出「軟綿綿布丁」的同時，搖晃手掌中的布丁。

3 接下來，交互看著左右手掌中的布丁，同樣以足跟點地的方式流輪踏出左右腳，喊出「布丁」的同時搖晃手掌中的布丁。向左向右各看2、3次。

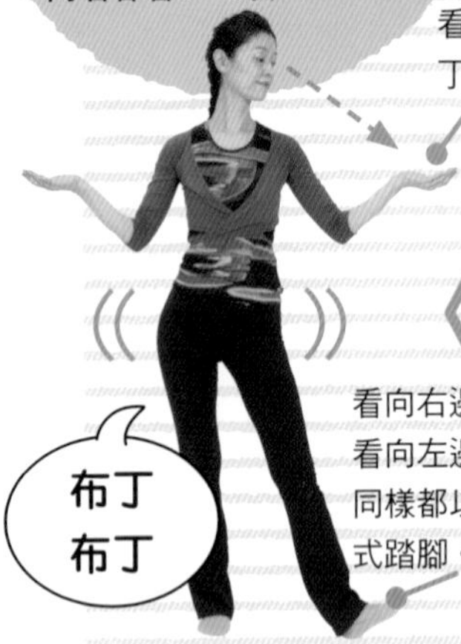
看著手掌中的布丁並搖晃。
看向右邊時踏出右腳；看向左邊時踏出左腳。同樣都以足跟點地的方式踏腳。
布丁
布丁

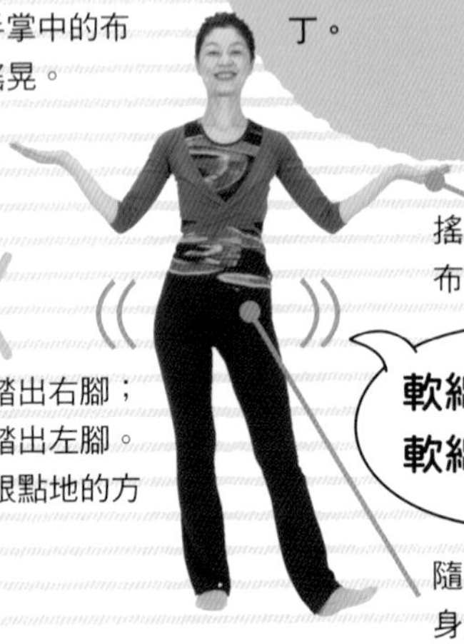
搖晃手掌中的布丁。
軟綿綿布丁
軟綿綿布丁
隨著律動搖擺身體。

POINT

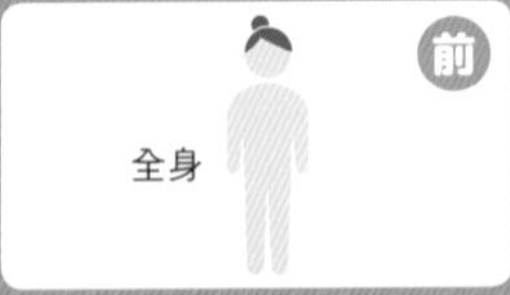
前
全身

▶ 想像手掌裡有布丁，小心翼翼地不讓布丁掉下去。透過這套體操訓練平衡能力。

No.7

站姿舒緩

軸心操

軸心貫穿體操

將垂直線嵌入身體裡

鍛鍊軸心身體意識的方法有很多。這套體操是利用身邊的高樓大廈、長竿或柱子來鍛鍊軸心。四周隨處可見的直線稱為「環境軸心」，無論走到哪裡都有，隨時可用來協助做操，非常方便。

身體僵硬的狀態下做操，既無法打造出高自由度的軸心，也無法發揮軸心原本的功能，建議於身體徹底放鬆後再做操。

效果

- 打造軸心身體意識。
- 打造平衡協調的走路、跑步姿勢，減少無謂的多餘動作。
- 擁有寬廣的視野，有助於做出更精準的判斷。

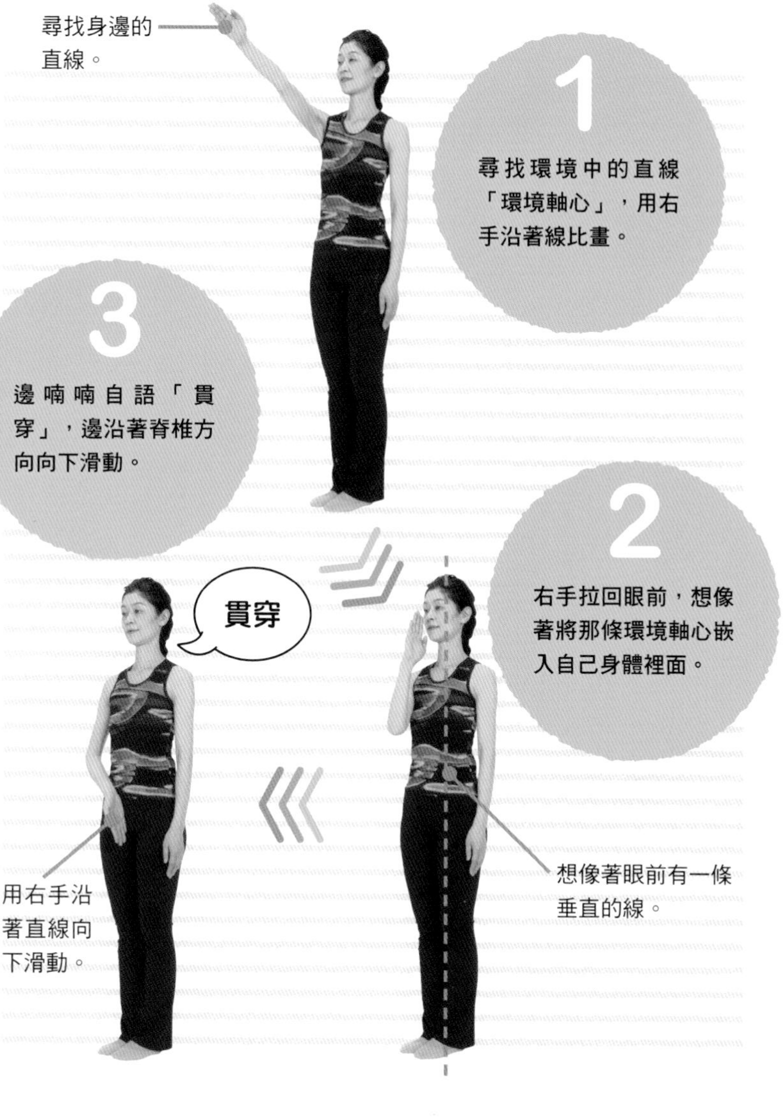
尋找身邊的直線。
貫穿
想像著眼前有一條垂直的線。
用右手沿著直線向下滑動。

1 尋找環境中的直線「環境軸心」，用右手沿著線比畫。

2 右手拉回眼前，想像著將那條環境軸心嵌入自己身體裡面。

3 邊喃喃自語「貫穿」，邊沿著脊椎方向向下滑動。

A B C D E

POINT

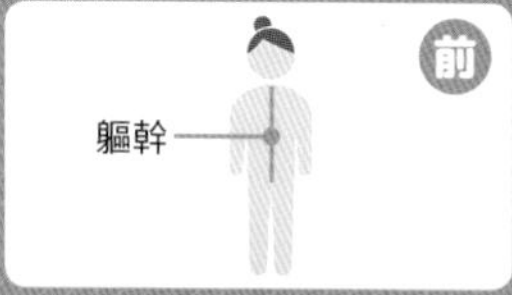
前
軀幹

- 打造軸心之前要先舒緩全身。做完其他體操徹底放鬆後，再開始進行軸心操。
- 軸心操前後搭配膝揉動操（→P54）、魚扭動操（→P78）、海豚扭動操（→P79）等效果會更好。

No.1

椅子舒緩

椅背頸蠕動操

椅背頸部蠕動蠕動體操

椅背上輕輕蠕動，舒緩頸部和後腦的緊繃

成人的頭部重量約5kg。頸椎與周圍肌肉必須支撐頭部重量，長期下來頸部承受著非常沉重的負荷。

頸部周圍非常容易僵硬、緊繃，平時要多做這套體操，讓頸部可以獲得充分的舒緩。

另一方面，這套體操亦能有效消除腦部疲勞，工作空檔時做做操，當思緒變清晰時，工作效率也會跟著提升。

效果

- 消除肩部、頸部、背部疲勞與紓解僵硬。
- 消除腦疲勞。
- 打造軸心身體意識。

椅子坐到滿，將後頸靠在椅背上。邊喃喃自語「蠕動蠕動」，邊緩緩左右擺動頭部。

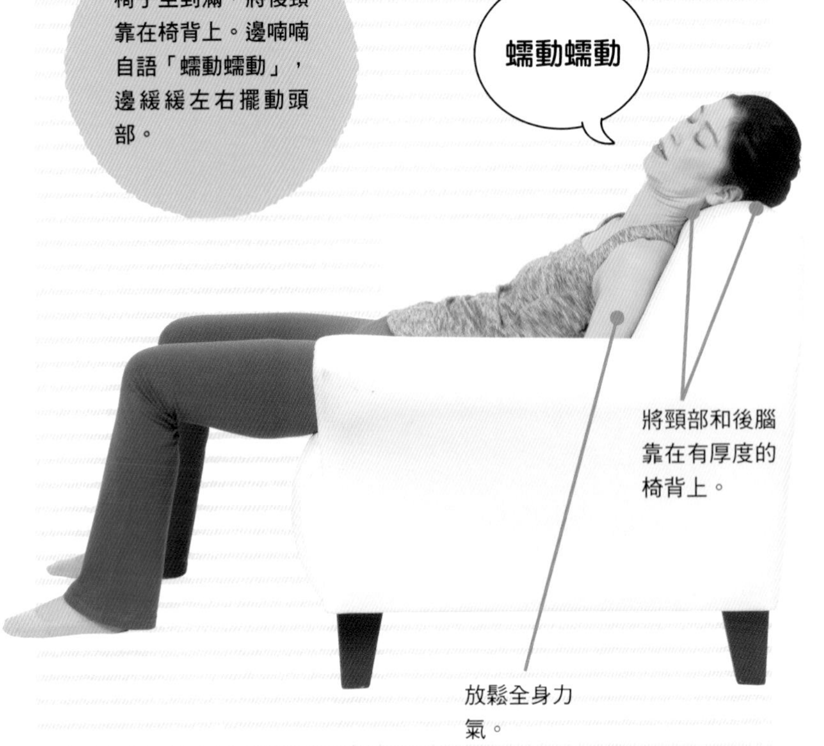
蠕動蠕動
將頸部和後腦靠在有厚度的椅背上。
放鬆全身力氣。

POINT

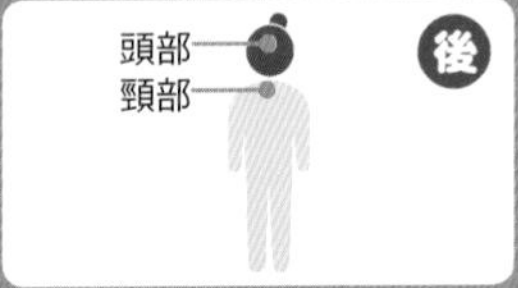
頭部
頸部
後

- 激烈晃動頭部容易引發疼痛，做操時動作務必輕柔、緩慢。
- 以1～2cm的幅度擺動頭部。

變化型

臥姿舒緩

小腿頸部蠕動操
小腿椅背頸部蠕動蠕動操

❶借用同伴的小腿當椅背，將自己的後頸靠在同伴的小腿上。

❷左右擺動頭部，緩緩蠕動頸部。

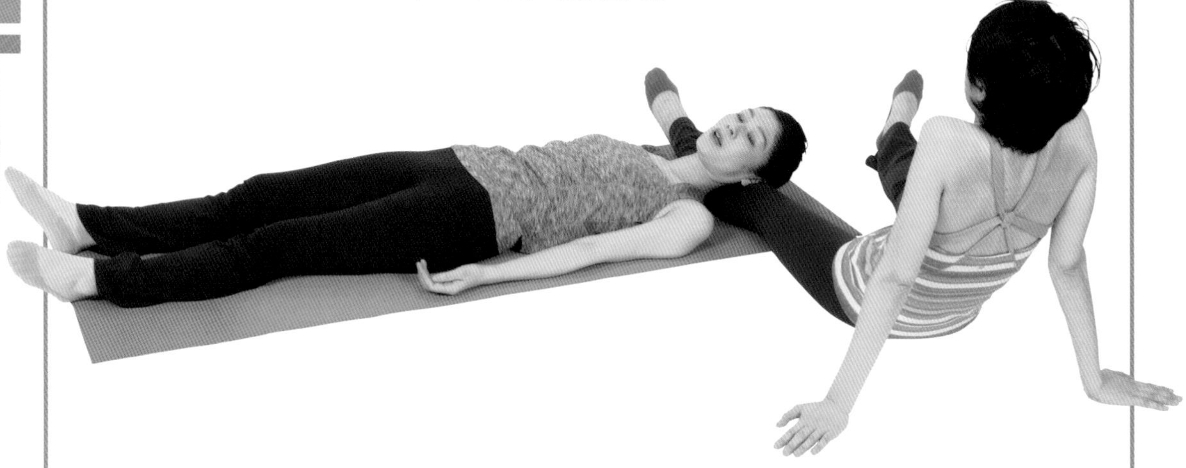

臥姿舒緩

保特瓶頸蠕動操
保特瓶頸部蠕動蠕動操

❶將毛巾摺成4等分鋪在保特瓶上。

❷採取仰躺姿勢，將後頸靠在保特瓶上，輕輕擺動頭部，舒緩頸部僵硬。

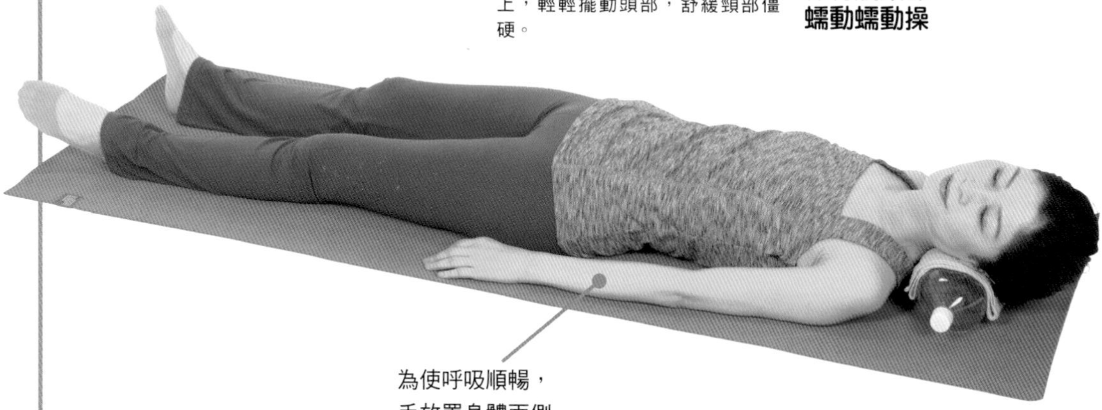

為使呼吸順暢，手放置身體兩側。

這套體操對這個部位很有效！

打造一個能讓頸部從重力中解放出來的狀態，目的是舒緩頸部僵硬，若能同時刺激啞門穴，效果會更好。

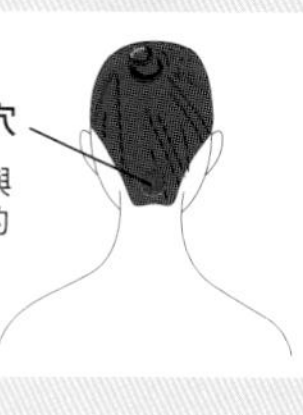
啞門穴
位於後腦與頸部交界的凹陷處。

舒緩體操的訣竅

使用有柔軟椅背的椅子來輔助做操，透過輕柔緩慢的蠕動能有效舒緩頸部一帶的僵硬。

No.2

臥姿舒緩

頸扭動操

頸部扭動扭動體操

扭動頸部，紓解頸部周圍的僵硬緊繃

支撐沉重頭部的頸部是最容易僵硬緊繃的部位之一。要舒緩緊繃，消除疲勞，最好的方法即仰躺在地，讓頸部從頭部重力中解放出來，然後再輕柔地扭動頸部周圍的骨骼與肌肉。

若要提高舒緩效果，建議搭配頸蠕動操（→P51）與頸滾動操（→P51）。

效果

- 紓解頸部周圍的僵硬與疲勞。
- 消除肩部僵硬、眼睛疲勞、腦疲勞。
- 預防與緩和頸部疼痛。
- 有助於放鬆頸部周圍。
- 舒緩頸部骨骼、肌肉。
- 強化軸心身體意識，尤其是上軸。

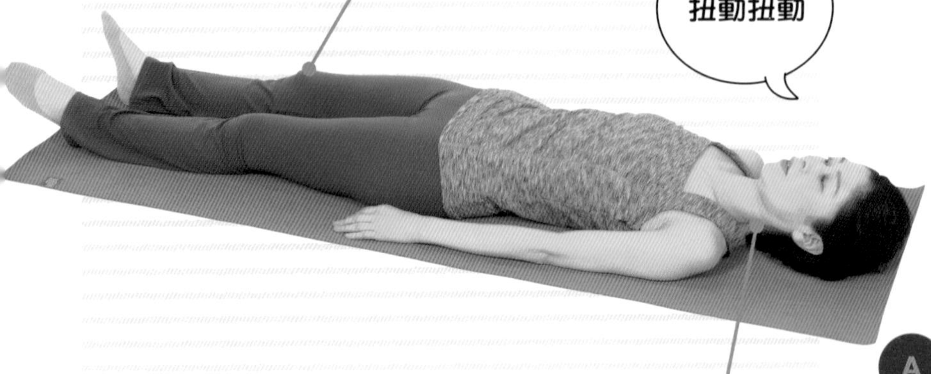
也可以彎曲膝蓋做操。
扭動扭動
頸部比較脆弱，做操時動作務必輕柔。

慢慢地左右扭動頸部，舒緩頸部的緊繃僵硬。

舒緩體操的訣竅

邊喃喃自語「扭動扭動」，邊想像一下蛇和魚類扭動身體的模樣。

POINT

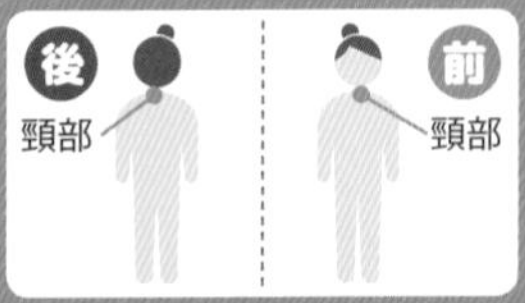
後
頸部
前
頸部

- 強迫頸部扭動是非常危險的行為，做操時務必動作輕柔緩慢。
- 使頸部骨骼變柔軟，猶如在頸部肌肉中游動。

變化型

站姿舒緩

頸彎曲操（站姿）
頸部左右彎曲體操

這套體操可以更進一步提高頸蠕動操的效果。輕輕摩擦頸部，然後慢慢伸展剛才摩擦的那一側，做完這套體操再接著做頸蠕動操，有助於提升舒緩與放鬆效果。

❶頸部稍微向左傾斜，用右手輕輕摩擦頸部左側。另外一側也是同樣的動作。

❷吐氣的同時慢慢立起左側頸部，向右側彎曲。另外一側也是同樣的動作。

❸邊喃喃自語「扭動扭動」，邊輕柔地扭動舒緩頸部。

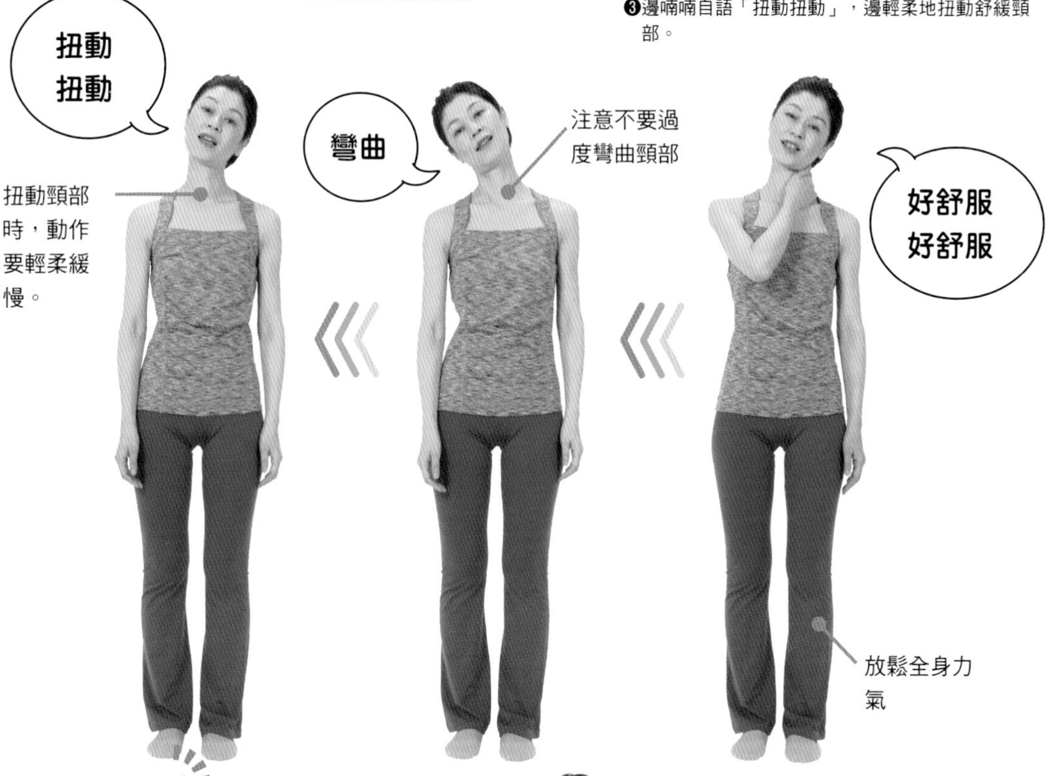
扭動
扭動
扭動頸部時，動作要輕柔緩慢。
彎曲
注意不要過度彎曲頸部
好舒服
好舒服
放鬆全身力氣

這套體操對這個部位很有效！

熟悉這套動作後，扭動頸椎帶來的波動會經由頸椎傳送至胸椎，如此一來便能舒緩胸椎上方的僵硬與緊繃。當上半身變得柔軟有彈性時，脊椎的運動能力會隨之提升。

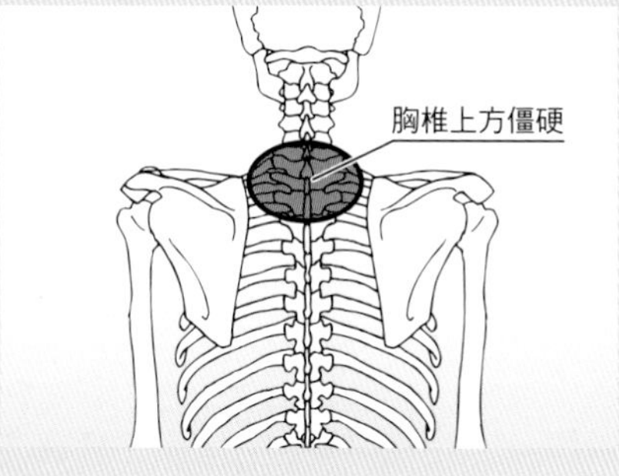
胸椎上方僵硬

椅子舒緩

頸彎曲操（椅子）
頸部左右彎曲體操

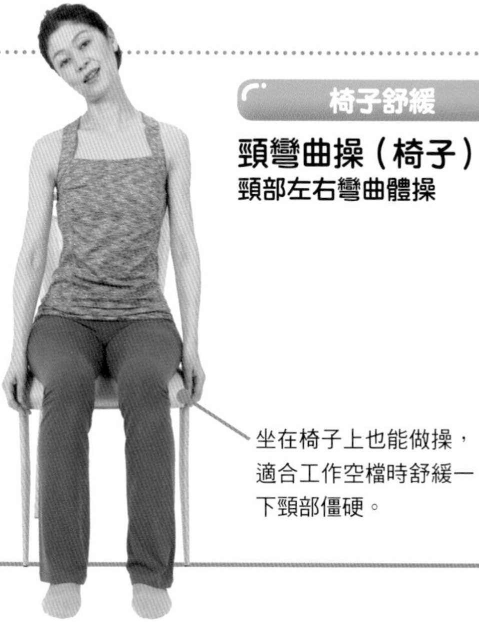
坐在椅子上也能做操，適合工作空檔時舒緩一下頸部僵硬。

No.1

站姿舒緩

手腕摩擦甩動操（站姿）

手腕摩擦甩動體操

摩擦掌心與手腕，舒緩手臂的僵硬與緊繃

在日常生活中與工作中，雙手都擔負著重責大任。

這套體操是摩擦動作與甩動動作的組合，是一套可以充分舒緩手掌、手臂與手腕的體操，同時具有強化手部技能的效果。越活動雙手，越能活化大腦，對改善腦部功能非常有效。將這套體操練到爐火純青時，相信您一定會為自己手掌～前臂的精巧與靈活感到驚訝。

效果

- 消除手臂、手腕的疲勞。
- 紓解肩部僵硬緊繃。
- 提升日常生活與運動中所有需要使用雙手的手部技能。
- 改善腦部功能。

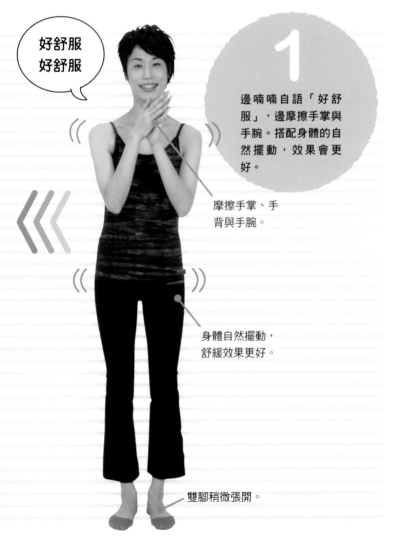

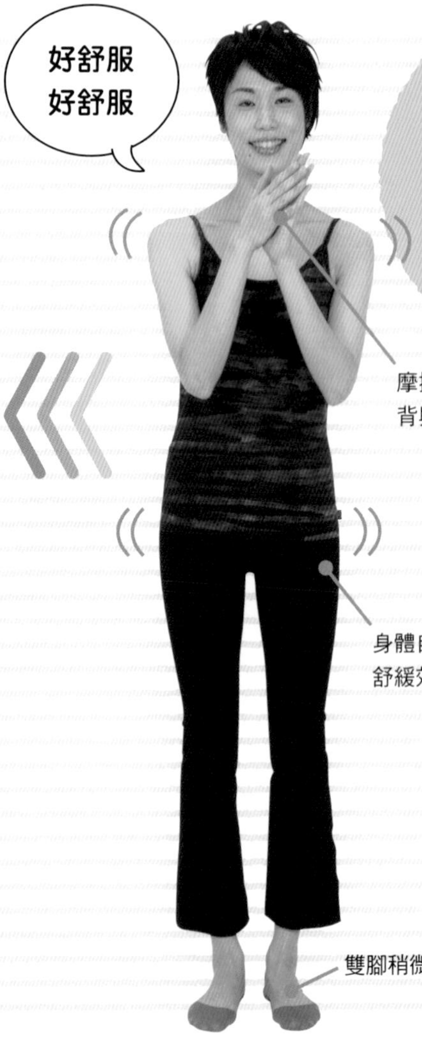

1

邊喃喃自語「好舒服」，邊摩擦手掌與手腕。搭配身體的自然擺動，效果會更好。

摩擦手掌、手背與手腕。

身體自然擺動，舒緩效果更好。

雙腳稍微張開。

A B C D E

POINT

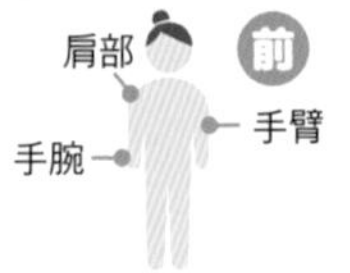

- 不要刻意加重力道，放鬆做操就好。
- 摩擦與搖擺的速度都不要過快，輕柔緩慢即可。

變化型

站姿舒緩

手掌摩擦操

手掌互相摩擦體操

進行其他體操之前先來點手掌摩擦操，這能使摩擦其他部位所產生的效果更上一層樓。

邊喃喃自語「好舒服」，邊摩擦手掌和手腕，左右手互換，輕輕摩擦。

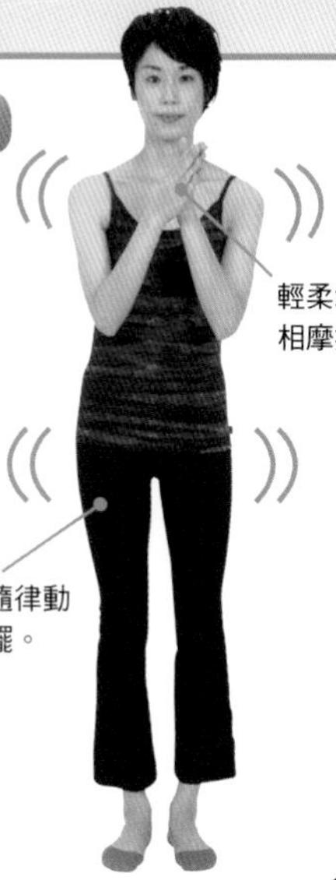
輕柔地互相摩擦。
身體可隨律動輕輕搖擺。

椅子舒緩

手腕摩擦甩動操（椅子）

手腕摩擦甩動體操

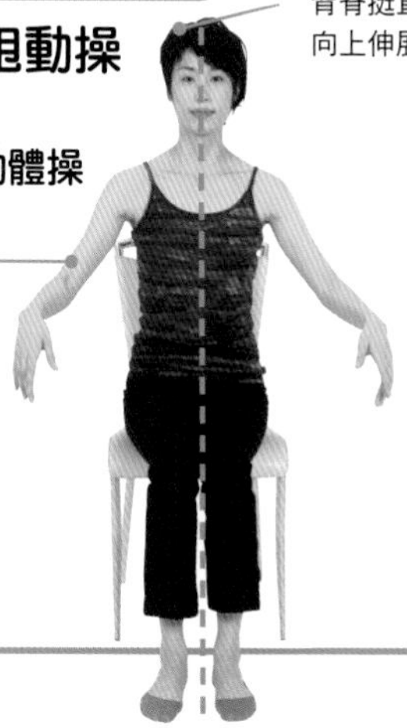
背脊挺直，向上伸展。
放鬆手臂力氣，垂放在身體兩側。

站姿舒緩

手腕甩動操

手腕甩動甩動體操

手腕甩動操是手腕摩擦甩動操中「甩動」的部分。手腕甩動運動搭配前臂轉動運動，可以使手臂與手腕做出更精緻靈活的動作。

邊喃喃自語「甩動甩動」，邊慢慢甩動手腕，用心體會手腕至肩膀放鬆的感覺。

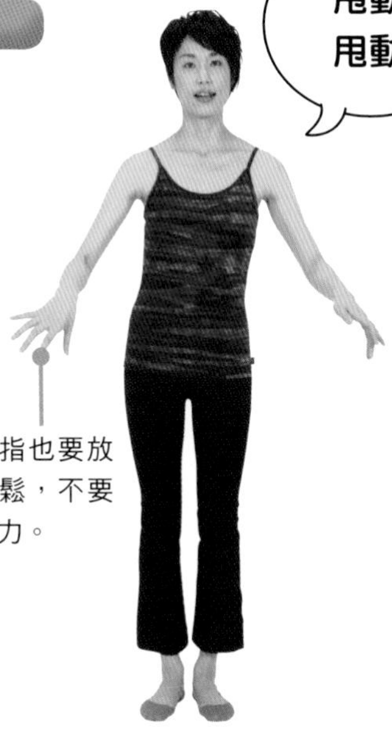
甩動
甩動
手指也要放輕鬆，不要用力。

2

邊喃喃自語「甩動甩動」，邊輕輕甩動雙手手腕。

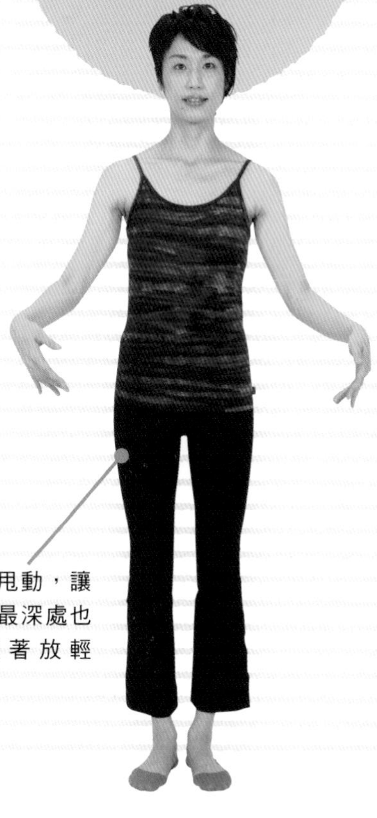
配合甩動，讓身體最深處也能跟著放輕鬆。

這套體操對這個部位很有效！

若說到舒緩手腕的體操，大家通常都只做到表面的甩動，但重要的是手指也要跟著擺動，讓舒緩的感覺能深入掌骨中。透過這套體操能夠舒緩掌骨，有助於手部做出更複雜精緻的動作。

No.2

站姿舒緩

肘轉動操（站姿）

肘轉動體操

手肘畫圓 舒緩手臂緊繃

久坐辦公室、通勤等日常生活中，幾乎沒有什麼機會可以好好放鬆手臂。

現在就讓我們放鬆手臂力氣，舒緩肩背、胸部，並鍛鍊肌肉。這套體操能有效改善肩部僵硬緊繃，加深呼吸，讓呼吸變輕鬆。更吸引人的是這套體操隨時都能輕鬆做，單手也能做，最適合工作空檔時做一下。

效果

- 舒緩肩胛骨～肩關節一帶、上臂及肘關節。
- 強化軸心身體意識。
- 有助於更加靈活使用上半身。
- 強化中丹田，激發熱情與提高鬥志。
- 強化前臂與手肘部位的手部技能。

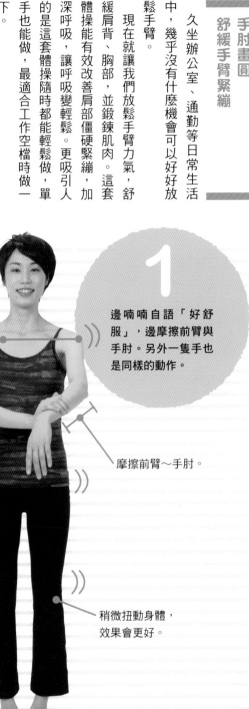

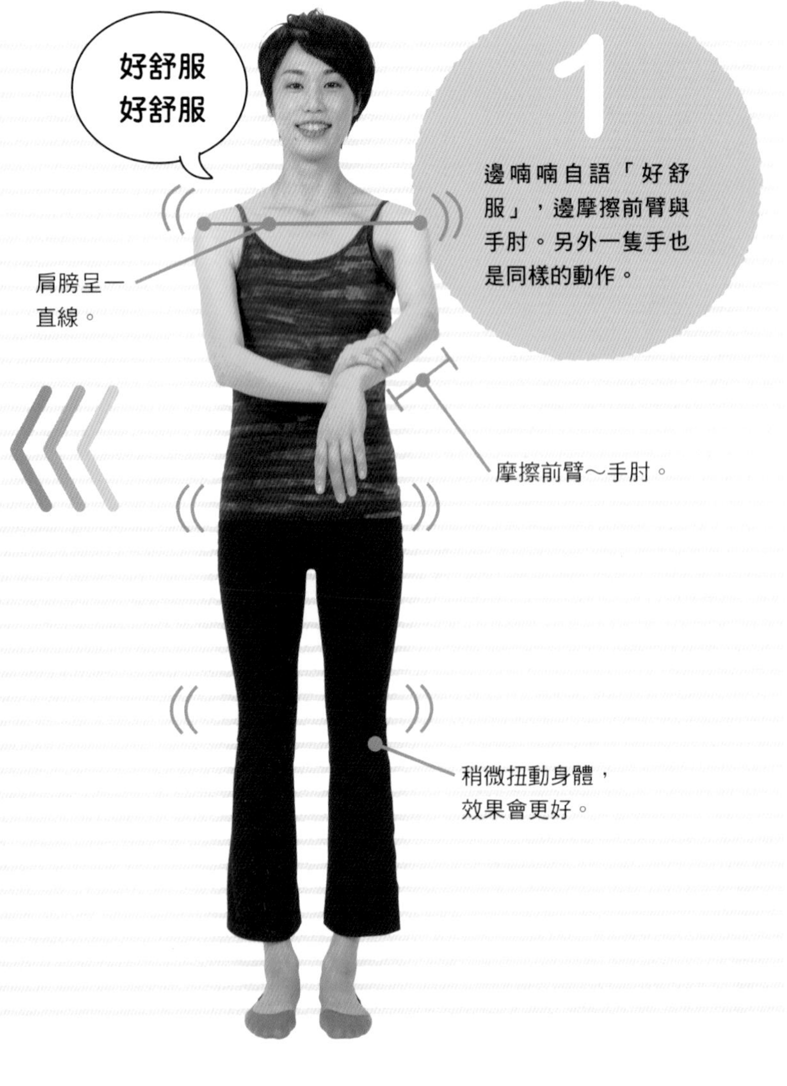
好舒服
好舒服
肩膀呈一直線。
摩擦前臂～手肘。
稍微扭動身體，
效果會更好。

1

邊喃喃自語「好舒服」，邊摩擦前臂與手肘。另外一隻手也是同樣的動作。

A B C D E

POINT

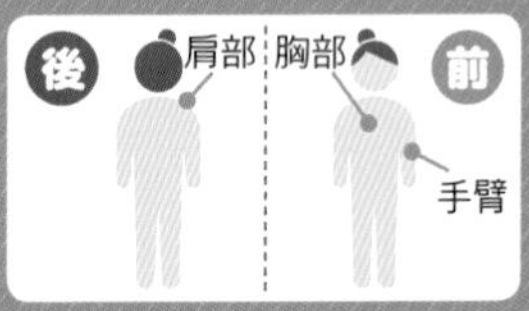
後
肩部
胸部
前
手臂

- 肩部至手臂整個放鬆。
- 不要讓肩膀上下移動。手肘的軌道呈扁平橢圓形，而手部畫圓的動作不可比手肘畫圓的動作大。

變化型

站姿舒緩

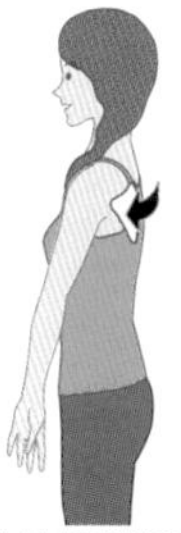
透過前後擺動肋骨上半部的方式來轉動上臂。
手臂甚至是手指都要放鬆。
肋骨擺動運動有助於肩胛骨的開合。

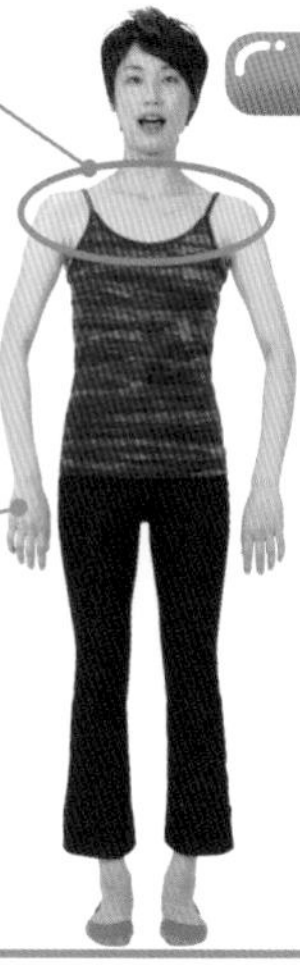

上臂窩肩操
上臂窩肩體操

能夠在舒緩肋骨的同時有效鍛鍊肌肉。強化中丹田的效果比肘轉動操來得好。

❶垂放單手手臂，邊喃喃自語「好舒服」，邊摩擦上臂。

❷另外一隻手也是同樣的動作。邊喃喃自語「窩肩」，邊轉動上臂。

椅子舒緩

肘轉動操（椅子）
手肘轉動體操

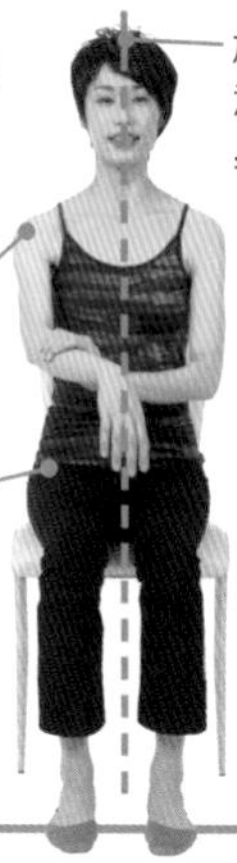
放鬆身體，意識著軸心身體意識。
轉動手臂時不要用力。
淺坐在椅子上。

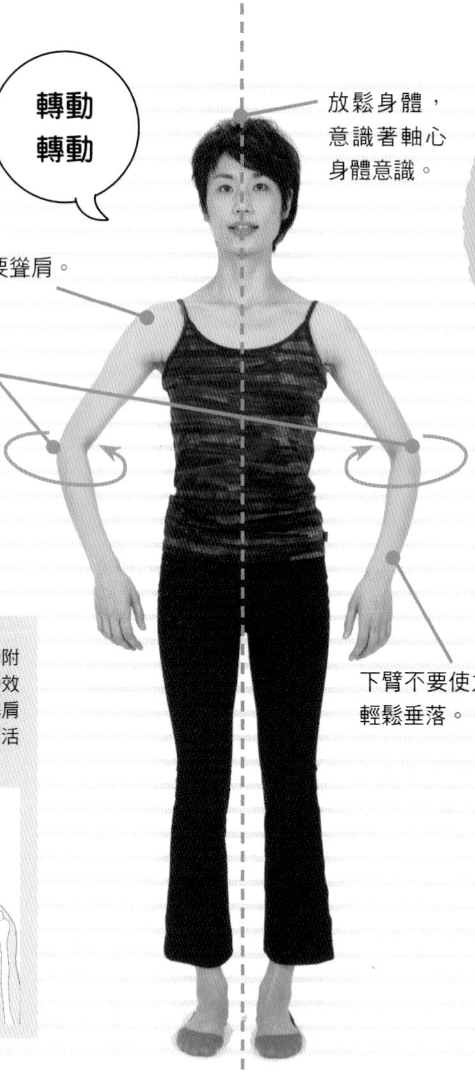
轉動
轉動
放鬆身體，意識著軸心身體意識。
注意不要聳肩。
手肘在平行於地面的平面上轉動。
下臂不要使力，輕鬆垂落。

2

放鬆手臂力氣，自然下垂。手肘由外側向內側轉動。

這套體操對這個部位很有效!

這套體操具有放鬆舒緩肩胛骨附近的肌肉、胸大肌、胸小肌的效果。除此之外，還有助於紓解肩部僵硬、提高手臂與手掌的靈活度，以及加深呼吸。

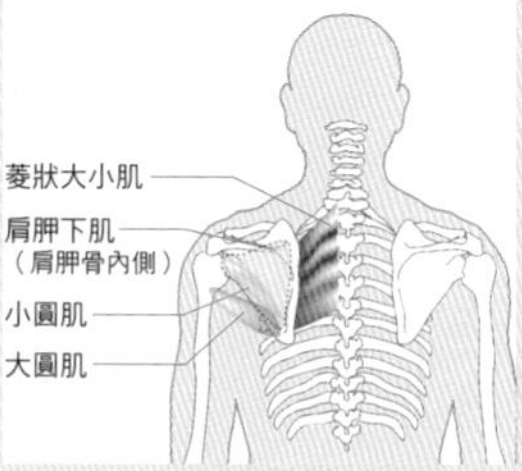
菱狀大小肌
肩胛下肌
（肩胛骨內側）
小圓肌
大圓肌

舒緩體操的訣竅

由上往下看時，左手肘以順時針方向繞圈，右手肘以逆時針方向繞圈。如果左右手手肘繞圈方向對調的話，恐會導致肩胛骨一帶的肌肉僵硬。

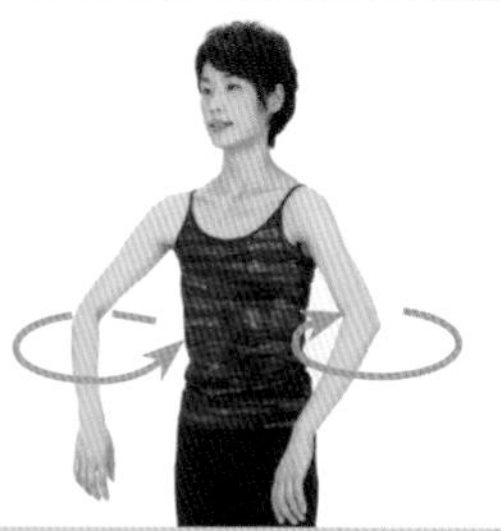

No.3

站姿舒緩

肩胛蠕動操

肩胛骨蠕動蠕動體操

放鬆舒緩肩胛骨一帶

肩胛骨會大幅影響上半身的動作，是人體中非常重要的部位。

　肩胛骨至手臂獲得舒緩，不僅使用鍵盤打字時會變得更加快速、輕鬆，針對必須使用手臂的網球、高爾夫、保齡球、跳舞等運動，也會因為手臂變更靈活而有出類拔萃的表現。

效果

- 消除肩部、手臂疲勞。
- 紓解肩部僵硬緊繃。
- 強化手臂動作。
- 手臂變得更加靈活。
- 加深呼吸。
- 心情更舒暢。

舒緩體操的訣竅

除了自己摩擦肩胛骨部位外，可請朋友或靠著地板、牆壁幫忙摩擦肩胛骨，也會有不錯的效果。

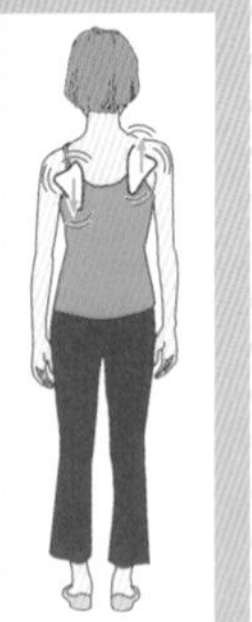

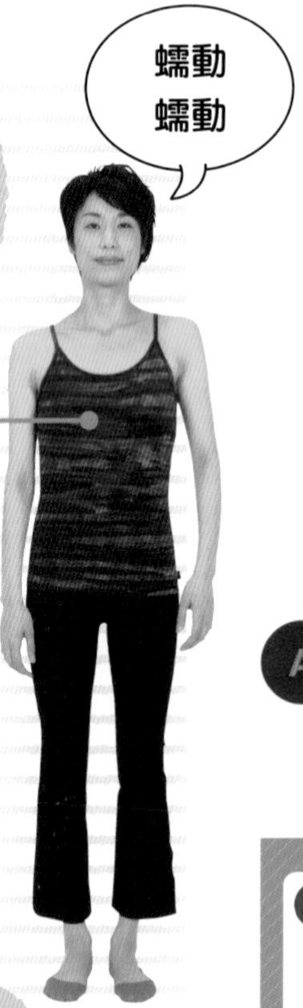
蠕動
蠕動
上半身不要繃力，放鬆肩胛骨部位。

1 放鬆全身力氣，邊喃喃自語「蠕動蠕動」，邊將意識放在肩胛骨並加以緩緩蠕動。

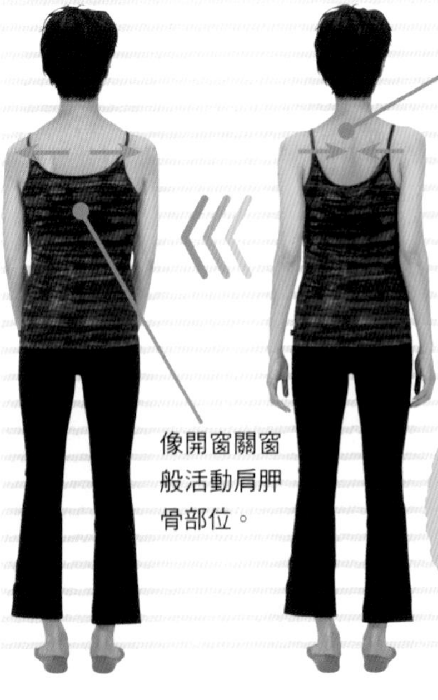
將意識擺在肩胛骨，只活動肩胛骨部位。
像開窗關窗般活動肩胛骨部位。

2 開合肩胛骨時，保持雙手手臂不動。

A B C D E

POINT

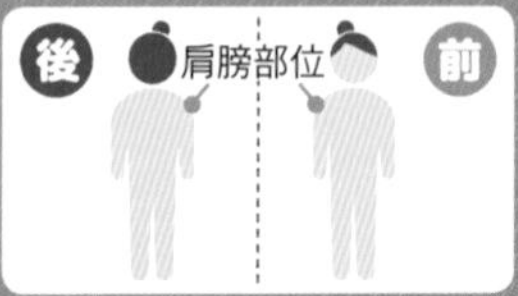
後
肩膀部位
前

- 肩膀不動，只靠腰部蠕動來帶動肩胛骨的話，效果會減半，要盡可能讓肩胛骨主動蠕動。
- 刻意用力去活動肩胛骨的話，反而會使肩部一帶僵硬緊繃。

手・臂・肩舒緩

No.4

站姿舒緩

肩胛轉動操

肩胛骨轉動轉動體操

邊轉動肩胛骨邊放鬆舒緩

多數運動中，上半身，尤其是肩胛骨部位是決定勝敗的重要關鍵。若要肩胛骨部位發揮最大功效，首要之務是將肩胛骨與肋骨區隔開來。

在這套體操中，透過肩胛骨由前往後大幅度轉動，讓肩胛骨、鎖骨、肩關節與肋骨之間不再緊繃，並同時獲得放鬆與舒緩。

效果

- 消除肩部疲勞。
- 紓解肩部僵硬緊繃。
- 舒緩肩胛骨部位的肌肉。
- 維持身體左右兩側的平衡。
- 讓肩胛骨、鎖骨、肩關節與肋骨之間不再緊繃，能更加自由活動這些部位。
- 打造胸背、肩背、軸心身體意識。

1 上半身不要用力，雙腳稍微張開。左右腳稍微前後站會比較容易做操。

2 邊喃喃自語「轉動轉動」，邊由上往後緩緩轉動肩胛骨。另外一隻手也是同樣的動作。

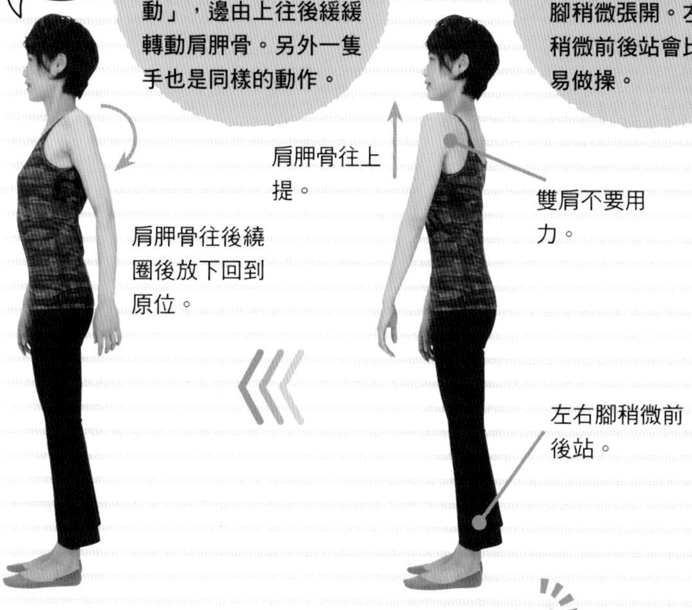
轉動
轉動
肩胛骨往上提。
雙肩不要用力。
肩胛骨往後繞圈後放下回到原位。
左右腳稍微前後站。

舒緩體操的訣竅

做操時軀幹正面朝向前方，不扭轉胸廓部位。輕輕轉動肩部，千萬不可以用力。

這套體操對這個部位很有效！

人類的手臂與肩膀通常不會做出相同的動作。只有單側肩膀做操的話，容易使身體失去平衡。正確做好單側肩胛轉動操的話，有助於強化胸背、肩背和軸心的身體意識。

POINT

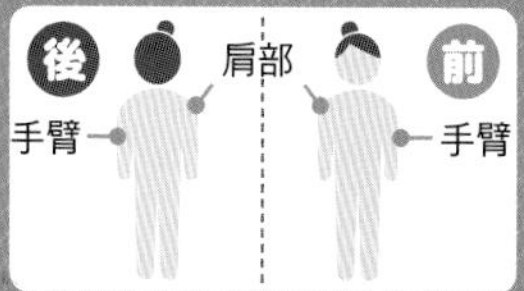
後
前
肩部
手臂
手臂

▶ 只有單側肩部做操，容易造成胸廓部位出現扭轉動作。扭轉胸廓時看起來確實像在轉動肩膀，但這樣會變成腰椎等軀幹部位的運動，反而導致效果減半。這一點務必多加注意。

No.5

站姿舒緩

肩部緊實操

肩部緊實體操

舒緩肩部僵硬的同時，充分鍛鍊身體意識

舒緩體操不單只是力圖放鬆身體，在構思這些體操時，我們也努力融入能夠於無形中喚醒人類軸心、丹田等身體意識的元素。

進行這套體操再搭配下一頁的拋肩操，舒緩放鬆的同時還能達到鍛鍊軸心與上、中、下丹田的效果。

效果

- 紓解肩部僵硬。
- 消除頸部、肩部的疲勞。
- 鎮靜情緒。
- 打造軸心、上丹田、中丹田、下丹田身體意識。

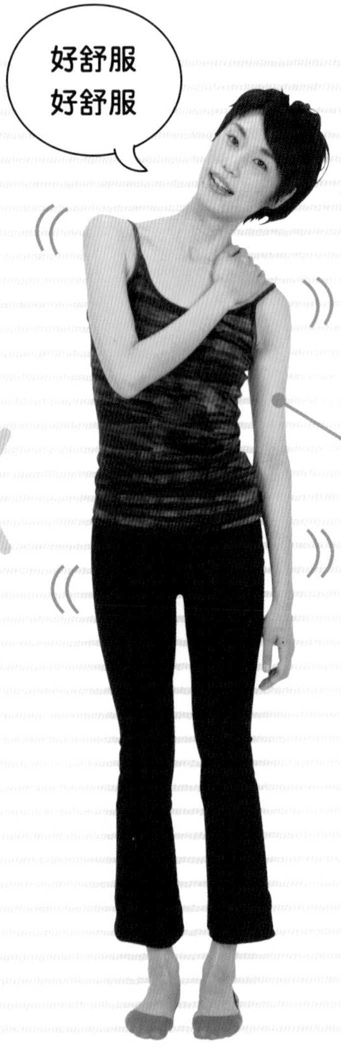

1

放鬆左肩的斜方肌，使左側手臂自然下垂。邊喃喃自語「好舒服」，邊摩擦左肩。右肩也是同樣的動作。

可以一邊輕輕擺動身體，一邊摩擦肩部。

舒緩體操的訣竅

擅用這些發自內心的狀聲詞，能使做操變得更輕鬆自在。另外，提起肩膀時，額頭稍微朝向上方，有助於打造軸心和上丹田身體意識。

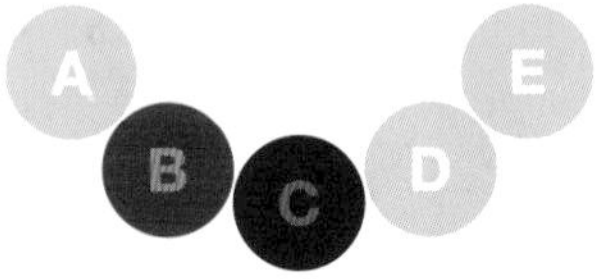

POINT

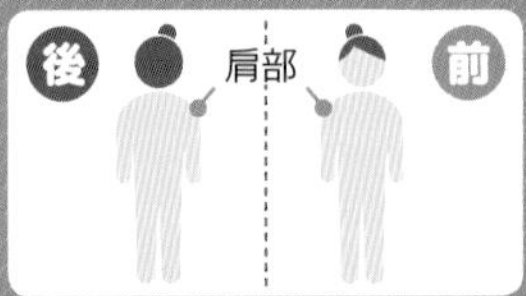

- 肩膀絕對不可以用力。
- 肩膀提得太高反而容易導致僵硬，請務必在能力所及的範圍內做操。

變化型

站姿舒緩

抛肩操

抛下肩上重物體操

放鬆肩膀力氣的狀態下，將上臂高舉至與地面呈水平，讓吸氣時空氣更容易從胸部流動至背部；而吐氣的同時，讓空氣慢慢下沉至腹部，這樣的動作有助於強化對下腹部的意識。

❶猶如肩上扛著重物，以雙手幫忙抱物般高舉上臂。

❷猶如要將重物丟到地上般，將雙手向前抛出，邊發出「抛出去」如釋重負的聲音，邊深深吐氣。

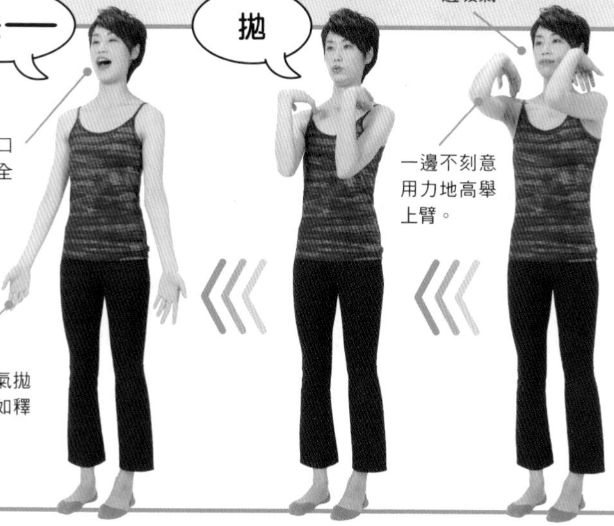
出去——
抛
一邊吸氣，
一邊不刻意用力地高舉上臂。
深深吐一口氣，放掉全身力氣。
如同一口氣抛下重物的如釋重負感。

2

邊喃喃自語「縮——」，邊提起斜方肌。

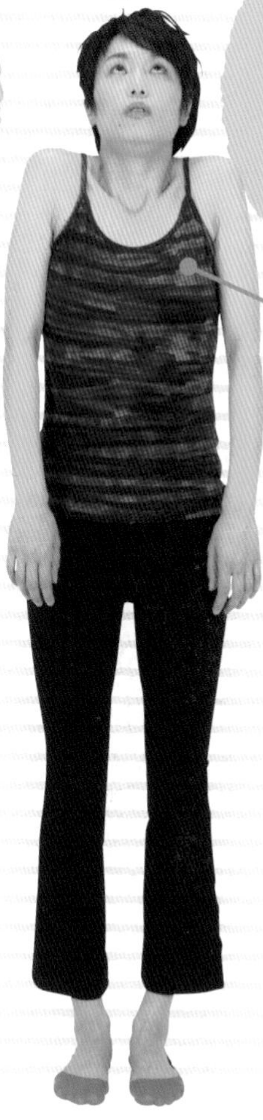
縮——
注意不要刻意用力。

3

邊喃喃自語「放——」，邊一口氣放鬆全身力氣，讓提起的肩膀瞬間落下。

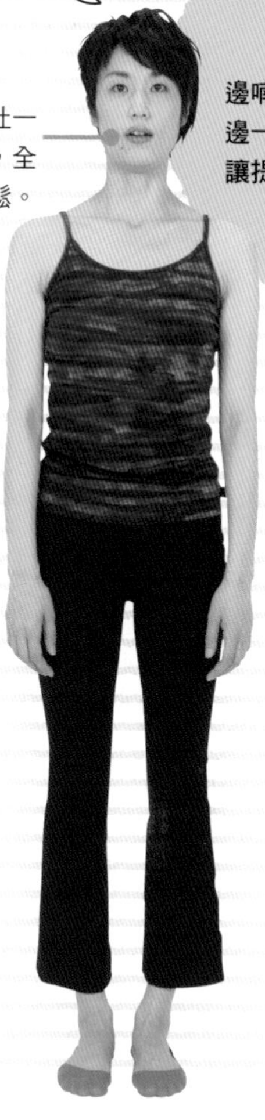
放——
深深吐一口氣，全身放鬆。

這套體操對這個部位很有效！

斜方肌稍微用點力，主要是利用提肩胛肌提起肩膀，目的要放鬆斜方肌。適當活用狀聲詞，有助於體操進行得更加順暢。

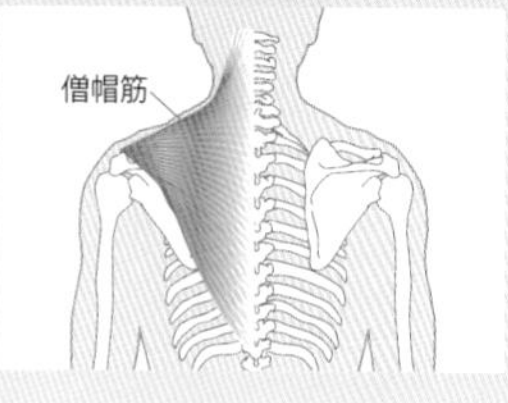
僧帽筋

No.6

站姿舒緩

肩膀舒緩操

肩膀緩緩舒緩操

利用大腿後側肌肉的彈力，舒緩放鬆肩膀

看似單純的肩膀由後向前轉動，但其實是利用大腿後肌產生的能量，傳送至上半身後帶動肩膀的轉動。

比起固定身體只轉動肩膀，這套體操能舒緩身體更深層的部位。

而這套體操是基於四足動物行走時的動作設計出來的。

效果

- 紓解肩部僵硬。
- 強化大腿後肌。
- 打造美腿，並具有減重效果。
- 鍛鍊內轉子、軸心等身體意識。

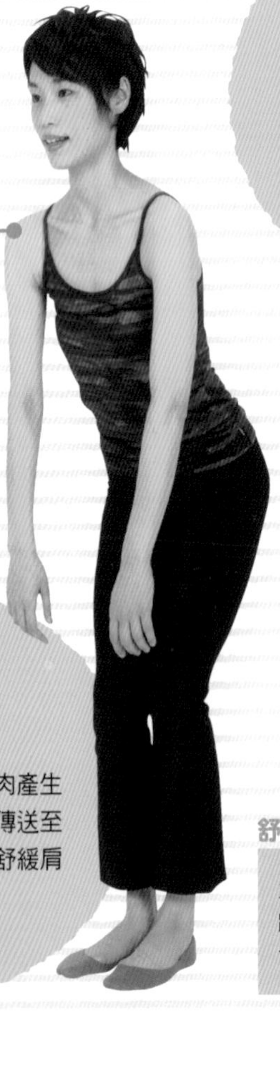

不是主動轉動肩膀，而是利用下半身產生的力量來轉動肩膀。

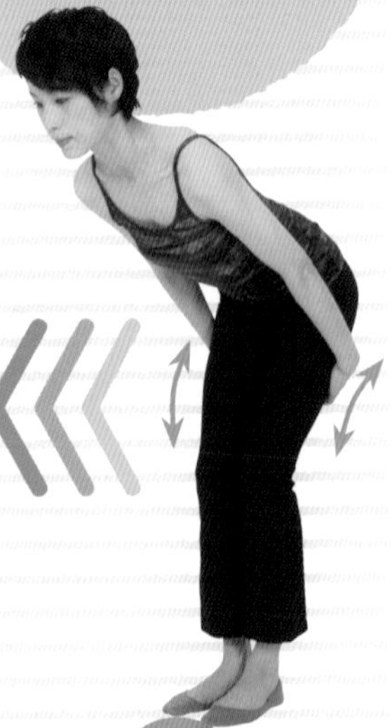

1 輕柔地摩擦髖關節部位、大腿外側、大腿內側、膝蓋。

2 善用大腿後側肌肉產生的能量，將能量傳送至肩部，藉以放鬆舒緩肩膀。

舒緩體操的訣竅

並非屈曲膝蓋，而是以大腿後側蹬地的感覺做操。身體稍微前傾會比較容易做操。

POINT

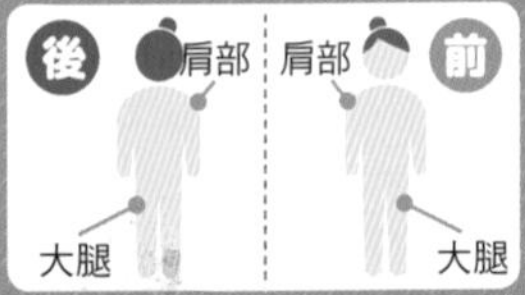

- 不要靠肩膀的力量轉動，嚴禁激烈轉動肩膀。
- 不要勉強彎曲、伸展軀幹，也不要用膝蓋的力量做操。

手・臂・肩舒緩

No.7

站姿舒緩

鐘擺行禮操

手臂鐘擺行禮體操

擺動手臂的同時，舒緩深層軀幹

輕鬆擺動手臂，走起路來精神抖擻，這樣的人看起來既年輕又帥氣。這套體操能讓肩胛骨部位輕鬆舒緩，讓手臂自然大幅度擺動，實踐一段時間後將會發現自己的走路姿勢比以前優美且俐落許多。

搭配肩胛蠕動操（→P94），紓解肩膀僵硬與消除肩部疲勞的效果會更好。

效果

- 紓解肩膀僵硬。
- 消除肩部疲勞。
- 改善走路姿勢。
- 精進使用手部的運動技能。
- 適度放鬆軀幹部位。

1 放鬆全身力氣，單手如鐘擺般擺動。

2 邊擺動單手手臂，邊慢慢地將上半身向前傾。另外一隻手同樣重覆1和2的動作。

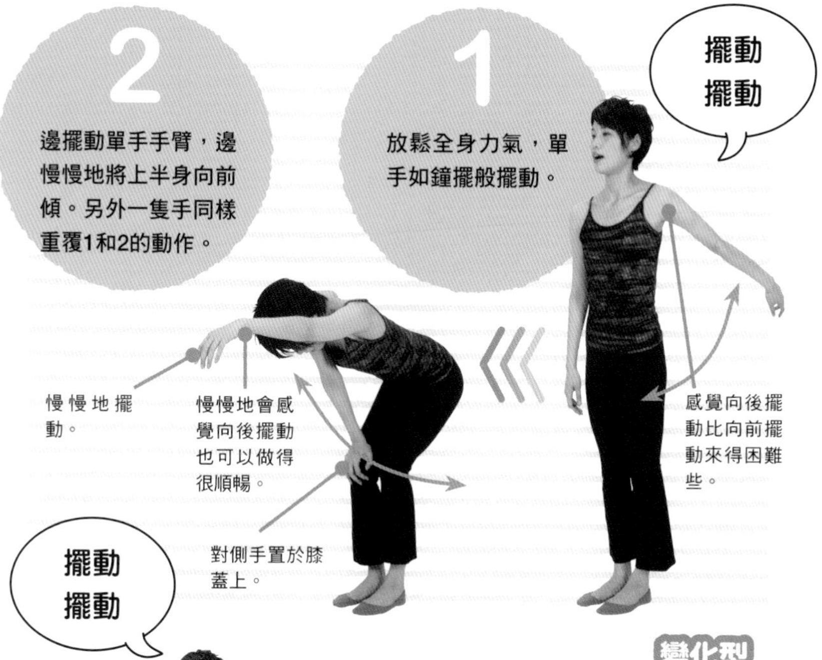
擺動
擺動
感覺向後擺動比向前擺動來得困難些。
慢慢地擺動。
慢慢地會感覺向後擺動也可以做得很順暢。
對側手置於膝蓋上。
擺動
擺動

變化型

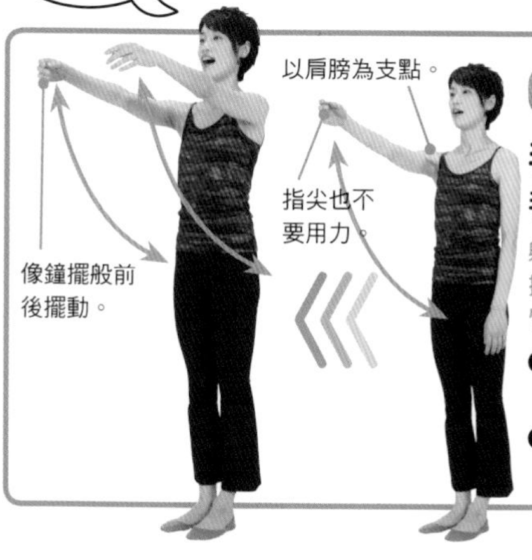
像鐘擺般前後擺動。
以肩膀為支點。
指尖也不要用力。

站姿舒緩

手臂擺動操

手臂鐘擺擺動體操

軀幹直立狀態下，舒緩肩胛骨部位並擺動手臂，可以更簡單地前後擺動手臂。

❶手臂不要用力，邊喃喃自語「擺動」，邊前後擺動手臂。

❷另外一隻手也是同樣的動作，雙手手臂像盪鞦韆般向同一個方向擺動。

A B C D E

POINT

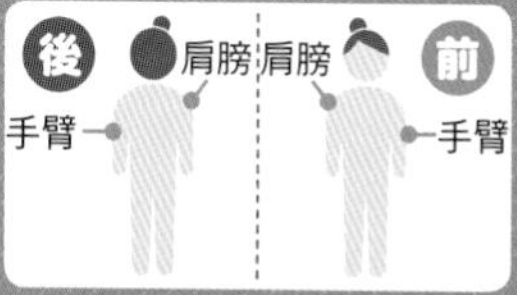
後
肩膀
肩膀
前
手臂
手臂

- 擺動手臂時不要刻意出力。
- 擺動時前後幅度要一致。

No.1

臥姿舒緩

小腿晃動操（臥姿）

小腿晃動晃動體操

上下晃動小腿，舒緩小腿緊繃

最近有越來越多女性深受O型腿苦惱。因為習慣將體重施加在雙腳外側的狀態，造成小腿肌肉為了承載重量而變僵硬。

這套體操有助於舒緩僵硬緊繃的雙腳外側肌肉，並且改善站姿、走姿，改善的程度與效果保證令人驚嘆。

效果

- 改善O型腿。
- 紓解小腿僵硬與消除疲勞。
- 消除腦疲勞。
- 強化腰大肌。
- 打造美麗腿部曲線。
- 打造軸心身體意識。
- 強化步行運動。
- 改善腳力。

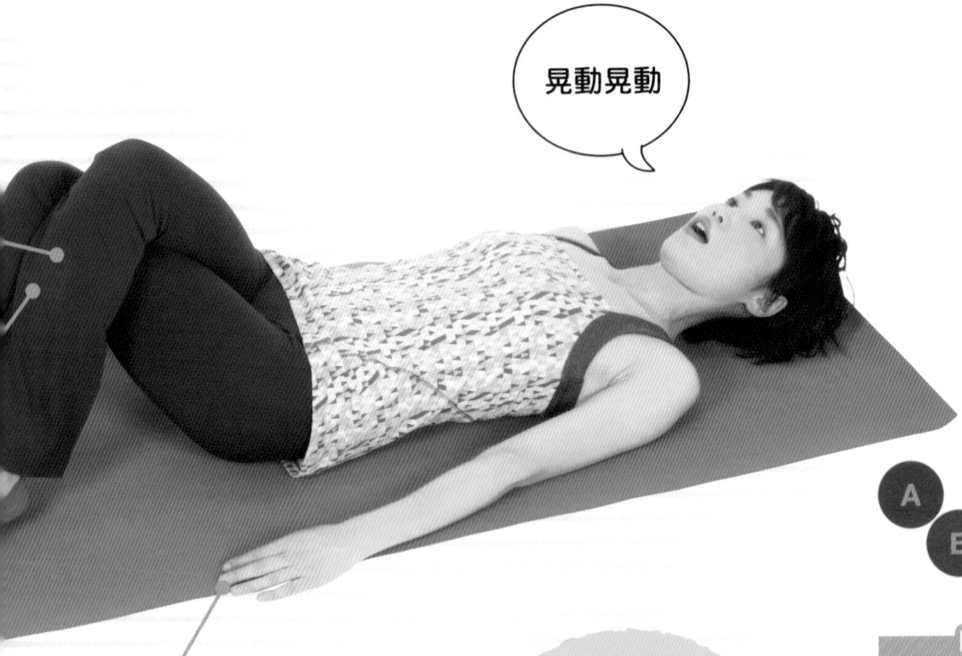

為了能夠輕鬆呼吸，請將雙手置於身體兩側。

放鬆全身力氣，仰躺在地。立起雙腳膝蓋，將右腳掛在左膝上。放鬆右腳足踝和小腿，然後上下晃動。晃動小腿的震動會經由脊椎傳送至全身，讓你全身通體舒暢。

A B C D E

POINT

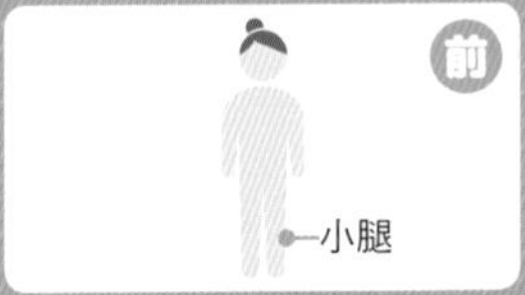

▶ 做操時不可使用大腿前側的力量晃動小腿，膝蓋也不可以出力。

變化型

椅子舒緩

小腿晃動操（椅子）

小腿晃動晃動體操

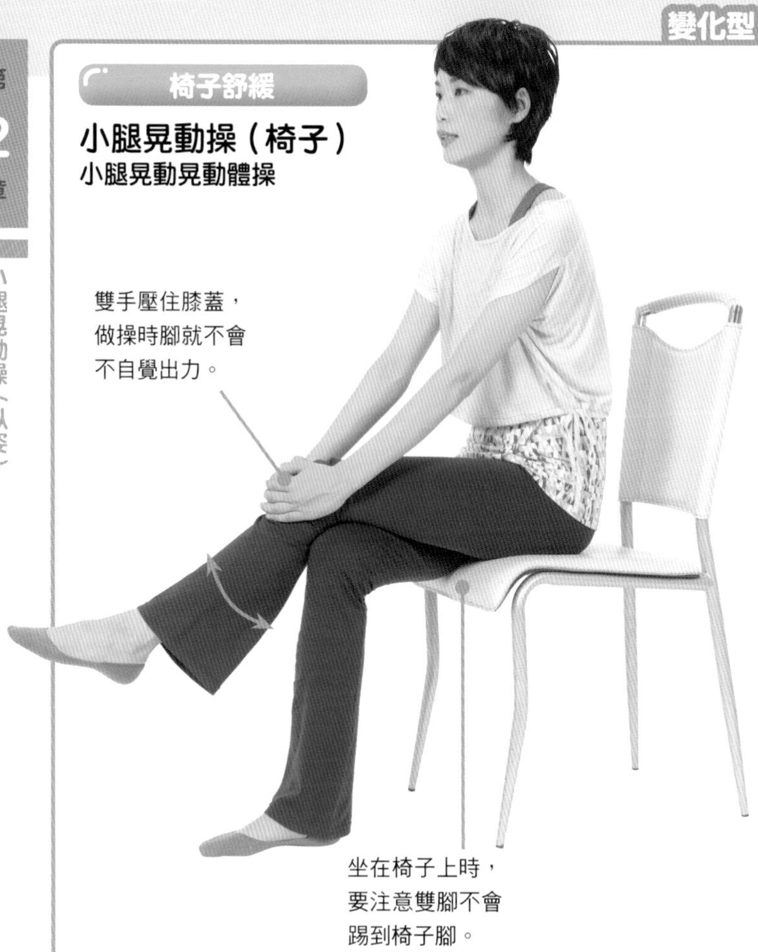
雙手壓住膝蓋，
做操時腳就不會
不自覺出力。
坐在椅子上時，
要注意雙腳不會
踢到椅子腳。

這套體操對這個部位很有效!

晃動小腿的震動會經雙腳貫穿脊椎，鬆開每一節僵硬的脊椎，有助於消除腦疲勞。

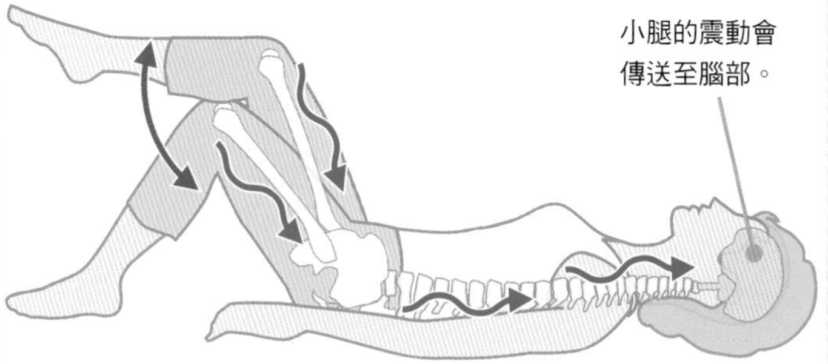
小腿的震動會
傳送至腦部。

舒緩體操的訣竅

做操時全身要放輕鬆，尤其雙腳。重點是在自己覺得舒服的狀態下擺動身體。習慣這套體操之後，可以再稍微換個部位做操。

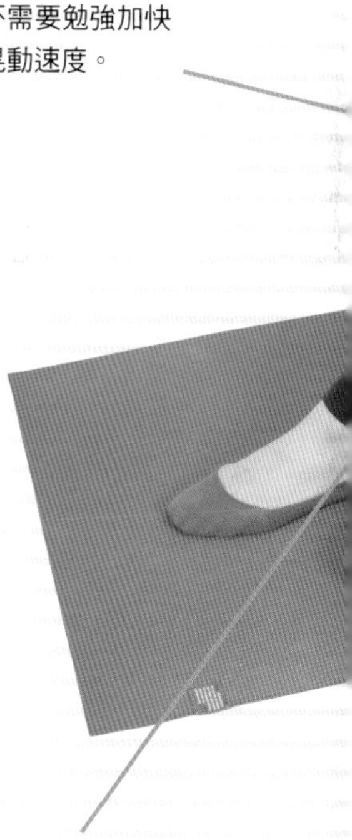
不需要勉強加快
晃動速度。
邊喃喃自語「晃動晃動」，
邊晃動小腿，讓小腿肚外側
能夠獲得舒緩。

No.2

站姿舒緩

單手腿摩擦操

單膝休息膝腿摩擦摩擦體操

避免大腿過度用力，活化大腿後側肌肉

位於大腿前側的股四頭肌具有煞車作用，若使用過度，反而會使身體出現許多無謂的多餘動作，導致雙腳動不動就容易疲勞。相反的，若多用大腿後側肌肉，不僅不易累積疲勞，走起路來會更加俐落、不費力。

透過這套體操，讓原本仰賴大腿前側的身體變成使用大腿後側肌肉的身體。

效果

- 放鬆膝蓋和大腿前側。
- 活化大腿後側肌肉。
- 舒緩大腿前側。
- 打造內轉子和軸心身體意識。
- 放鬆軀幹部位。
- 提升步行運動能力。

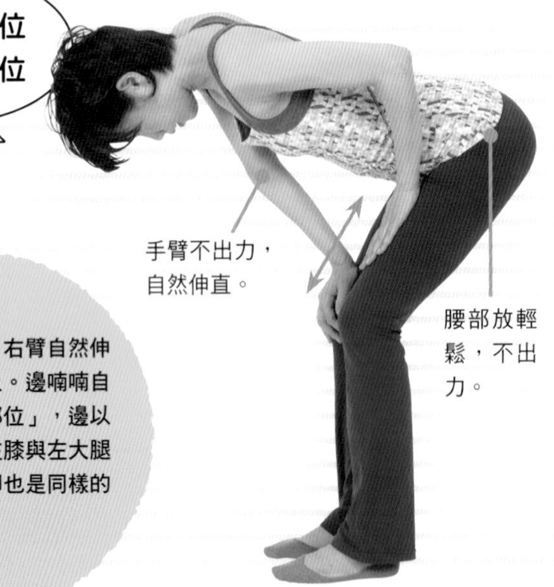
不是這個部位
不是這個部位
手臂不出力，
自然伸直。
腰部放輕
鬆，不出
力。

雙腳稍微張開，右臂自然伸直並置於右膝上。邊喃喃自語「不是這個部位」，邊以左手輕輕摩擦左膝與左大腿一帶。對側手腳也是同樣的動作。

變化型

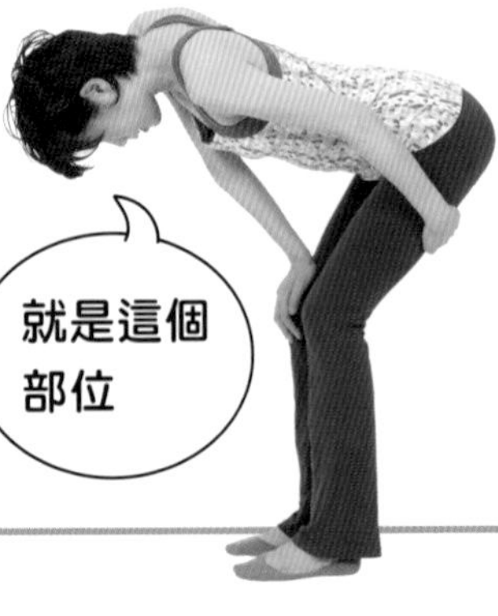
就是這個
部位

站姿舒緩

單手大腿後側肌肉摩擦操

單膝休息大腿後側肌肉摩擦摩擦體操

雙腳稍微張開，右臂自然伸直並置於右膝上。邊喃喃自語「就是這個部位」，邊以左手輕輕摩擦大腿後側。對側手腳也是同樣的動作。

A B C D E

POINT

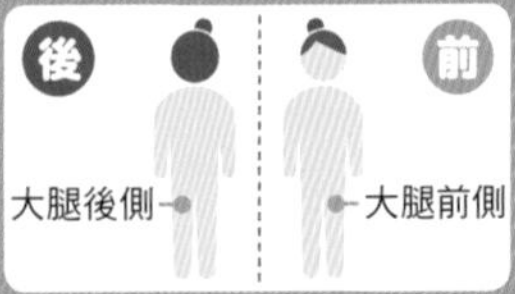
後
前
大腿後側
大腿前側

- 膝蓋不可過度屈曲，亦不可過度伸直。
- 小腿垂直於地面。

腳・腿・髖關節舒緩

No.3

站姿舒緩

大腿後側肌摩擦操

舉手敬禮摩擦摩擦體操

鍛鍊大腿後側的大腿後肌

超級模特兒走路姿勢優美、腳步輕快又充滿十足的韻律感，秘訣就在於軸心與內轉子身體意識。而內轉子就是能夠活化大腿後側肌的身體意識。

只要透過這套體操，確實打造軸心與內轉子身體意識，並且使用大腿後肌走路，任何人都能擁有令人稱羨的美麗走路姿態。

效果

- 強化內轉子身體意識。
- 鍛鍊大腿後肌與腰大肌。
- 提升步行運動能力。
- 雕塑美麗的臀部曲線。
- 擁有大方又輕快的走路姿態。

1 手掌擺出雨傘形狀，置於額頭處，大聲說「敬禮」。

2 用擺出雨傘形狀的手掌，直接托住大腿後側的中間部位。

3 如行完禮般，放下大腿立正站好。重複10次左右，然後對側腳也要做出同樣的動作。

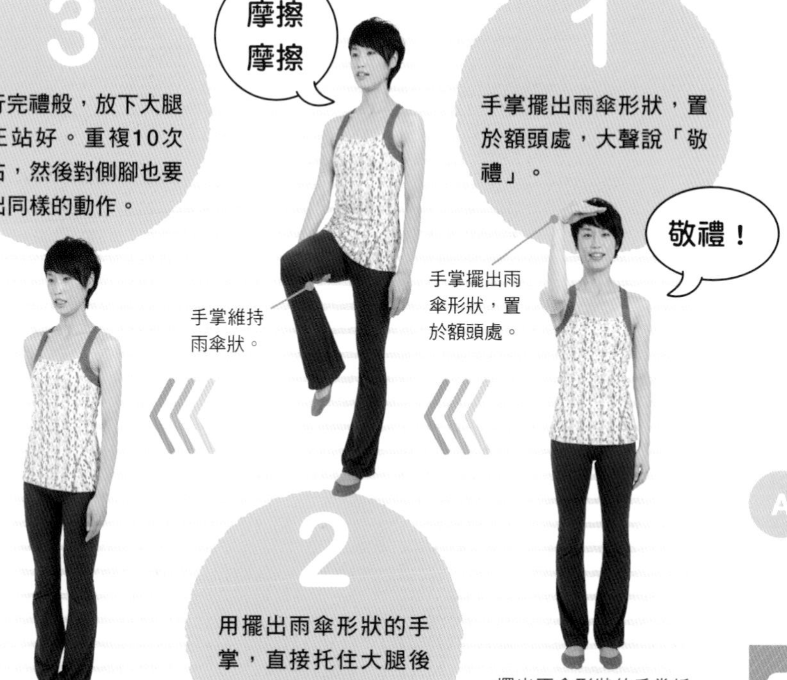
敬禮！
手掌擺出雨傘形狀，置於額頭處。
摩擦摩擦
手掌維持雨傘狀。

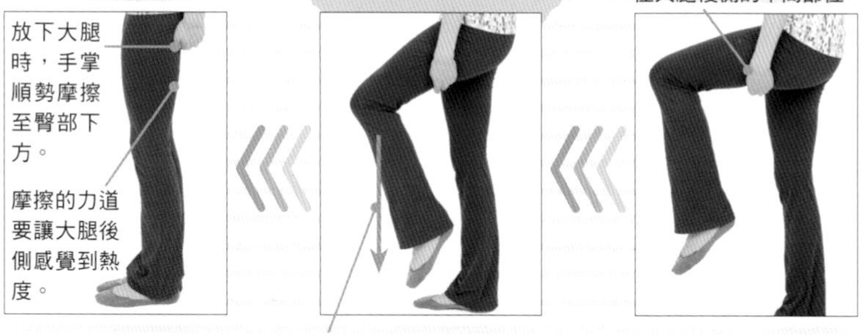
擺出雨傘形狀的手掌托住大腿後側的中間部位
放下大腿。
放下大腿時，手掌順勢摩擦至臀部下方。
摩擦的力道要讓大腿後側感覺到熱度。

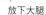

POINT

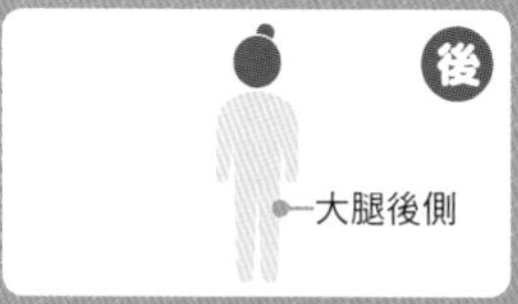
後
大腿後側

- 手掌要維持雨傘形狀，然後置於內轉子大腿後側。
- 放下腳時，要特別注意輕柔無聲。

No.4

坐姿舒緩

腳底摩擦操（坐姿）

腳底足跟摩擦摩擦體操

用足跟按摩腳底，舒緩腳部緊繃

重要的足弓負責控制腳部圓滑順暢的姿勢，以及幫忙吸收落地時的衝擊力。

現代人因為慢性運動不足，腳部缺乏足夠的力量，導致罹患後天扁平足的人越來越多。這套體操能夠舒緩足弓，幫助消除腳部疲勞並提高雙腳功能。

只要多花點時間做操，相信這套體操同時能夠激發潛藏於我們體內的自我療癒力。

效果

- 消除腳底疲勞。
- 改善全身血液循環。
- 提高足弓的功能。
- 提升重心控制能力。
- 重視足跟的存在。

以足跟摩擦另外一隻腳的足弓。想要舒緩哪個部位，那個部位就要充分放鬆。對側腳也是同樣的動作。

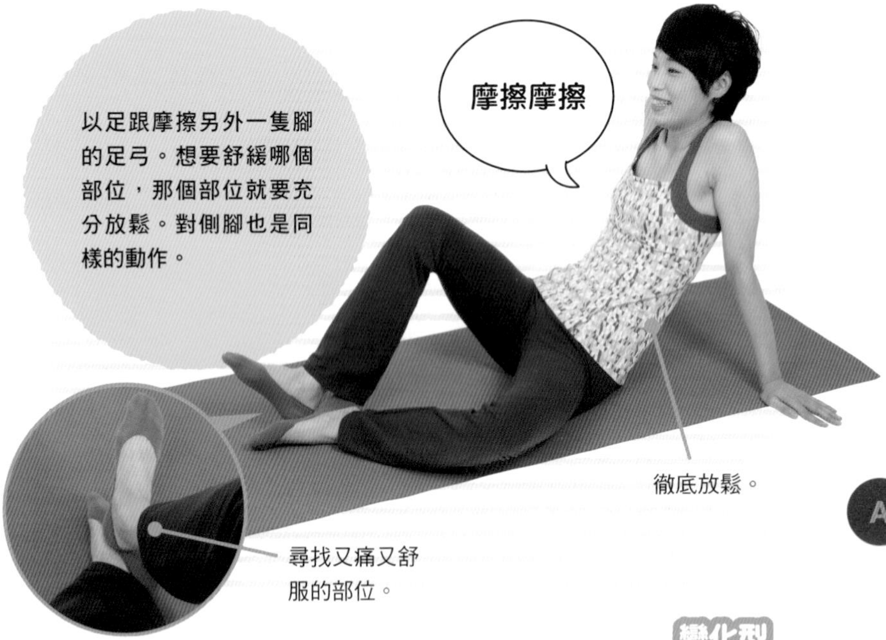
摩擦摩擦
徹底放鬆。
尋找又痛又舒服的部位。

變化型

臥姿舒緩

腳底摩擦操（臥姿）
腳底足跟摩擦摩擦體操

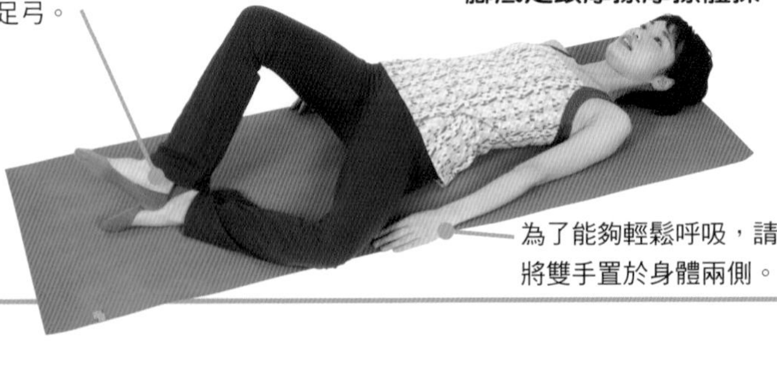
足跟不要過度用力按壓足弓。
為了能夠輕鬆呼吸，請將雙手置於身體兩側。

POINT

前
腳底

▶ 足跟絕對不可過度用力按壓足弓。

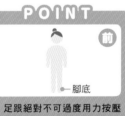

腳・腿・髖關節舒緩

No.5

臥姿舒緩

轉子舒緩操

拉提髖關節舒緩體操

將腿往身體部位拉提，舒緩髖關節前側的僵硬

若沒有適度保養，我們的身體會隨年紀增長而逐漸僵硬。尤其髖關節部位一旦僵硬，走起路來會像機器人一樣卡卡，外觀顯得更加老態龍鍾。髖關節前側的僵硬不僅影響行走，也會使精神面大受打擊。多做做這套體操，適度伸展髖關節，舒緩髖關節部位的僵硬與緊繃。

效果

- 紓解髖關節前側的僵硬。
- 消除腰部疲勞。
- 預防腰痛不適。
- 走起路來輕快又俐落。
- 情緒變得積極、正面。

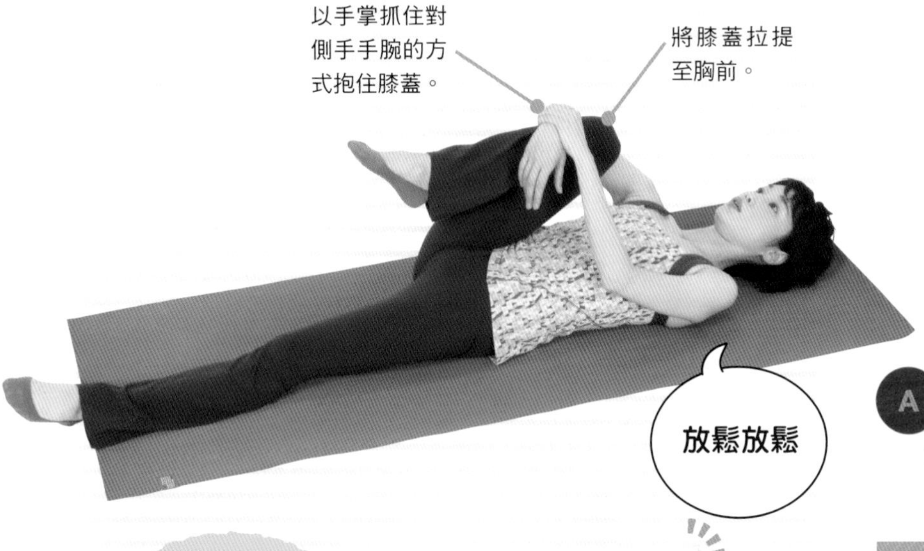
以手掌抓住對側手手腕的方式抱住膝蓋。
將膝蓋拉提至胸前。
放鬆放鬆

採取仰躺姿勢，雙手抱住單腳膝蓋。邊喃喃自語「放鬆放鬆」，邊將膝蓋抱在胸前，然後再伸直擺回原位。

這套體操對這個部位很有效！

以連結骨盆與股骨的髖關節為軸心，夾緊髖關節前側的肌肉幫助舒緩放鬆。髖關節周圍僵硬的情況會較其他部位來得嚴重，就算用雙手幫忙舒緩，通常也需要較大的力量，但活用這套體操的話，不需要太用力即可輕鬆舒緩髖關節部位的僵硬與緊繃。

POINT

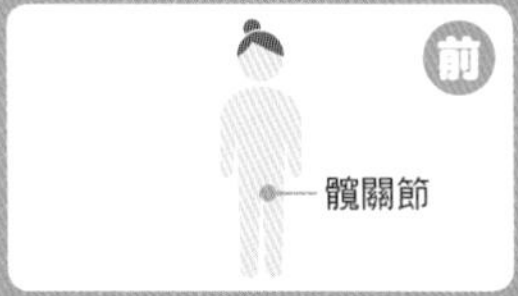
前
髖關節

- 千萬不要用力拉提膝蓋，要以手臂力量自然包住膝蓋。
- 以上方手掌抓住下方手腕的方式抱住膝蓋，手掌至手臂都不要過於出力。
- 請注意不要讓膝蓋朝向外側，也不要朝向內側。

No.6

臥姿舒緩

寶寶踢腳操

寶寶踢蹬踢蹬體操

踢腳的同時，舒緩放鬆整個腳部

試著回想一下，小的時候想要玩具、想要吃點心卻什麼都要不到時，你是否曾經耍賴地躺在地上，不停踢蹬著小腳哭鬧？

這套體操能幫助放鬆身心，讓您有回到年幼時代那種無憂無慮的輕鬆感。

效果

- 使心情開朗舒暢。
- 排解壓力。
- 消除腦疲勞。
- 活化髂腰肌。
- 提升運動能力。
- 蹲馬步基礎訓練。

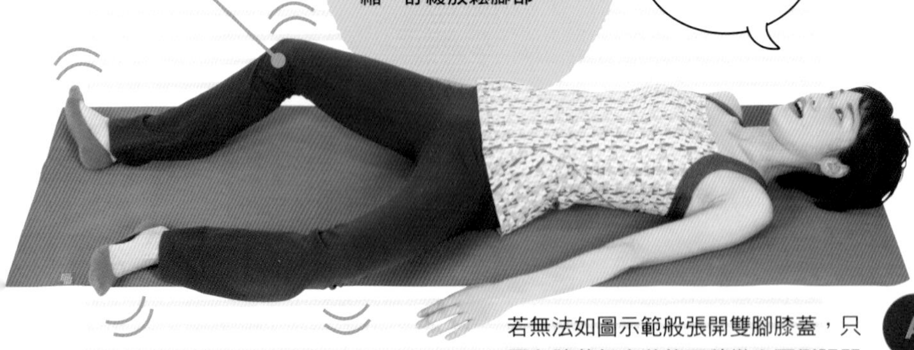

在能力所及範圍內張開雙腳膝蓋，膝蓋放鬆不要出力。

像小寶寶哭鬧著踢蹬雙腳般，雙腳輪流一踢一縮，舒緩放鬆腳部。

若無法如圖示般張開雙腳膝蓋，只要在膝蓋打直狀態下稍微向兩側張開就好，然後用手輕輕摩擦鼠蹊部。

A B C D E

變化型

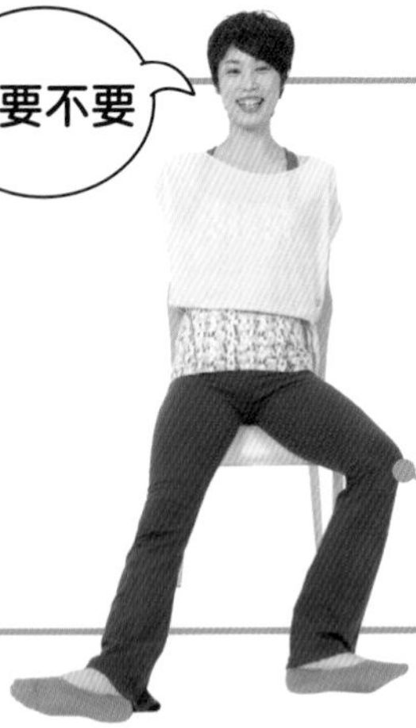

椅子舒緩

寶寶踢腳操（椅子）

寶寶踢蹬雙腳體操

坐在椅子上，背部靠在椅背上，膝蓋展開朝向外側，在充分放鬆狀態下，雙腳輪流一伸一縮，藉此鍛鍊髂腰肌。

在能力所及範圍內將膝蓋向外開展。

POINT

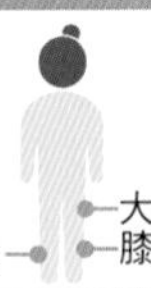

- 一開始不要太勉強，要循序漸進慢慢加深腳部運動。
- 若在膝蓋打直的情況下做操，對膝蓋的刺激太大，盡可能在能力所及範圍內張開雙腳做操。

No.7

站姿舒緩

雙腳扭捏操

雙腳扭來扭去體操

舒緩腳底至大腿根部的僵硬，改善低血壓症狀

還記得小時候覺得丟臉，或者尿急的時候，身體會不自覺不斷扭動，而走起路來也會變得扭扭捏捏的模樣嗎？這套體操就是利用扭來扭去的動作來放鬆舒緩雙腳。雙腳必須隨時隨地承載體重，要放鬆舒緩並不容易，但有了這套體操，就能輕輕鬆鬆讓雙腳獲得舒緩。

效果

- 促進血液循環。
- 改善低血壓症狀。
- 消除腳部疲勞。
- 解決手腳冰冷、水腫的問題。
- 排解壓力。
- 雕塑雙腿線條。
- 改善大腿的歪斜，矯正大腿的角度。
- 活化大腦。
- 預防老化。

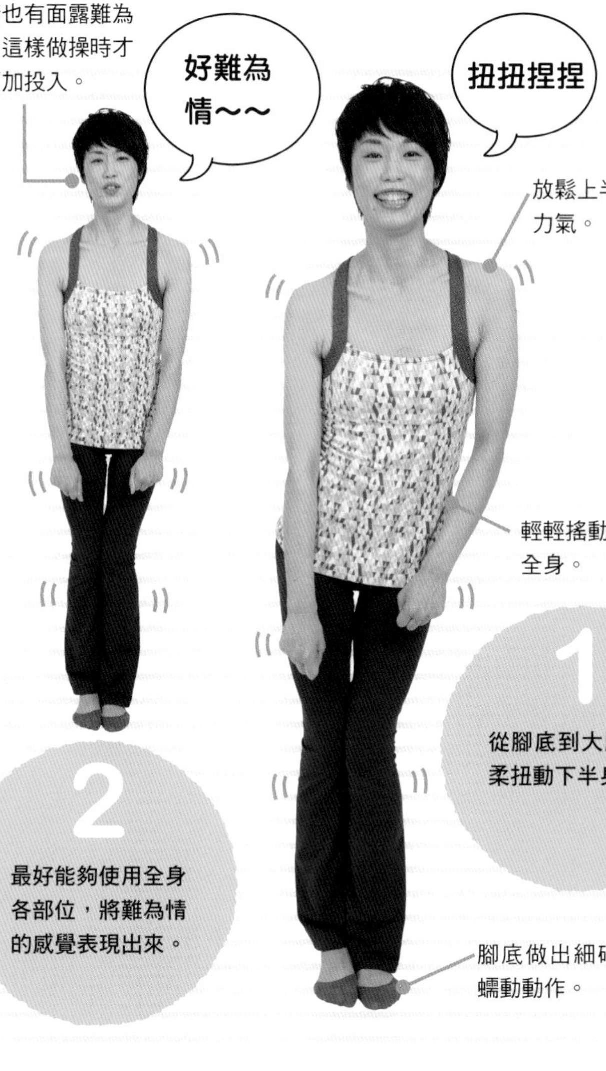
好難為情～～
扭扭捏捏

表情也有面露難為情，這樣做操時才會更加投入。

放鬆上半身力氣。

輕輕搖動全身。

腳底做出細碎的蠕動動作。

1 從腳底到大腿，輕柔扭動下半身。

2 最好能夠使用全身各部位，將難為情的感覺表現出來。

A B C D E

POINT

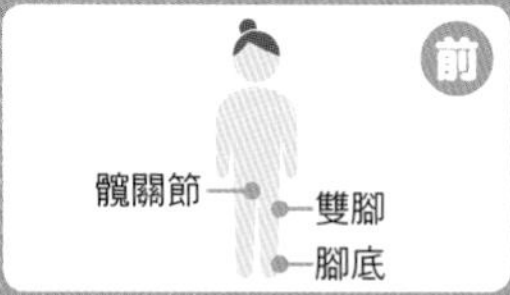
前
髖關節
雙腳
腳底

- 以腳底為中心做操，確實扭動雙腳，其他部位也會跟著一起扭動。
- 天氣寒冷時，雙腳在鞋子裡蠕動，也有助於促進血液循環、消除腳部疲勞。

No.8

坐姿舒緩

外足踝摩擦操

外側足踝小腿摩擦摩擦體操

利用外側足踝的摩擦 舒緩小腿緊繃

小腿是最容易緊繃僵硬的部位之一。當每天被堆積如山的工作追著跑時，小腿前側肌肉會逐漸變僵硬。

這套體操只需要使用自己的外側足踝，便能簡單又輕鬆地舒緩小腿部位。

另外再搭配小腿摩擦操（→P57）和小腿晃動操（→P100），效果會更好。

效果

- 消除雙腳疲勞。
- 紓解小腿緊繃。
- 促進血液循環。
- 解決手腳冰冷、水腫問題。
- 雕塑雙腳，尤其是大腿的線條。

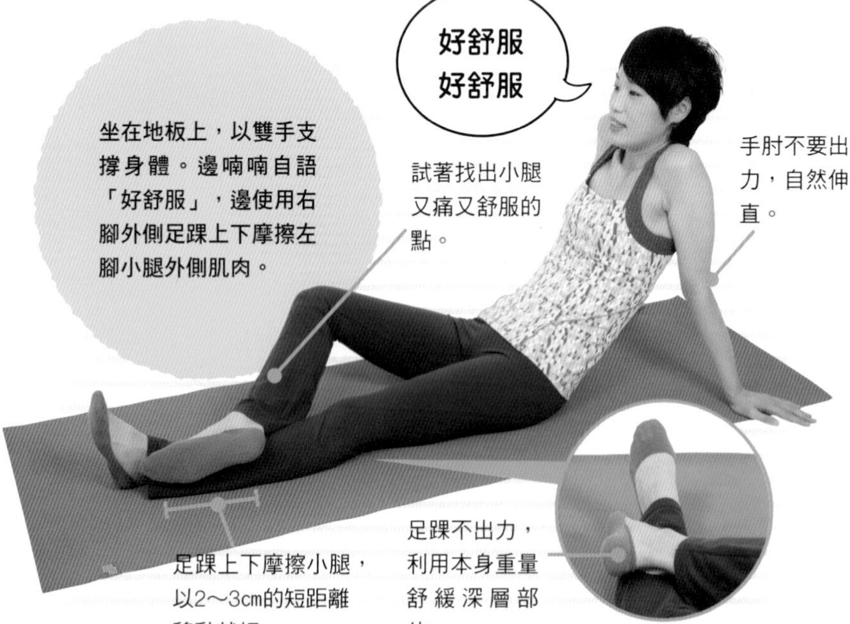

坐在地板上，以雙手支撐身體。邊喃喃自語「好舒服」，邊使用右腳外側足踝上下摩擦左腳小腿外側肌肉。

試著找出小腿又痛又舒服的點。

手肘不要出力，自然伸直。

足踝上下摩擦小腿，以2～3cm的短距離移動就好。

足踝不出力，利用本身重量舒緩深層部位。

變化型

臥姿舒緩

外足踝摩擦操（臥姿）

外側足踝小腿摩擦摩擦體操

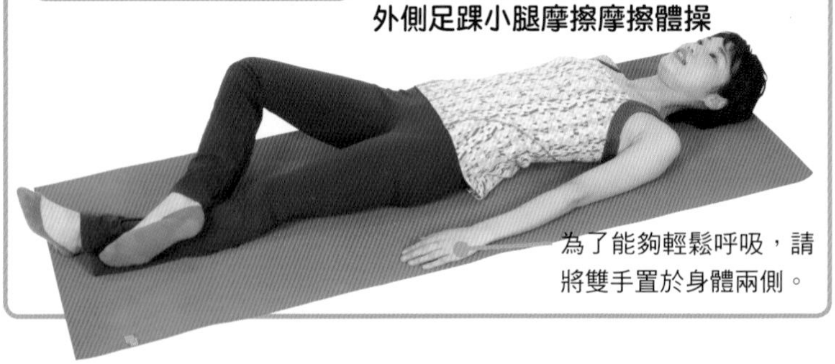

為了能夠輕鬆呼吸，請將雙手置於身體兩側。

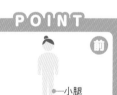

POINT

- 足踝移動距離太長，容易錯過又痛又舒服的重點部位，所以適度移動即可。
- 足踝放輕鬆不出力，更能夠透過足踝本身的重量舒緩深層部位。

No.9

站姿舒緩

馬步摩擦操

蹲馬步摩擦摩擦體操

利用蹲馬步姿勢舒緩髖關節，並鍛鍊肌肉

馬步是過去日本人最擅長的姿勢，在相撲運動中，馬步更是暖身練習時的基礎動作。

熟練蹲馬步動作，不僅能提高髖關節功能，更能增加身體穩定度與靈敏度。

利用雙手摩擦髖關節部位，能使髖關節部位變柔軟，並達到鍛鍊髖關節肌肉群的效果。

效果

- 提升髖關節功能。
- 強化大腿後肌與腰大肌。
- 增加動作的穩定感與靈敏度。
- 打造軸心、下丹田、內轉子身體意識。
- 有助於安定精神。

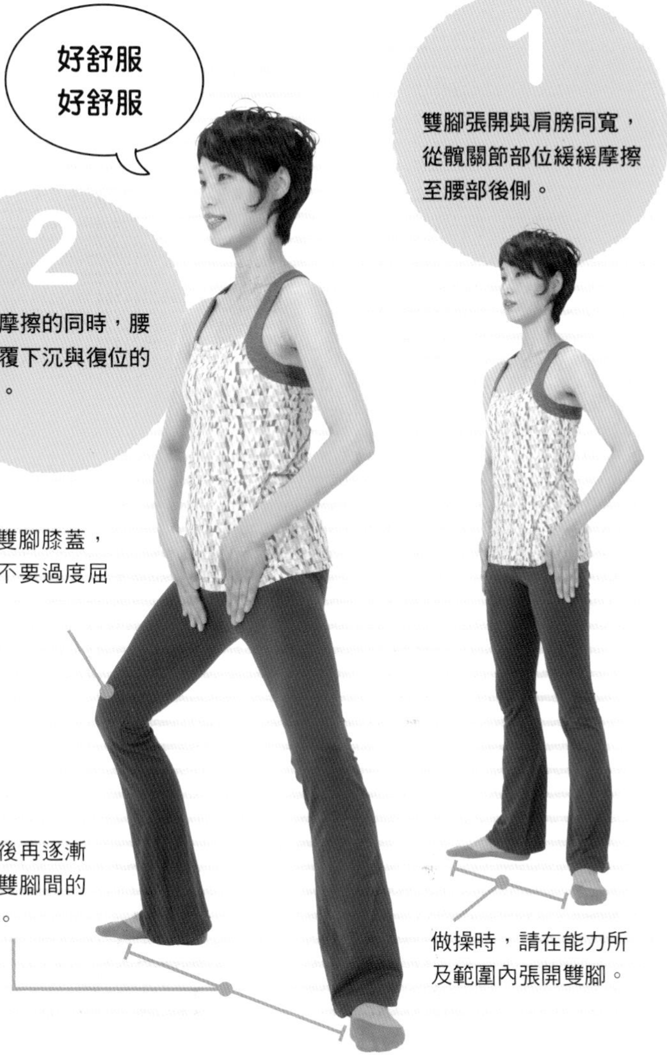
好舒服
好舒服

1

雙腳張開與肩膀同寬，從髖關節部位緩緩摩擦至腰部後側。

2

雙手摩擦的同時，腰部反覆下沉與復位的動作。

張開雙腳膝蓋，注意不要過度屈曲。

適應後再逐漸加大雙腳間的距離。

做操時，請在能力所及範圍內張開雙腳。

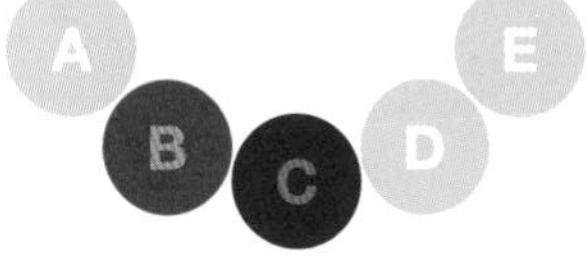
A
B
C
D
E

POINT

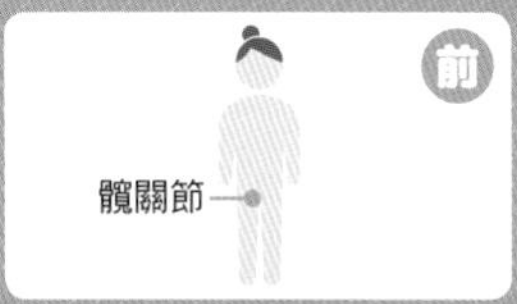
前
髖關節

- 不要勉強張開雙腳，以避免腰部過於下沉。一開始只要稍微張開就好。
- 做操時輕柔緩慢地摩擦髖關節部位。適應這套動作後，再逐漸加大雙腳間的距離，並慢慢讓身體往下沉。

No.10

臥姿舒緩

大腿小腿摩擦操

大腿小腿互相摩擦摩擦體操

以舒服的姿勢摩擦大腿小腿，舒緩雙腳緊繃

這套體操是利用雙腳互相按摩來舒緩放鬆雙腳。想要一次消除腰腿疲勞的人，強力向您推薦這套體操。

可同時放鬆大腿內側、膝蓋部位和小腿內側，並且有效促進血液循環。另外，因連帶使用腰部，亦具有鬆弛薦髂關節的效果。

效果

- 消除大腿、膝蓋、小腿等雙腳部位的疲勞。
- 改善走路姿勢。
- 保養內收肌和小腿肚。
- 提升膝蓋和脛骨內側的意識。
- 放鬆雙腳外側肌肉。

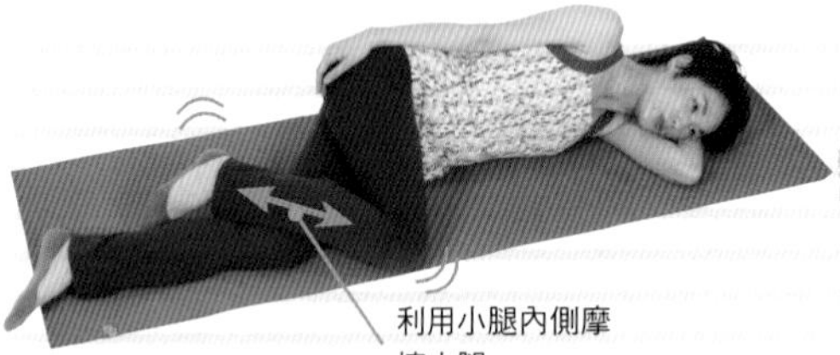

利用小腿內側摩擦大腿。

1 使用上方腳的小腿摩擦下方腳的大腿。

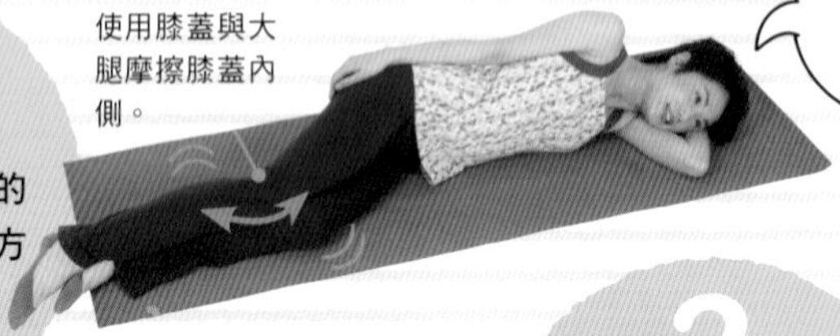

使用膝蓋與大腿摩擦膝蓋內側。

摩擦摩擦

2 接著，使用上方腳的膝蓋與大腿摩擦下方腳膝蓋內側。

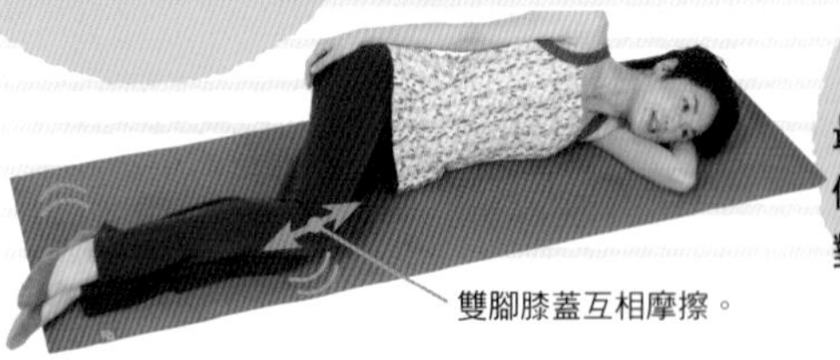

雙腳膝蓋互相摩擦。

3 最後，使用上方腳膝蓋內側摩擦下方腳膝蓋內側。對側腳也是同樣的動作。

變化型

椅子舒緩

摩擦雙腳操 雙手輪流摩擦雙腳體操

❶右手肘撐在右腳膝蓋上，用左手摩擦右腳內側。

❷接下來，左手肘撐在左腳膝蓋上，用右手摩擦右腳外側。對側腳也是同樣做操方式。

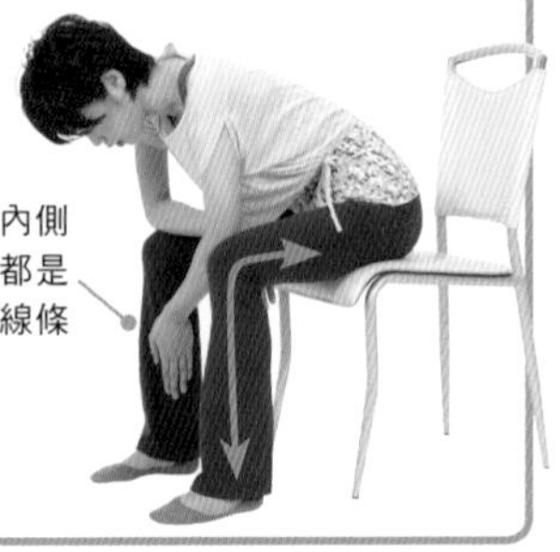

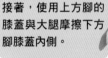

無論大腿內側或外側，都是沿著腿部線條摩擦。

POINT

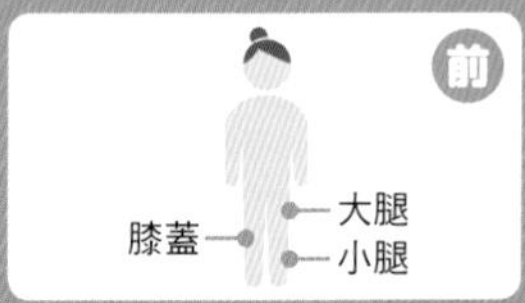

▶ 做操時不可使用大腿前側的力量，膝蓋也不可以出力。

No.11

站姿舒緩

小碎步操

趴躂趴躂小碎步體操

利用踩小碎步動作鍛鍊大腿內側

如同要撣掉灑在地上的粉末，趴躂趴躂踩著小碎步，這套體操有助於舒緩放鬆雙腳。

另外，這套體操能夠刺激大腿後肌和腰大肌，對雕塑臀部線條及拉提日漸鬆弛的大腿非常有效。

熟練之後，還可善用這套體操來鍛鍊腰大肌與脊椎中間的深層肌肉。

效果

- 消除雙腳疲勞。
- 紓解放鬆雙腳。
- 強化大腿後肌與腰大肌。
- 改善走路姿勢。
- 雕塑美麗臀部線條。
- 打造軸心、內轉子身體意識。

舒緩體操的訣竅

膝蓋自然放鬆打直，像大腿根部直接向上拉提般地踩小碎步。

膝蓋打直，以大腿根部直將往上拉提的概念，踩著小碎步撣掉灑在地面上的粉末。

趴躂趴躂

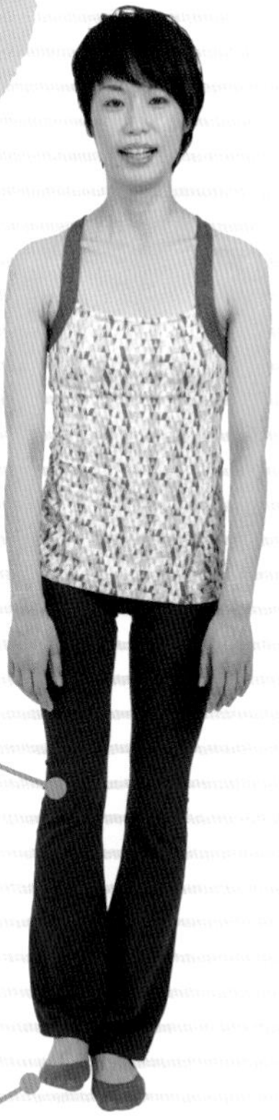

膝蓋盡可能打直不要彎曲。

以整個腳底平行於地面的方式踩小碎步。

變化型

站姿舒緩

小碎步行禮操

趴躂趴躂小碎步行禮體操

腳下踩著小碎步，再加上彎腰行禮的動作。具有提升鍛鍊大腿後肌的效果。

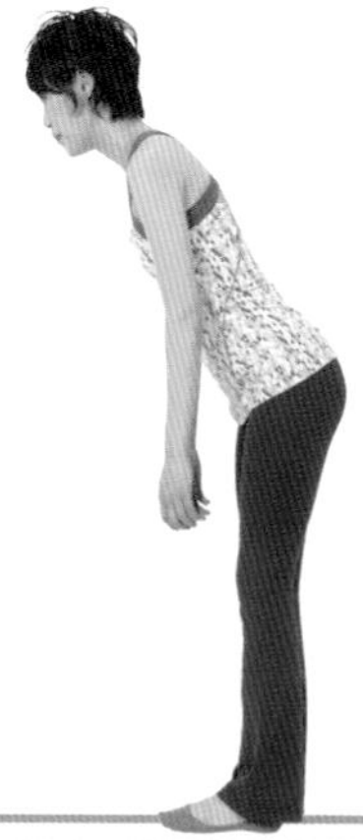

POINT

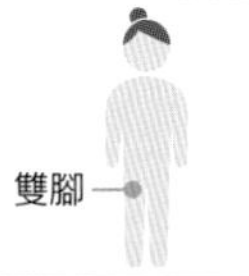

- 雙膝盡可能打直不彎曲。
- 膝蓋不可以出力。
- 盡量維持軸心身體意識。重心容易偏向軸心腳，所以要特別留意這一點。

軀幹舒緩

No.1

站姿舒緩

胸背呼哇操

胸呼哇背呼哇體操

輕柔緩緩敞開胸背，舒緩胸背的僵硬

胸肋部位僵硬，呼吸易變短淺，導致身體疲勞且累積壓力。

這套體操能擴大胸廓，進而舒緩放鬆胸部、背部、肋骨部位，並且加深呼吸。最適合想要放鬆全身的時候。多做這套體操，不僅能使胸形曲線變美，更具有緊實腰部的效果。

效果

- 排解壓力
- 舒緩放鬆肩膀、胸部的僵硬緊繃。
- 加深呼吸。
- 提升免疫力。
- 具有美肌效果。
- 增加抗壓力。

1 邊喃喃自語「好舒服」，邊摩擦前胸部位。

2 大聲喊出「呼ー哇ー」，並且張開雙臂敞開胸口。

3 邊喊出「呼ー哇ー」，邊將手臂向前伸，敞開背部。最後蠕動一下胸口和背部，舒緩胸背僵硬。

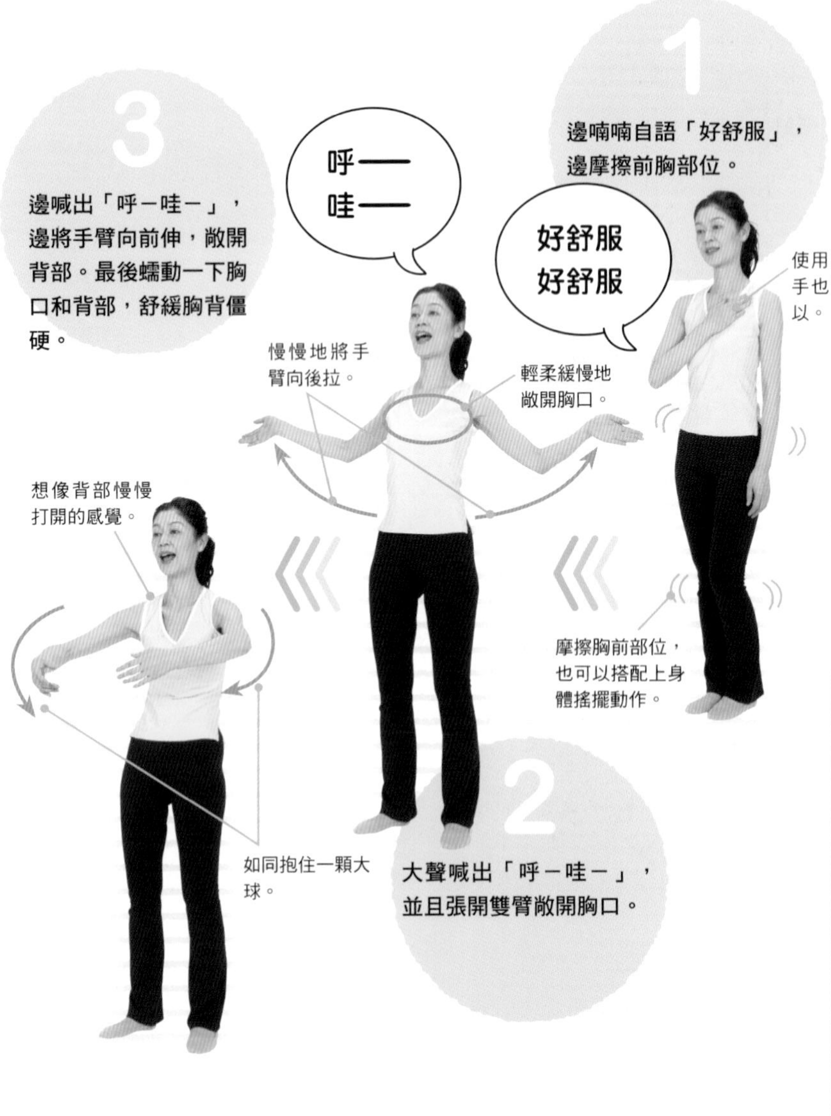
好舒服
好舒服
使用雙手也可以。
摩擦胸前部位，也可以搭配上身體搖擺動作。
呼——
哇——
慢慢地將手臂向後拉。
輕柔緩慢地敞開胸口。
想像背部慢慢打開的感覺。
如同抱住一顆大球。

POINT

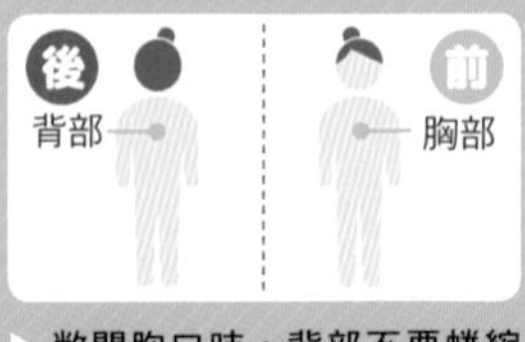
後
背部
前
胸部

- 敞開胸口時，背部不要蜷縮起來。
- 敞開背部時，胸口不要蜷縮起來。
- 敞開背部時，髖關節不要出現屈曲動作。

變化型

站姿舒緩

腋下呼哇操

腋下呼哇——蠕動蠕動體操

利用這套體操舒緩腋下部位，輕柔緩慢地張開腋下，成為一個有胸懷且又沉穩的人。

❶左肩放鬆向下垂，用右手輕輕摩擦左側腋下。另外一隻手也是同樣的動作。

❷大聲喊出「呼ー哇ー」，並慢慢舉起手張開腋下。另外一隻手也是同樣的動作。

❸邊喃喃自語「蠕動蠕動」，邊緩緩蠕動腋下部位，感覺腋下獲得舒緩。

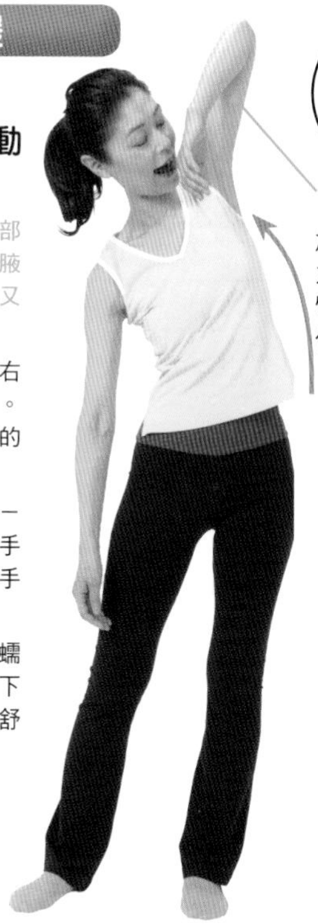
呼——
哇——
放鬆手臂不要出力，緩緩舉起手臂張開腋下部位。

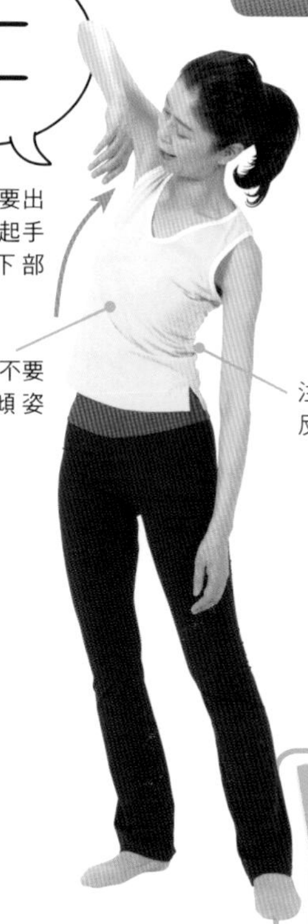
注意身體不要變成前傾姿勢。
注意不要變成反折腰。

站姿舒緩

胸部呼哇操

前後胸部位呼哇呼哇體操

胸背呼哇操與腋下呼哇操的組合體操。具有開發肋骨上方的肩包面身體意識的效果。

這套體操對這個部位很有效!

這套體操能夠克服過去進行伸展運動時，單側伸展會造成對側蜷縮的缺點。兩側都要同時敞開，並且多費點心盡量將胸廓大大地擴展開來。

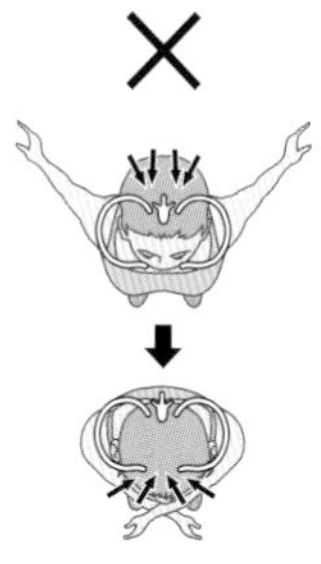
×

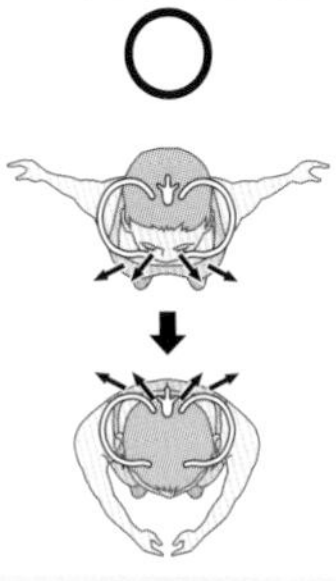
○

呼——
哇——
上半身確實放鬆，不要出力。
將上腹部向前突出。

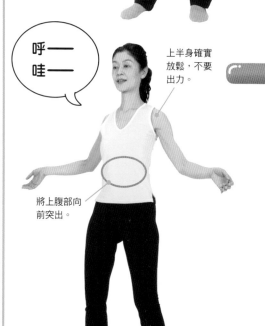

站姿舒緩

腹背呼哇操

上腹呼哇操
下背呼哇操

這套體操有助於舒緩胸下的胃部一帶，以及下背部位。具有改善腸胃功能，幫助消化的效果。

❶輕柔地摩擦上腹部。使用單手或雙手都可以。以同樣方法摩擦下背部位。

❷邊喃喃自語「呼ー哇ー」，邊想像敞開上腹部般向前凸出。接下來，同樣邊發出聲音邊敞開下背部位。

No.2

站姿舒緩

腹腰呼哇操

下腹呼哇腰部呼哇體操

紓解腰部僵硬緊繃，強化下丹田意識

在這個充滿壓力的現代社會裡，希望能有堅強的精神意志力，以期能隨時保持最佳備戰狀態。

透過這套體操，舒緩下腹部和腰部一帶的同時，還能強化具安定身心效果的下丹田身體意識，成為一個值得周遭人信賴，穩重的人。

效果

- 紓解下腹部、腰部的僵硬緊繃。
- 打造下丹田身體意識。
- 安定身心。
- 可使運動、武術等的動作更穩定。
- 加深呼吸。
- 提升聲樂、樂器演奏的技能。

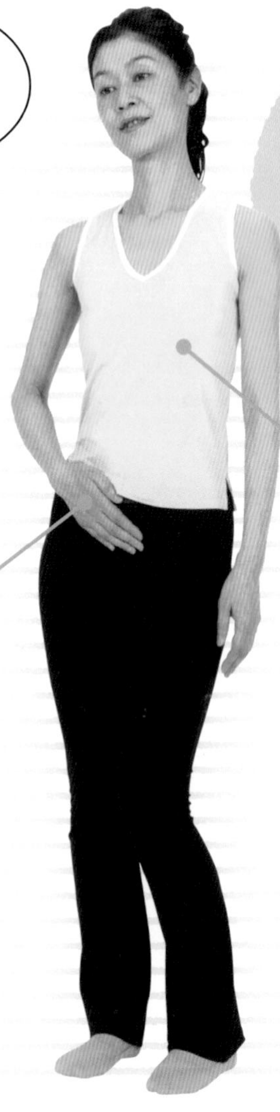
好舒服
好舒服
放鬆全身力氣。
輕柔摩擦下腹部。

1 輕柔摩擦下腹部。使用單手、雙手都可以。以同樣方式輕柔地摩擦腰部。

A B C D E

POINT

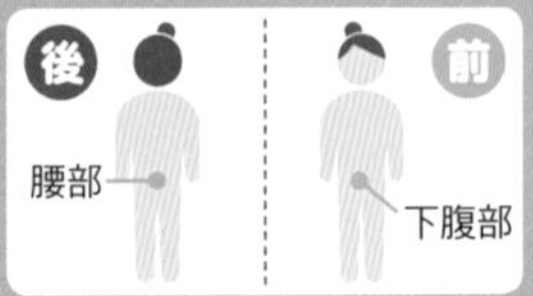
後
前
腰部
下腹部

- 敞開下腹部時，記得不要變成反折腰姿勢。
- 做操時要放鬆力氣。
- 舒暢地喊出呼一哇一，並且慢慢敞開下腹部。

2

邊喊著「呼——哇——」，邊如同將小腹向前突出地敞開下腹部。

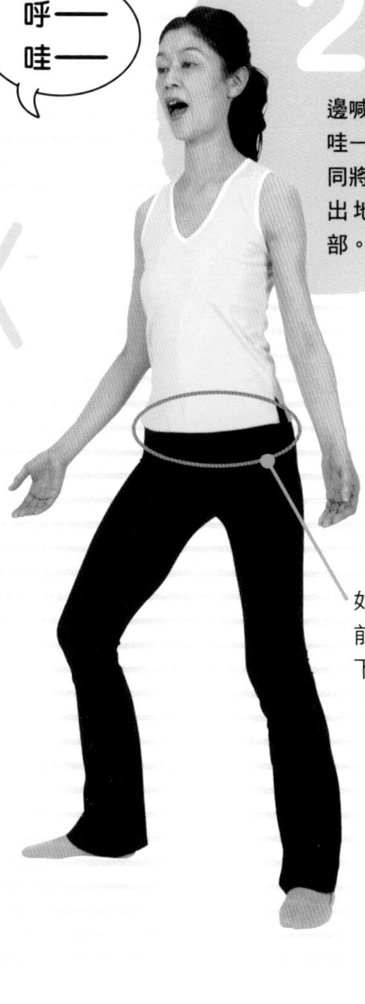
呼——
哇——
如同將小腹向前突出般敞開下腹部。

3

接下來，稍微向前彎曲身體，同樣邊喊邊敞開腰部。最後，輕輕蠕動下腹部和腰部，舒緩放鬆這兩個部位。

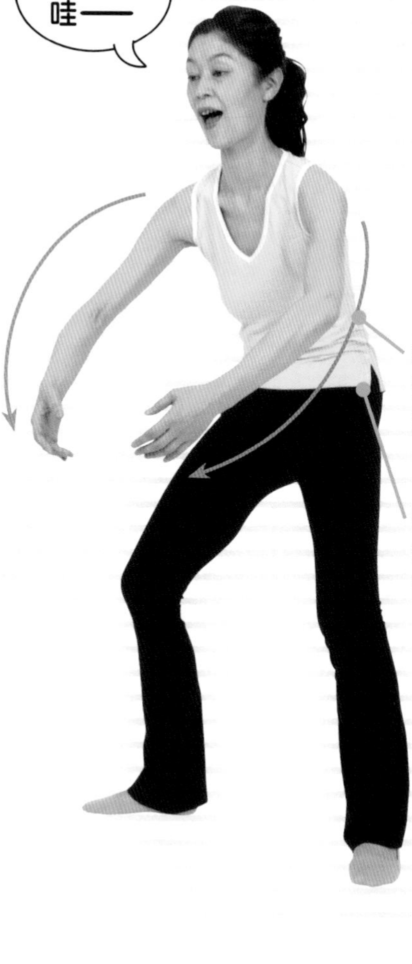
呼——
哇——
腰部不出力，邊放鬆邊慢慢敞開腰部。
動作輕柔，像抱住一顆很大的蛋。

變化型

站姿舒緩

後腰摩擦操
後腰部位摩擦摩擦體操

這套體操原本包含在腹腰呼哇操裡，現在將舒舒服服摩擦後腰部位的動作獨立出來。有助於預防腰部痠痛。

放鬆全身力氣，邊喃喃自語「好舒服」，邊使用雙手摩擦後腰部位。可隨著摩擦動作輕輕擺動身體。

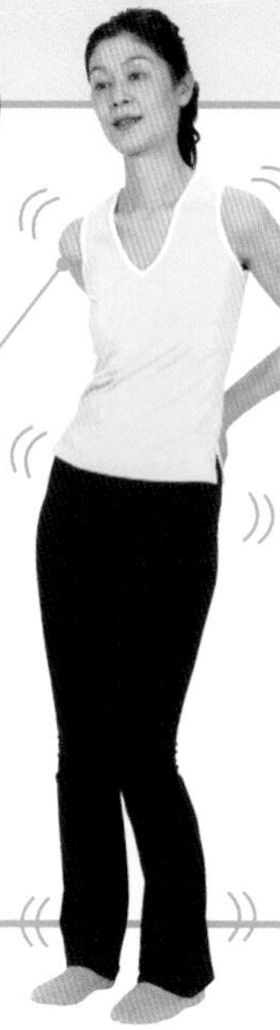
好舒服
好舒服
輕鬆地擺動全身。

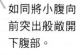

No.3

站姿舒緩

腰扭動擺動操

腰部扭動再擺動體操

舒緩側腰，順暢髖關節動作

位於側腰部位的臀中肌，會隨年齡增長而逐漸僵硬。這個部位的僵硬會導致肌肉緊縮，進而形成螃蟹腳，無論站姿或走路姿勢都容易顯得老態龍鍾。

若想要保有青春洋溢的輕快步伐，平時要多做舒緩臀中肌的體操。

效果

- 紓解臀中肌的僵硬緊繃。
- 改善O型腿與螃蟹腳。
- 預防退化性膝關節炎。
- 促使髖關節順暢運轉。
- 改善走路姿勢。

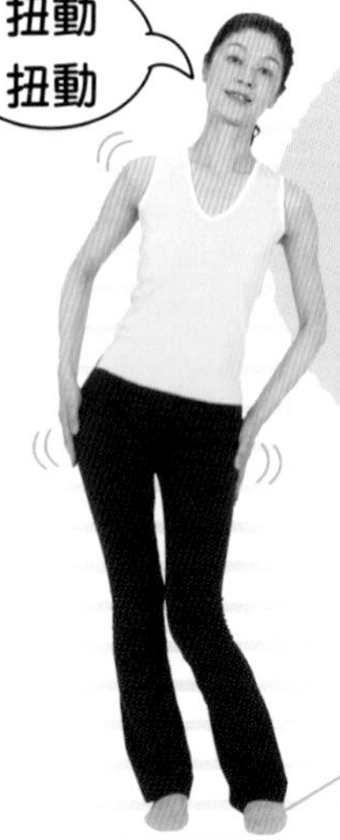
扭動
扭動

1 摩擦舒緩髖關節兩側，摩擦的同時將腰部慢慢倒向一側。

以重心左右移動的感覺來做操。

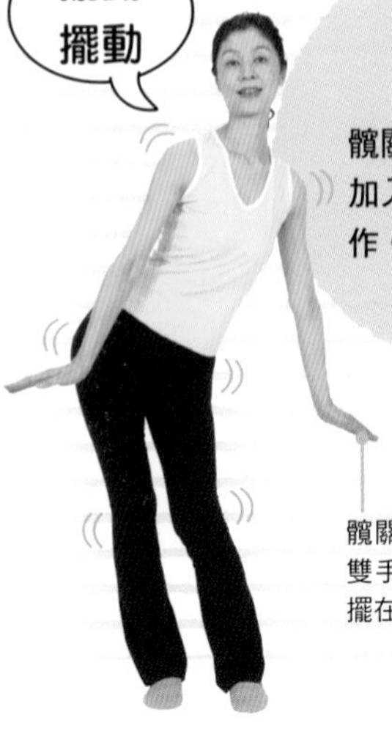
擺動
擺動

2 髖關節鬆開之後，加入擺動臀部的動作。

髖關節鬆開後，雙手可以不需要擺在髖關節上。

變化型

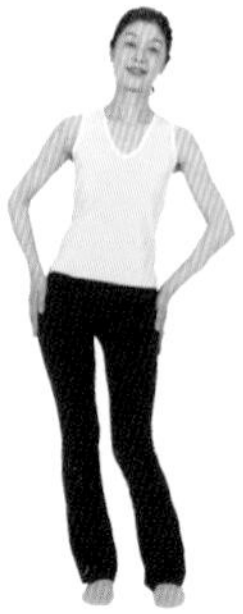

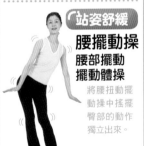

站姿舒緩

側腰摩擦操

側腰部摩擦摩擦體操

將腰扭動擺動操中輕柔摩擦側腰部位的動作獨立出來。

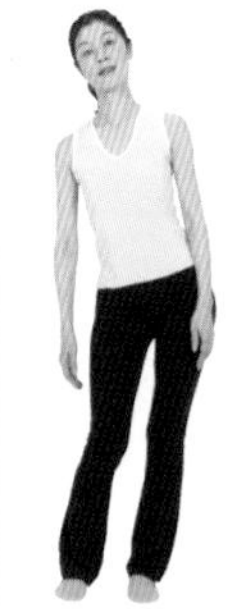

站姿舒緩

腰扭動操

腰部扭動扭動體操

將腰扭動擺動操中邊倒向一側邊扭動腰部的動作獨立出來。

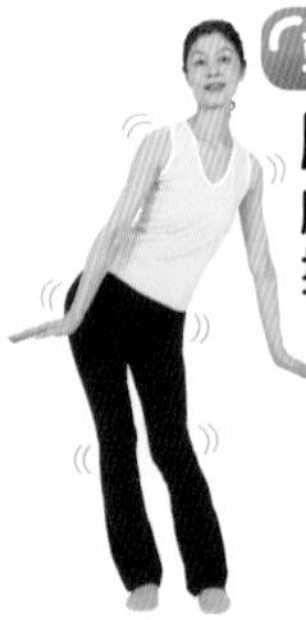

站姿舒緩

腰擺動操

腰部擺動擺動體操

將腰扭動擺動操中搖擺臀部的動作獨立出來。

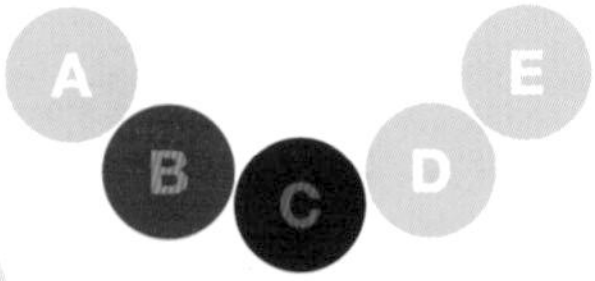
A
B
C
D
E

POINT

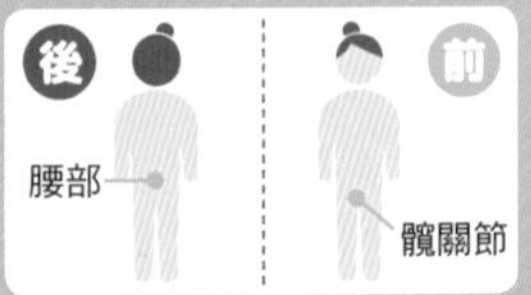
後
前
腰部
髖關節

- 將腰部倒向一側時，請視個人身體狀況調整傾斜幅度，在能力所及的範圍內做操。
- 刻意加大動作可能易誘發髖關節疼痛，請務必多加注意。

軀幹舒緩

No.4

站姿舒緩

牆腰蠕動操

倚靠牆壁腰部蠕動蠕動體操

將腰部倚靠在牆上，利用蠕動紓解放鬆腰部緊繃

要舒緩腰部，重點在於讓腰部從重力中解放出來。這套體操不同於臥姿舒緩的腰蠕動操，只要採取站立姿勢，緊靠著牆邊就能輕鬆做操，非常適合工作空檔時稍微舒緩一下。

做操時動作輕柔且緩慢，有助於預防並緩和腰痛。

效果

- 紓解腰部僵硬與緊繃。
- 預防與緩和腰痛不適。
- 解決腰腿冰冷、疲累問題。
- 消除慢性疲勞。
- 促進全身新陳代謝。
- 打造軸心、下丹田身體意識。

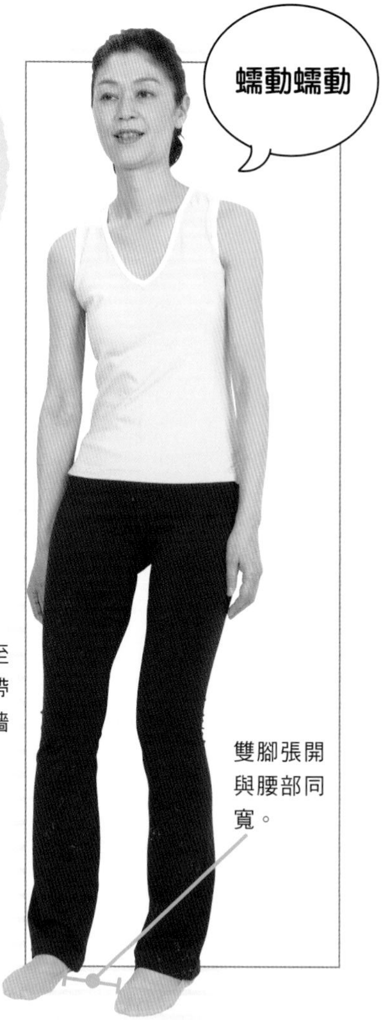
蠕動蠕動
將腰部至背部緊貼在牆上。邊喃喃自語「蠕動蠕動」，邊輕輕交互屈曲－伸展雙膝，透過牆壁的摩擦，舒緩放鬆腰部。
雙腳張開與腰部同寬。

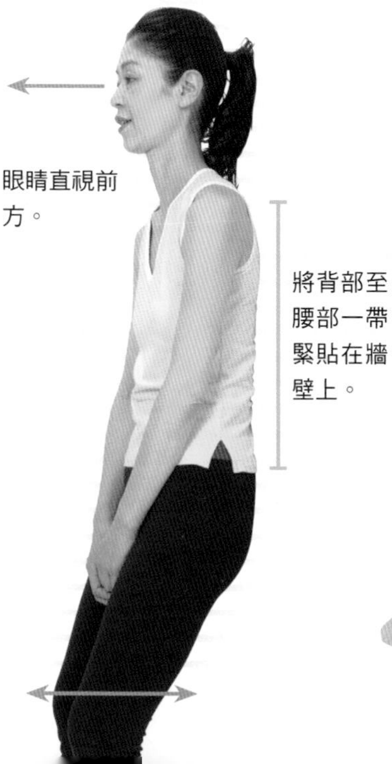
眼睛直視前方。
將背部至腰部一帶緊貼在牆壁上。

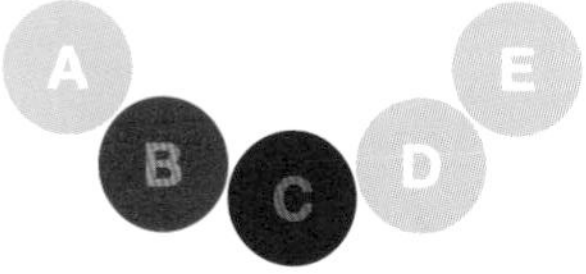
A B C D E

POINT

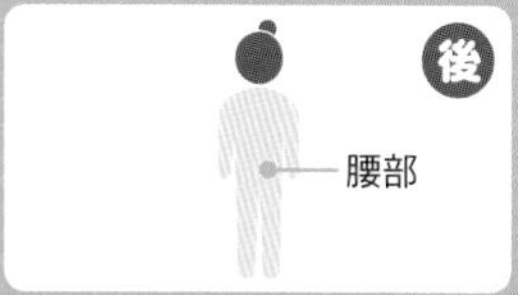
後
腰部

- 做操時絕對要注意不可出現反折腰姿勢。
- 將體重施加在牆面上，減輕腰部負擔。
- 注意牆面與腰部之間不能有空隙。

軀幹舒緩

No.5

呼吸舒緩

凹肚凸肚操

凹肚凸肚體操

緊收放鬆小腹，鍛鍊腹橫肌

下腹突出的最大原因之一就是人稱束腹肌的腹橫肌鬆弛所致。多加鍛鍊會隨增齡而逐漸鬆弛衰退的腹橫肌，就能再次擁有平坦的小腹。

這套體操在鍛鍊橫隔膜肌、腹橫肌的同時，亦具有按摩內臟的效果。

效果

- 鍛鍊腹橫肌、橫隔膜肌。
- 雕塑腹部線條。
- 預防與改善代謝症候群。
- 改善腸胃功能。
- 排解壓力。
- 打造下丹田身體意識。
- 使說話聲音宏亮清晰。

1 用力吸一口氣，邊喃喃自語「緊收」，邊縮小腹。

2 邊吐氣邊喃喃自語「放鬆」，讓小腹鼓起來。重複數次1和2的步驟。

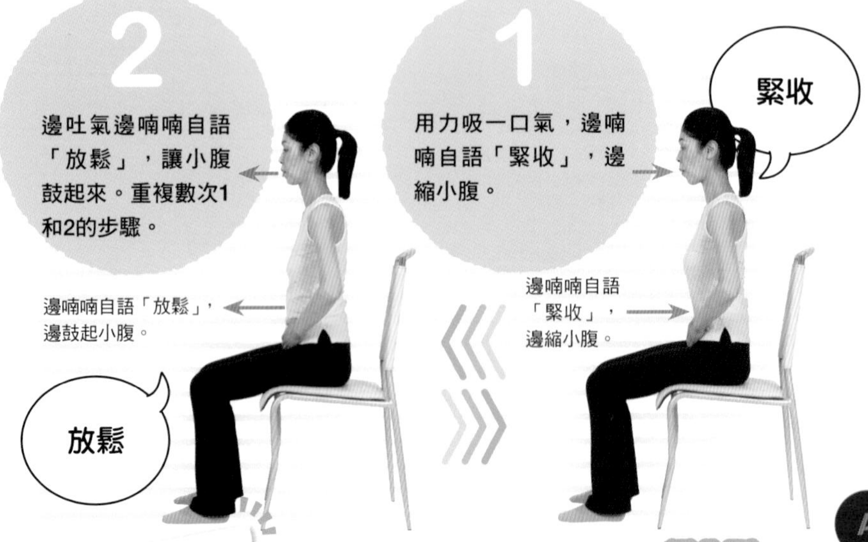
緊收
邊喃喃自語「緊收」，邊縮小腹。
邊喃喃自語「放鬆」，邊鼓起小腹。
放鬆

這套體操對這個部位很有效！

「緊收」縮小腹時，腹橫肌會收縮，橫隔膜肌會放鬆。「放鬆」鼓起小腹時則相反，腹橫肌放鬆，橫隔膜肌收縮。因同時具有按摩內臟的效果，建議可作為舒緩呼吸法的基礎訓練操。

變化型

呼吸舒緩

凹肚凸肚凹肚操

凹肚凸肚凹肚體操

在小腹「緊收」、「放鬆」之後，再增加一次邊喃喃自語「緊收」，邊縮小腹。

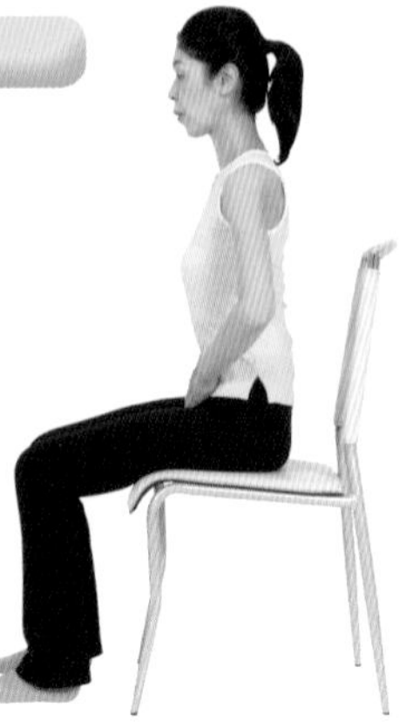

POINT

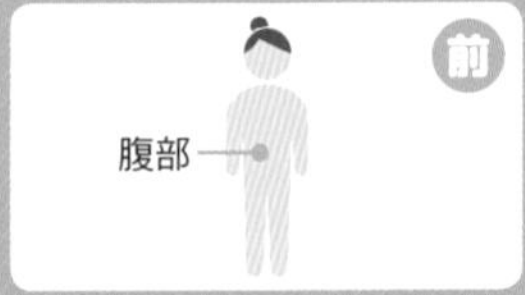
前
腹部

- 多數人做操時肩膀會不自覺跟著出力，記得隨時提醒自己放鬆上半身。
- 搭配坐骨蠕動操，打造軸心身體意識的效果會更好。

軀幹舒緩

No.6

站姿舒緩

腰背舒緩操

蹲下放鬆腰背體操

一邊蹲下身，一邊伸展舒緩腰背

如果長期不矯正反折腰姿勢，不僅無法擁有端正的姿態，可能也會誘發腰痛。

在這套體操中，一邊蹲下身，一邊用雙臂的重量伸展腰背至頸部的肌肉，有助於矯正反折腰姿勢。除此之外，還可以進一步鬆開遭壓迫的椎間盤，提高脊椎的自由度。

效果

- 改善與預防腰痛不適。
- 紓解大腿、膝蓋、足踝的僵硬與疲勞。
- 強化軸心身體意識。
- 最適合腰部背部的伸展運動。

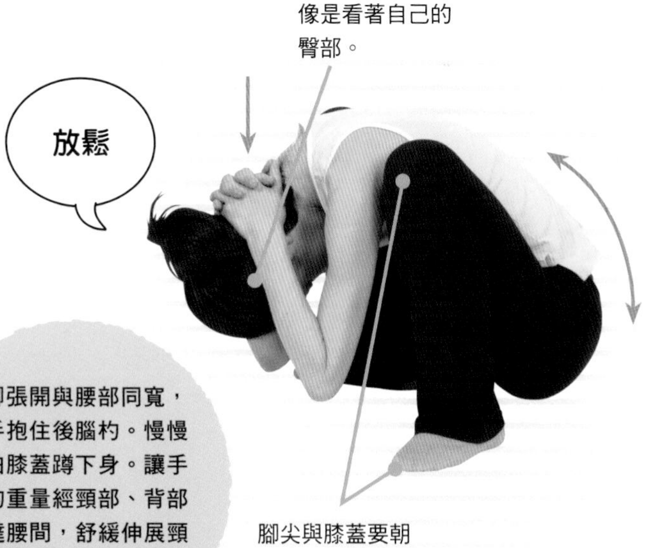

像是看著自己的臀部。
放鬆
腳尖與膝蓋要朝向同一個方向。

雙腳張開與腰部同寬，雙手抱住後腦杓。慢慢彎曲膝蓋蹲下身。讓手臂的重量經頸部、背部直達腰間，舒緩伸展頸背腰部位。

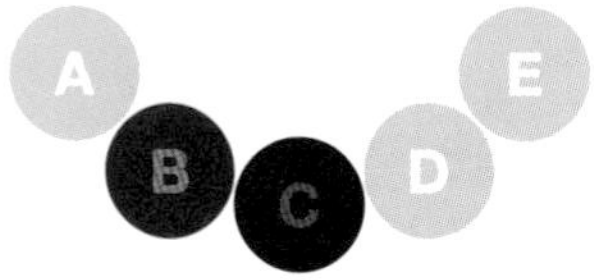

A
B
C
D
E

POINT

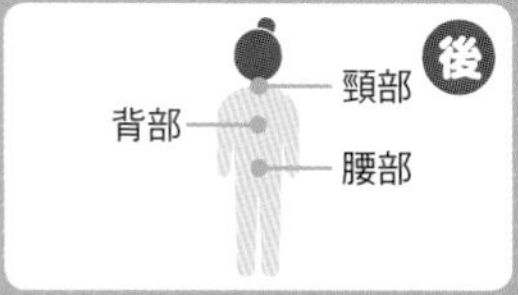

後
頸部
背部
腰部

▶ 伸展腰部時不可用力，更不可以出力讓頸部向下彎曲。

變化型

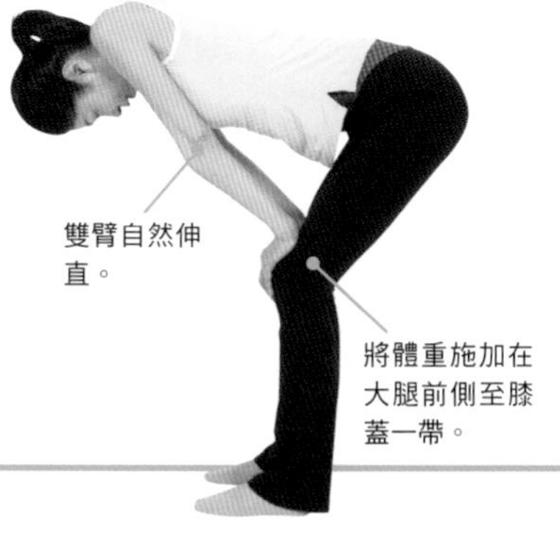

雙臂自然伸直。
將體重施加在大腿前側至膝蓋一帶。

站姿舒緩

雙膝腰背放鬆操

雙膝休息腰背放鬆操

讓脊椎自然伸展，消除背部與腰部的疲勞。

雙腳稍微張開，雙手置於膝蓋上。邊喃喃自語「放鬆」，邊放掉腰背上的力氣。

軀幹舒緩

No.7

站姿舒緩

柱子邊角脊椎摩擦操

柱子邊角脊椎摩擦摩擦體操

A B C D E

強化對脊椎的意識，輕鬆自在地使用身體

脊椎與肋骨之間有「肋椎關節」，這個部位僵硬緊繃時，不僅身體動作變遲鈍，還容易加速老化。

這套體操只要利用柱子邊角，就能輕而易舉地舒緩肋椎關節，隨時都能在不需要任何人幫忙的狀態下，獨自一人舒緩脊椎部位。另一方面，這套體操也是一套軸心基礎訓練的重要體操。

效果

- 強化軸心身體意識。
- 舒緩脊椎部位。
- 提高脊椎的意識。
- 可以將身體區分成左右兩側，更加自由隨性地使用身體。

將脊椎右半邊貼在柱子邊角上，邊喃喃自語「摩擦摩擦」，邊上下移動身體。左半邊也是同樣的動作。

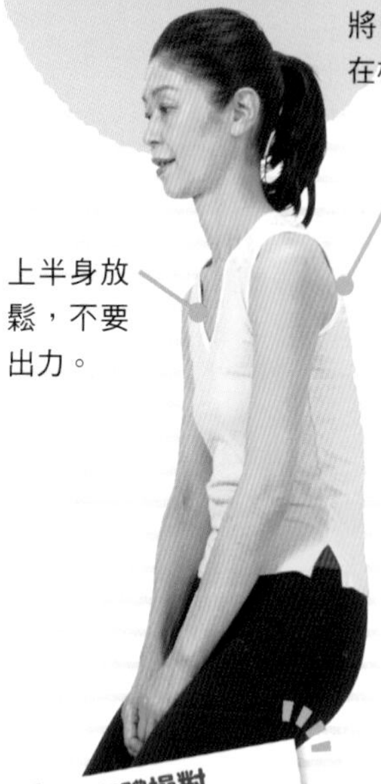
將脊椎右半邊貼在柱子邊角上。
上半身放鬆，不要出力。

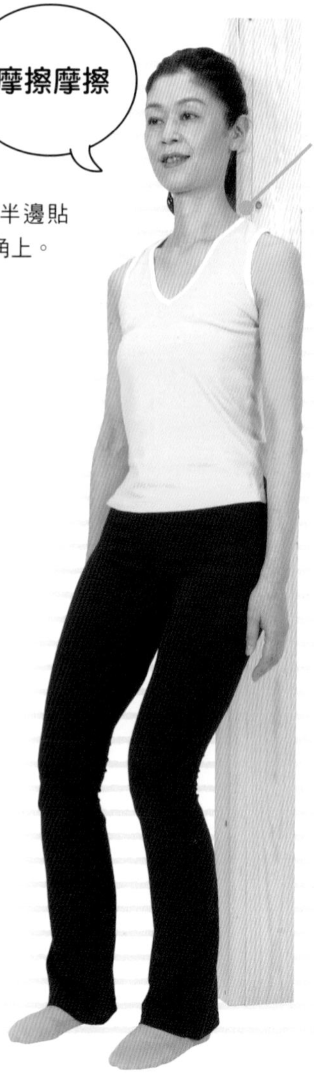
摩擦摩擦
如同將脊椎與肋骨切割開來。
上下移動身體。

這套體操對這個部位很有效!

脊椎部位的肌肉一僵硬，就無法隨心所欲使用身體。這套體操能透過刺激脊椎附近的肌群，使脊椎節節分明，強化對脊椎的意識。

POINT

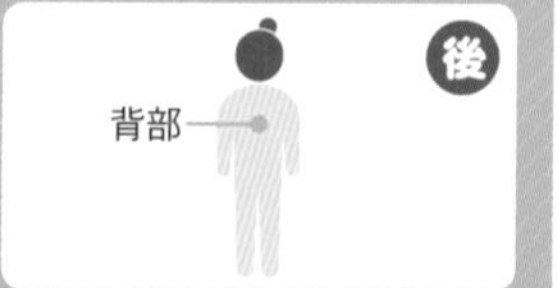
後
背部

- 務必縱向摩擦。脊椎貼在柱子邊角時，若左右移動身體恐會造成背痛。
- 單側脊椎摩擦完之後，務必先將身體自柱子上移開，重新調整好姿勢後再摩擦另外一側的脊椎。

搭檔舒緩操

可數人一起做操的搭檔舒緩操。最重要的是必須構築與搭檔之間的信賴關係，回應對方的信任，小心不要讓彼此受傷。

坐姿舒緩

雙人頸蠕動操
雙人頸部蠕動蠕動體操

隨著肩頸部位的肌肉舒緩，不僅能有效消除疲勞，還有助於放鬆全身，並且增進搭檔之間的信賴關係。

❶若兩人身高差距太大，比較不利於雙人做操，請盡量找身高差距在5cm以內的人搭檔。兩人的頸部像交叉般倚靠在一起。

❷配合彼此的呼吸，輕輕左右擺動頭部。記得動作要輕柔緩慢。

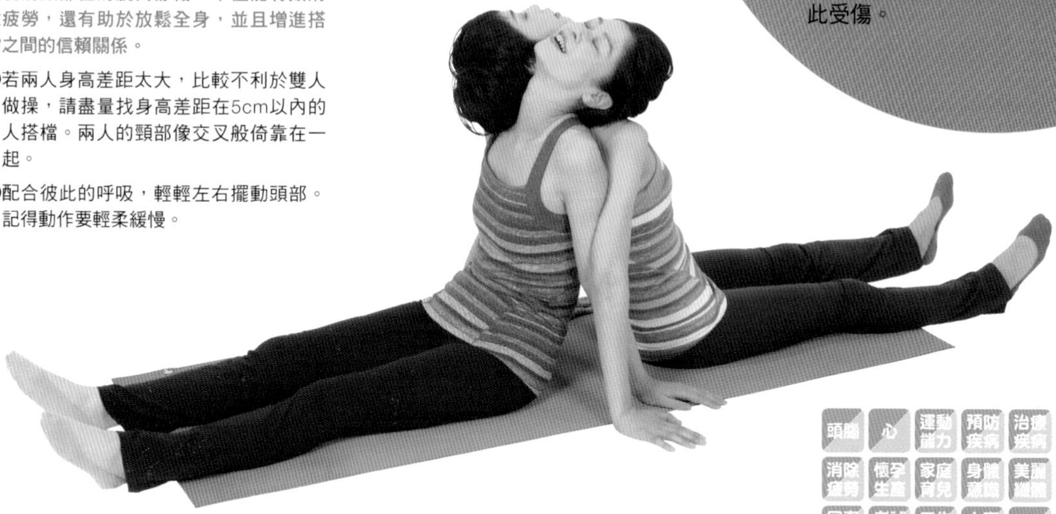

頭腦	心	運動能力	預防疾病	治療疾病
消除疲勞	懷孕生產	家庭育兒	身體意識	美麗纖體
回春能力	考試能力	工作能力	人際關係	睡眠

臥姿舒緩

雙人疊疊樂蠕動操
雙人疊疊樂蠕動蠕動體操

位於下方的人若有舒緩放鬆的感覺，上方的人應該也會有通體舒暢的感覺。隨著軀幹的逐漸放鬆，脊椎、肋骨和腰部也會慢慢舒緩舒暢起來。疑似有骨質疏鬆症的人，請勿嘗試這套體操。

❶尋找體重／體型相似的人搭檔，兩人背靠著背躺臥在地上。基本上由上方的人負責主導。

❷上方的人以緩慢的節奏，輕柔地左右擺動身體，如同波浪班般的律動。靜止不動也OK。

頭腦	心	運動能力	預防疾病	治療疾病
消除疲勞	懷孕生產	家庭育兒	身體意識	美麗纖體
回春能力	考試能力	工作能力	人際關係	睡眠

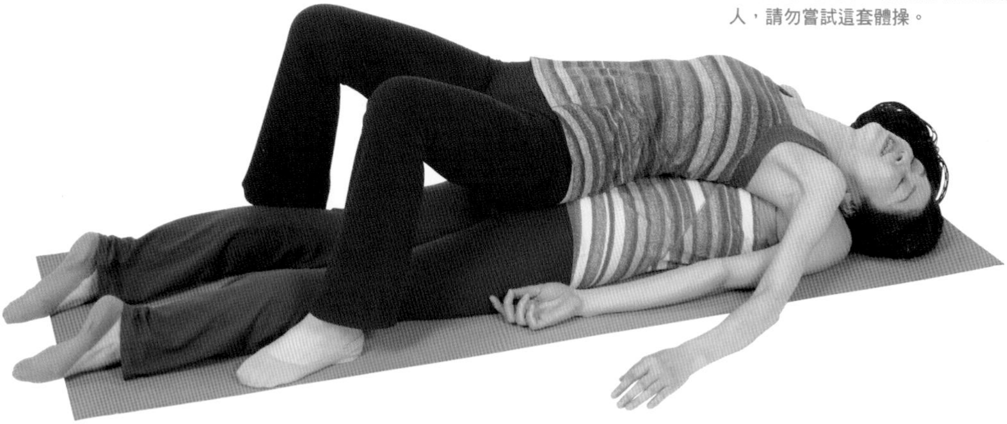

站姿舒緩

雙人背蠕動操

雙人背部蠕動蠕動體操

單人蠕動操也不錯，但雙人互相蠕動摩擦，舒緩的效果更好。有助於舒緩肩胛骨、肋骨部位的肌肉。

頭腦	心理	運動能力	預防疾病	治療疾病
消除疲勞	懷孕生產	家庭育兒	身體意識	美麗纖體
回春能力	考試能力	工作能力	人際關係	睡眠

❶尋找身高差距在10cm以內的搭檔。兩人雙腳距離20cm，背部和背部靠在一起。

❷互相感覺對方的背部，然後上下左右蠕動。兩人同步蠕動也可以，稍微錯開位置蠕動也可以。

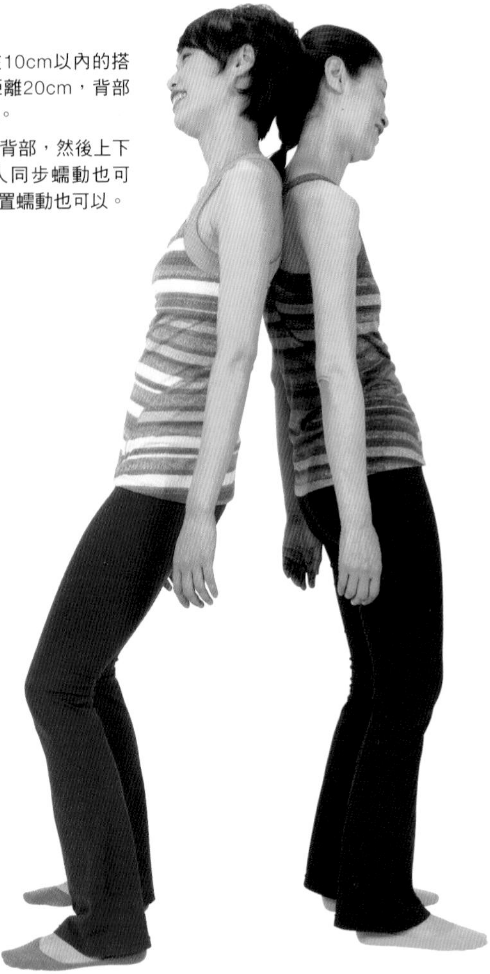

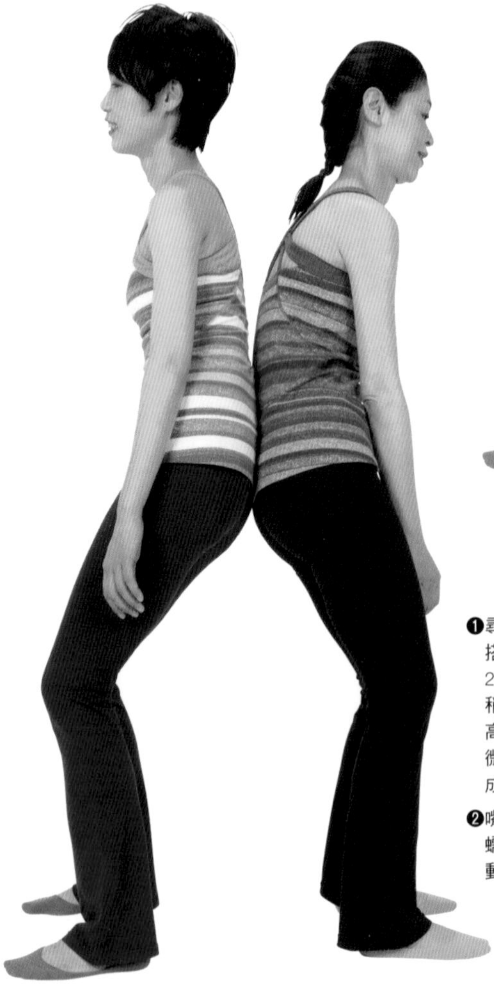

站姿舒緩

雙人腰蠕動操

雙人腰部蠕動蠕動體操

彼此的腰部貼在一起，如同雙人背蠕動操，互相感覺對方的腰部，上下左右蠕動。讓波浪般的律動擴散至全身。

❶尋找身高差距在10cm以內的搭檔。兩人雙腳距離大約20cm，配合對方的腰部位置稍微拱身。若兩人的腰部不同高度，請腰部較高的那一位稍微屈膝。如果這樣的姿勢易造成疲憊，請更換一位搭檔。

❷嘴裡唸著蠕動蠕動，兩人同步蠕動也可以，稍微錯開位置蠕動也可以。

頭腦	心理	運動能力	預防疾病	治療疾病
消除疲勞	懷孕生產	家庭育兒	身體意識	美麗纖體
回春能力	考試能力	工作能力	人際關係	睡眠

頭腦 心理 運動能力 預防疾病 治療疾病 消除疲勞 懷孕生產 家庭育兒 身體意識 美麗纖體 回春能力 考試能力 工作能力 人際關係 睡眠

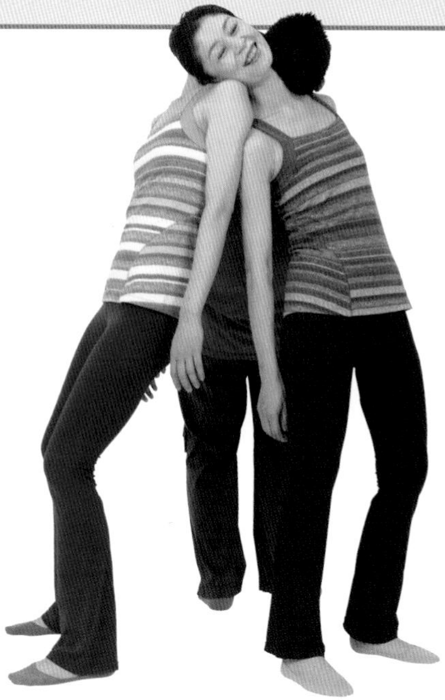

站姿舒緩

三人頸蠕動操
三人頸部蠕動蠕動操

具有放鬆頸肩部位、消除疲勞、通體舒暢的效果。

❶找三人身高差距都在5cm以內的搭檔，頸部交叉倚靠在一起。

❷彼此互相信任，放鬆頸部力氣，左右擺動頭部。

運動能力 預防疾病 治療疾病 美麗纖體 頭腦 心理 懷孕生產 家庭育兒 身體意識 人際關係 睡眠 消除疲勞 回春能力 考試能力 工作能力

站姿舒緩

三人背蠕動操
三人背部蠕動蠕動操

三人的背部同步蠕動，或者稍微錯開位置蠕動，效果都非常不錯。

❶找三人身高差距都在10cm以內的搭檔，大家以背部為中心，互相靠在一起。

❷互相感覺對方的背部，然後上下左右蠕動後背。三人的背部同步蠕動也可以，稍微錯開位置蠕動也可以。

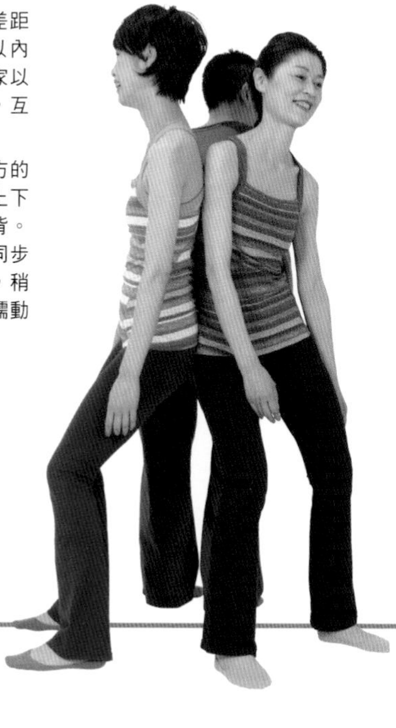

運動能力 預防疾病 治療疾病 美麗纖體 頭腦 心理 懷孕生產 家庭育兒 身體意識 人際關係 睡眠 消除疲勞 回春能力 考試能力 工作能力

站姿舒緩

三人腰蠕動操
三人腰部蠕動蠕動操

藉由互相刺激對方的腰部，進而消除腰部疲勞，並且改善功能。

❶找三人身高差距都在10cm以內的搭檔，上下左右活動腰部。如果三人的腰部不同高度，請腰部較高的那一位稍微屈膝。

❷嘴裡唸著蠕動蠕動，三人的腰部同步蠕動也可以，稍微錯開位置蠕動也可以。

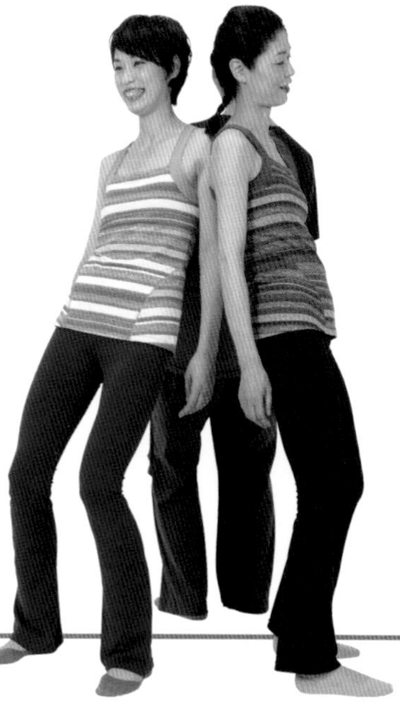

頭腦 心理 運動能力 預防疾病 治療疾病
消除疲勞 懷孕生產 家庭育兒 身體意識 美麗纖體
回春能力 考試能力 工作能力 人際關係 睡眠

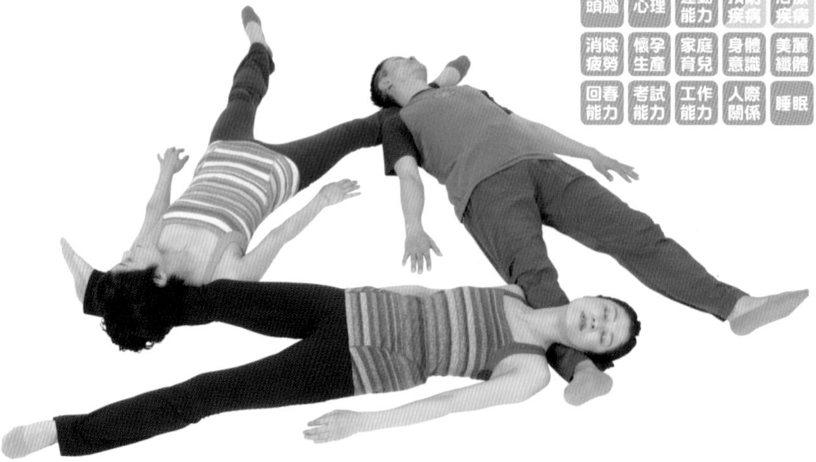

臥姿舒緩

三人小腿頸部蠕動操

三人小腿頸部蠕動蠕動體操

這套體操可提升舒暢感，消除疲勞，還可以進一步增進對他人的信賴與好感度。如果覺得舒服，要以對方聽得到的音量說出來「小腿好舒服小腿好舒服」，這有助於舒服程度的升級。

❶雙腳張開約60度，讓頭部與小腿呈90度垂直。

❷將啞門穴（頸部與後腦杓交界處）頂在小腿上，輕輕左右擺動頭部。做操結束後，要等所有人都抬起頭後才能移動雙腳。

臥姿舒緩

四人小腿頸部蠕動操

四人小腿頸部蠕動蠕動體操

回春能力 考試能力 工作能力 人際關係 睡眠 消除疲勞 懷孕生產 家庭育兒 身體意識 美麗纖體 頭腦 心理 運動能力 預防疾病 治療疾病

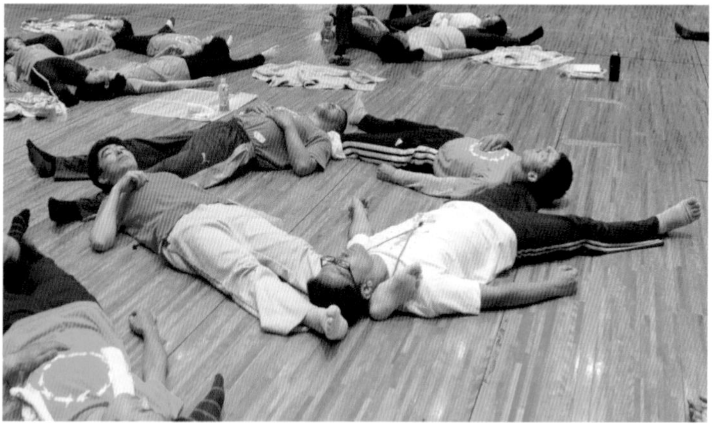

頸部頂在骨頭多的部位，效果會比較強烈；頸部頂在肌肉多的部位，則比較偏向椅背頸蠕動操（→P86）的體操方法。

❶雙腳不需要張太開，維持伸直狀態即可。四個人的軀幹排成一個正方形。

❷做操方式同三人小腿頸部蠕動操。

回春能力 考試能力 工作能力 人際關係 睡眠 消除疲勞 懷孕生產 家庭育兒 身體意識 美麗纖體 頭腦 心理 運動能力 預防疾病 治療疾病

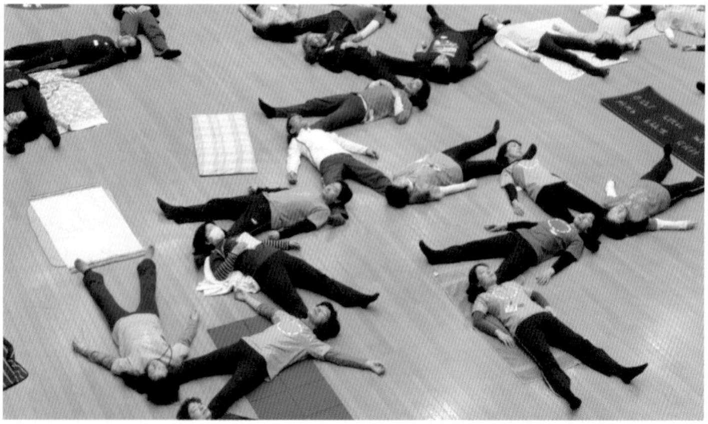

臥姿舒緩

多人小腿頸部蠕動操

多人串連小腿頸部蠕動蠕動體操

更多人一起實踐小腿頸部蠕動操，效果跟著再加倍。猶如從地球中心直達天際般，全身上下都獲得療癒。

❶為了方便大家串連在一起，請配合參與做操人數調整大家雙腳的角度。

❷做操方式同三人、四人小腿頸部蠕動操。

站姿舒緩

回春能力 考試能力 工作能力 人際關係 睡眠 消除疲勞 懷孕生產 家庭育兒 身體意識 美麗纖體 頭腦 心理 運動能力 預防疾病 治療疾病

多人背腰蠕動操

多人串連背腰蠕動蠕動體操

透過兩人互相蠕動，讓彼此獲得舒緩。再更進一步經由多人串連起來的手臂，將舒暢感傳送給身邊所有人。

❶兩人背貼著背，進行雙人背腰蠕動操。

❷接下來，與身邊的人手牽手圍成一個大圓圈。

❸因人數眾多，動作過於激烈恐會造成危險，所以做操時要盡量輕柔緩慢。

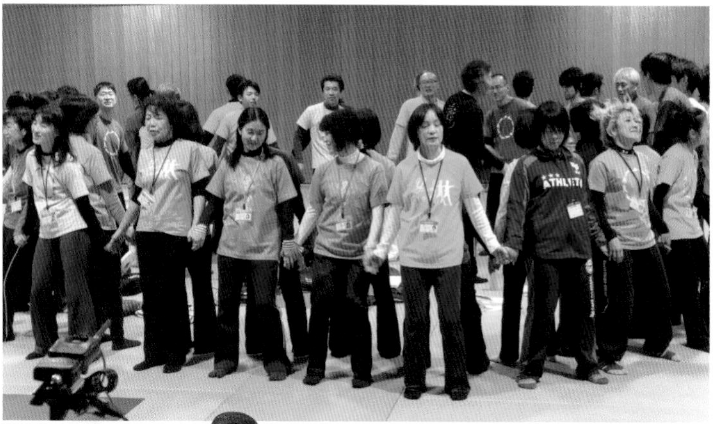

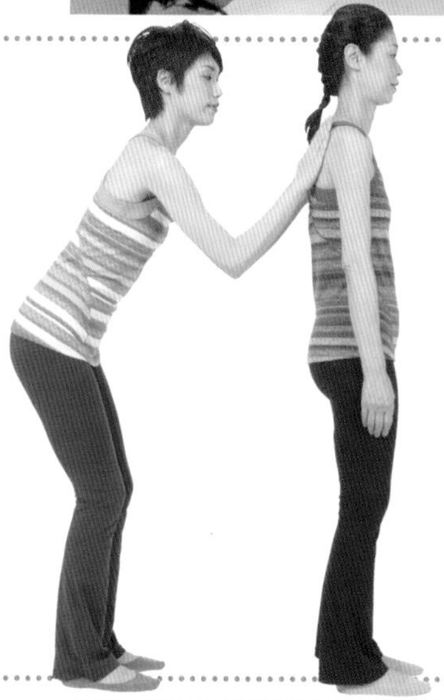

站姿舒緩

雙人肩胛摩擦操

雙人肩胛骨摩擦摩擦體操

互相用雙手幫對方摩擦肩胛骨部位，提高消除疲勞的效果。

❶找身高差不多的朋友搭檔，一人在前面，一人在後面。

❷後面的人將雙手置於另外一人的肩胛骨上，然後進行肩膀舒緩操（→P98）。後面的人並非只是用雙手幫前面的人磨擦肩膀，自己也要全身動起來，這樣雙方才能同時獲得舒緩。

❸前後交換，做同樣的動作。

頭腦 心理 運動能力 預防疾病 治療疾病 消除疲勞 懷孕生產 家庭育兒 身體意識 美麗纖體 回春能力 考試能力 工作能力 人際關係 睡眠

站姿舒緩

回春能力 考試能力 工作能力 人際關係 睡眠 消除疲勞 懷孕生產 家庭育兒 身體意識 美麗纖體 頭腦 心理 運動能力 預防疾病 治療疾病

多人肩胛摩擦操

多人串連肩胛骨摩擦摩擦體操

❶按身高由矮到高排成兩列。

❷讓這兩列中彼此最高與最矮的人站在一起，串成一個大圓圈。如此一來可以盡量減少彼此的身高差距。

❸一開始大家先轉向順時針方向，將自己的雙手搭在前面那個人的肩胛骨上，然後進行肩膀舒緩操（→P98）摩擦對方的肩膀。

❹接著再轉向逆時針方向，做同樣的動作。

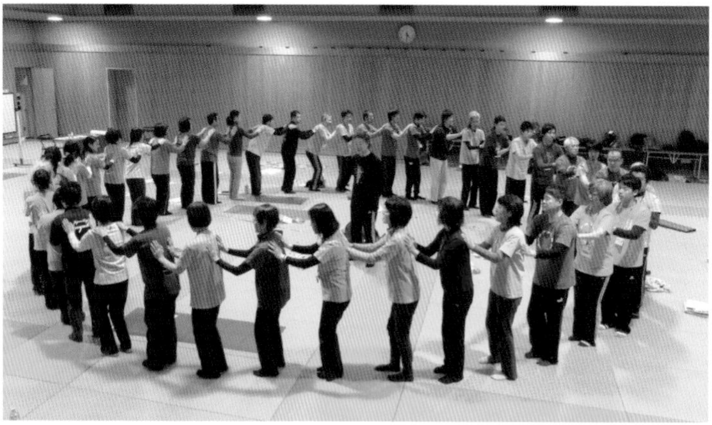

舒緩呼吸法

效果會直接作用於各內臟器官的呼吸法。進行呼吸法之前，先做點坐骨蠕動操（→P60），有助於提升效果。

舒緩呼吸法

胃部呼吸操
強化胃部功能的舒緩呼吸法

促進軀幹內部的肌肉活動，並提高以胃部為主的內臟新陳代謝。

❶將雙手橫向置於胃部上方（心窩處），右手交疊於左手手背上。

❷慢慢用鼻子吸氣，並同時讓腹部鼓起來。並非利用手掌下壓腹部的方法，而是讓胃鼓脹起來去推擠手掌。

❸慢慢用嘴巴吐氣，腹部向內縮。內縮到手掌感覺不到胃的存在。

❹重複❷與❸的步驟共3組。

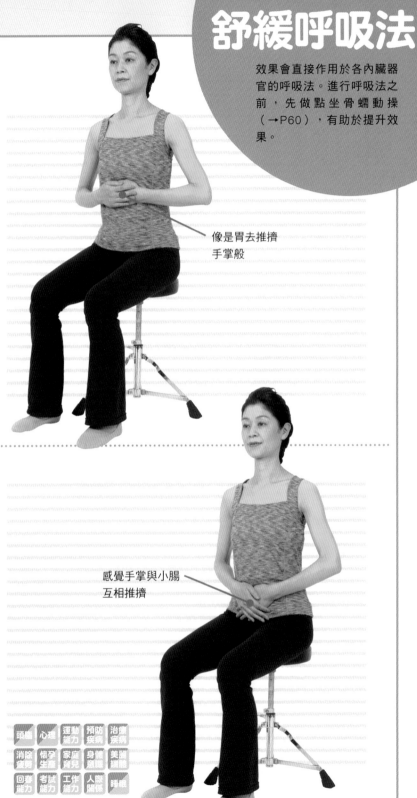

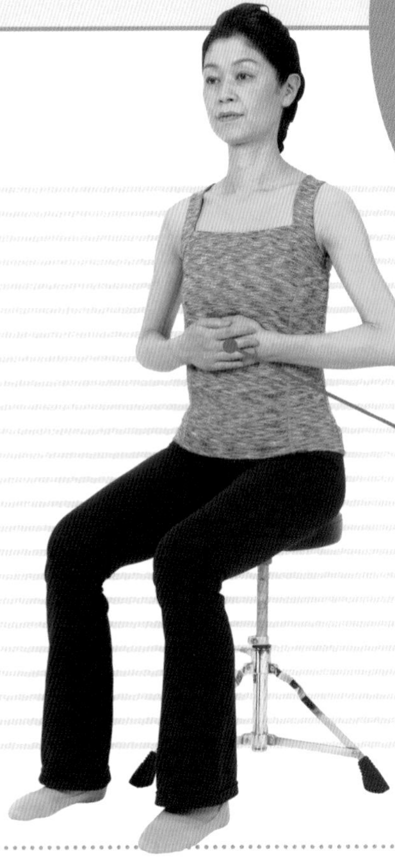
像是胃去推擠
手掌般

頭腦 心理 運動能力 預防疾病 治療疾病
消除疲勞 懷孕生產 家庭育兒 身體意識 美麗纖體
回春能力 考試能力 工作能力 人際關係 睡眠

舒緩呼吸法

小腸呼吸操
強化小腸功能的舒緩呼吸法

拉長吸氣與呼氣，呼吸的頻率自然會變慢。

❶將左手斜放在肚臍與骨盆前方（小腸的中心部位），右手以交叉方式置於左手手背上。感覺手掌與小腸互相推擠。

❷慢慢用鼻子吸氣，讓腹部鼓脹起來去推擠手掌。

❸慢慢用嘴巴吐氣，腹部向內縮。

❹重複❷與❸的步驟共3組。

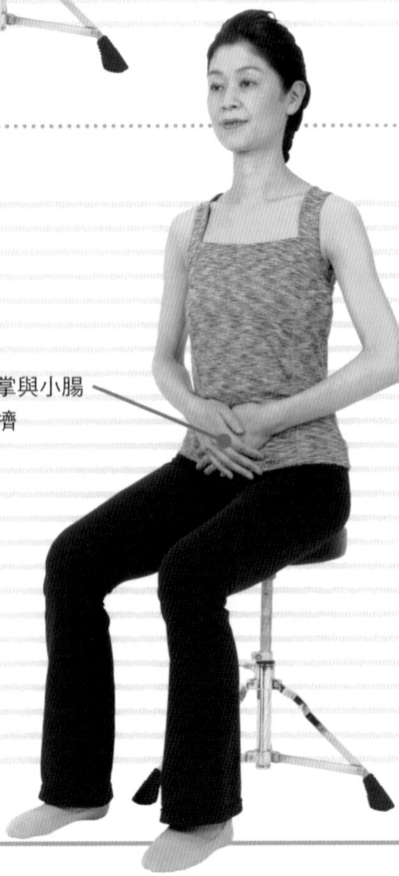
感覺手掌與小腸
互相推擠

頭腦 心理 運動能力 預防疾病 治療疾病
消除疲勞 懷孕生產 家庭育兒 身體意識 美麗纖體
回春能力 考試能力 工作能力 人際關係 睡眠

舒緩呼吸法

頭腦 心理 運動能力 預防疾病 治療疾病 消除疲勞 懷孕生產 家庭育兒 身體意識 美麗纖體 回春能力 考試能力 工作能力 人際關係 睡眠

大腸呼吸操
強化大腸功能的舒緩呼吸法

沿著骨盆，感覺腹部像貼了暖暖包一樣溫暖。

❶如照片所示範，像是包覆整個腹部般，以右→左的順序將雙手手掌貼在腹部上。

❷慢慢用鼻子吸氣，讓腹部鼓脹起來去推擠手掌。

❸慢慢用嘴巴吐氣，腹部向內縮。

❹重複❷與❸的步驟共3組。

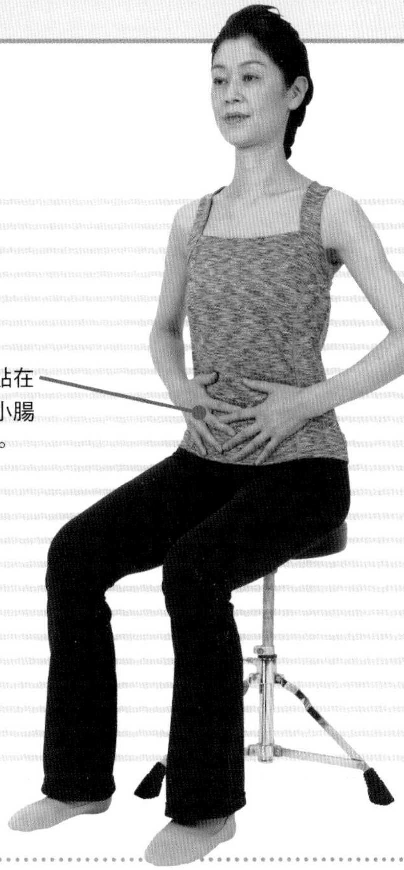
手掌貼在整個小腸部位。

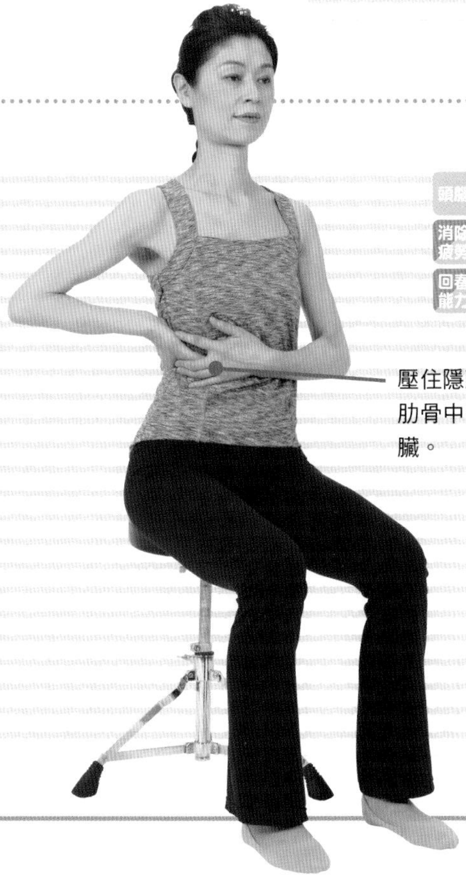
壓住隱藏在肋骨中的肝臟。

舒緩呼吸法

頭腦 心理 運動能力 預防疾病 治療疾病 消除疲勞 懷孕生產 家庭育兒 身體意識 美麗纖體 回春能力 考試能力 工作能力 人際關係 睡眠

肝臟呼吸操
強化肝臟功能的舒緩呼吸法

大半部的肝臟隱藏在肋骨中，要刺激這個部位，必須在呼吸的同時用雙手從外側施加壓力，從身體的內側與外側同時給予刺激。

❶如照片所示範，將雙手手掌貼於腹部側邊與側腰部位，當手臂放鬆時，手臂重量自然會施加在肝臟上。

❷慢慢用鼻子吸氣，讓腹部鼓脹起來去推擠手掌。

❸慢慢用嘴巴吐氣，腹部向內縮。

❹重複❷與❸的步驟共3組。

❺肝臟呼吸操結束後，為了維持軀幹內部的左右平衡，請將右手撐於座椅椅面的右側，身體邊倒向右側，邊緩緩地深呼吸。

頭腦 心理 運動能力 預防疾病 治療疾病
消除疲勞 懷孕生產 家庭育兒 身體意識 美麗纖體
回春能力 考試能力 工作能力 人際關係 睡眠

舒緩呼吸法

胰臟呼吸操
強化胰臟功能的舒緩呼吸法

胰臟位於胃與大腸的後方，不太容易找得到確切位置。我們將透過這套體操，確實去感受胰臟的存在。

❶如照片所示範，左手臂與右手臂交疊在一起，放鬆不要出力。左手臂圈住身體，讓手臂重量自然施加在胰臟上。

❷慢慢用鼻子吸氣，讓腹部鼓脹起來去推擠左手臂。

❸慢慢用嘴巴吐氣，腹部向內縮。

❹重複❷與❸的步驟共3組。

❺胰臟呼吸操結束後，請將左手撐於座椅椅面的左側，身體邊倒向左側，邊緩緩地深呼吸。這是能夠使軀幹內部恢復左右平衡的伸展操。

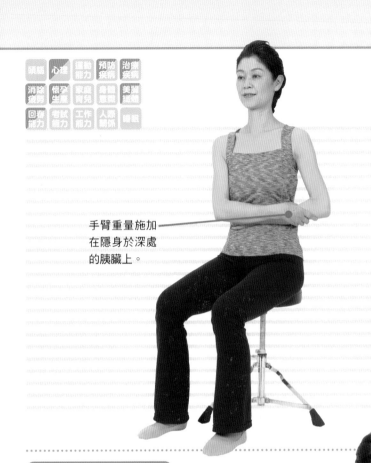

手臂重量施加在隱身於深處的胰臟上。

舒緩呼吸法

腎臟呼吸操
強化腎臟功能的舒緩呼吸法

讓身體內側如穿了束腹般暖呼呼。

❶如照片所示範，雙手手掌貼於後背兩側。做這個動作時，雙手無名指應該可以碰在一起，若沒有辦法，也請不要勉強。

❷吸氣讓腎臟去推擠手掌。

❸慢慢用嘴巴吐氣，腹部向內縮。

❹重複❷與❸的步驟共3組。

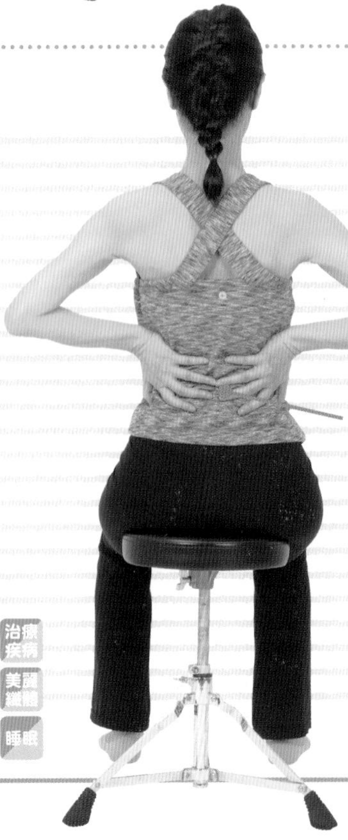

無名指能碰在一起的人，請將無名指緊靠在一起。

頭腦 心理 運動能力 預防疾病 治療疾病
消除疲勞 懷孕生產 家庭育兒 身體意識 美麗纖體
回春能力 考試能力 工作能力 人際關係 睡眠

舒緩呼吸法

全內臟呼吸操
強化所有內臟功能的舒緩呼吸法

邊用心感覺內臟的沉重「腹部裡有既沉重又柔軟，會隨身體擺動而晃動的器官」，邊實踐全內臟呼吸操。

❶採取仰躺姿勢，立起雙膝，並在頭部和腰部底下鋪一條摺起來後稍具厚度的毛巾。讓身體呈背部最低，臀部和頭部較高的姿勢。以腰部為中心蠕動身體，讓軀幹部位放鬆舒緩。

❷慢慢用鼻子吸氣。吐氣時先只吐一半，然後暫時憋住氣。

❸將意識擺在腹部，縮起腹部，鼓起胸部；縮起胸部，鼓起腹部，重複3次這樣的動作後再用嘴巴把另外一半的氣吐掉。

❹重複❷與❸的步驟共3組。

頭腦 心理 運動能力 預防疾病 治療疾病
消除疲勞 懷孕生產 家庭育兒 身體意識 美麗纖體
回春能力 考試能力 工作能力 人際關係 睡眠

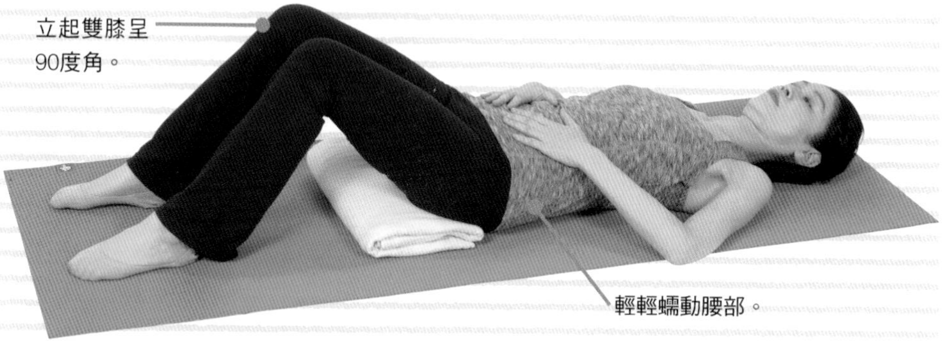
立起雙膝呈90度角。
輕輕蠕動腰部。

舒緩呼吸法

腸道呼吸操
強化腸道免疫力的舒緩呼吸法

疼痛、僵硬、局部不舒服會使腸道免疫力降低，找出這些部位並給予刺激，有助於提升腸道免疫力。

❶採取仰躺姿勢，放鬆全身力氣。以腰部為中心蠕動身體，讓軀幹部位放鬆舒緩。

❷用鼻子吸氣，吐氣時只吐一半，然後暫時憋住氣。縮起腹部的同時，讓胸部鼓起來，感覺整個內臟被往上拉提。

❸憋住氣的狀態下，將雙手貼於腹部，利用左右手的食指與中指，找出腹部疼痛、僵硬、不適的部位，並加以緩解。若覺得憋氣憋太久不舒服，先用嘴巴將氣吐掉。

❹重複❷與❸的步驟共3次，最後再輕輕蠕動身體。這樣整組的動作要重複1～3次。

頭腦 心理 運動能力 預防疾病 治療疾病
消除疲勞 懷孕生產 家庭育兒 身體意識 美麗纖體
回春能力 考試能力 工作能力 人際關係 睡眠

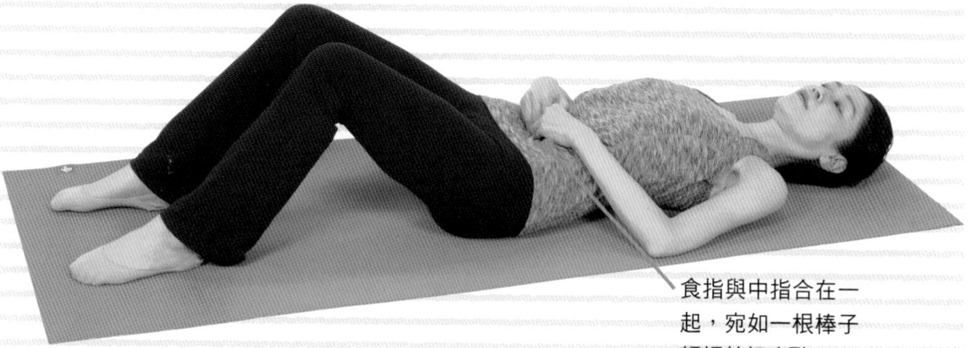
食指與中指合在一起，宛如一根棒子輕輕敲打痛點。

舒緩肌肉鍛練操

比一般的肌肉訓練操做起來更輕鬆且舒暢的舒緩肌肉訓練操。繁忙工作中想要喘口氣時也可以不費吹灰之力地做操。身體完全不要出力，放輕鬆去做操效果會更好。

頭腦	心理	運動能力	預防疾病	治療疾病
消除疲勞	懷孕生產	家庭育兒	身體意識	美麗纖體
回春能力	考試能力	工作能力	人際關係	睡眠

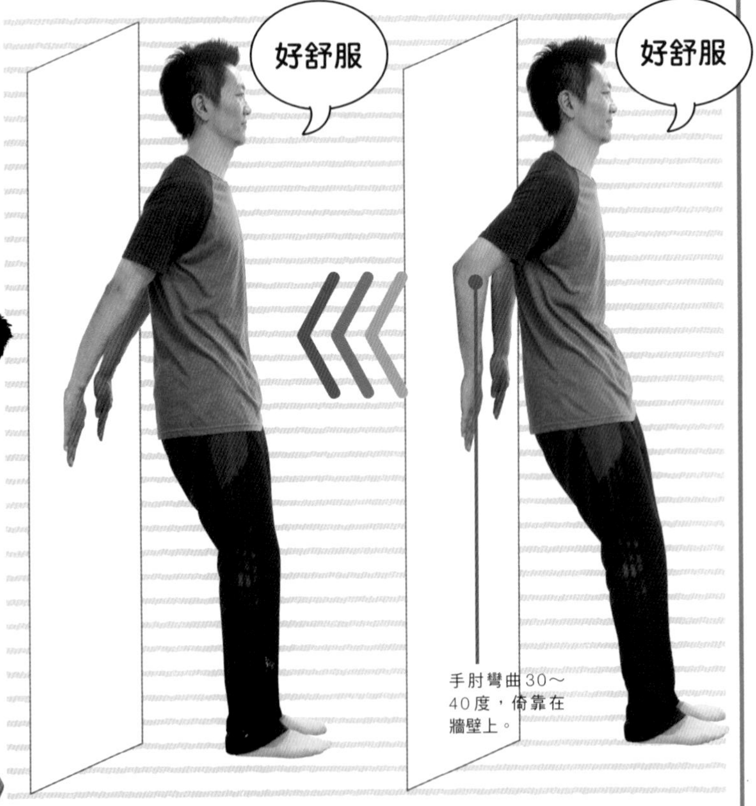

好舒服
好舒服
手肘彎曲30～40度，倚靠在牆壁上。

❶足後跟距離牆壁大約1個半的腳掌長，雙腳微微張開，背部貼近牆壁，雙手置於牆壁上，大約臀部的高度，腰部則稍微向前傾。

❷利用前臂的力量後推牆壁，花1.5秒的時間讓身體慢慢離開牆壁，停留3秒。然後再花1.5秒的時間讓身體貼回牆壁。

為了提升效果，建議於舒緩肌肉訓練操之前先進行其他的舒緩體操。
肘轉動操（→P92）、上臂窩肩操（→P93）、手臂擺動操（→P99）、伸展啊－操（→P80）、肩膀轉動操（→P66）、腰蠕動操（→P52）

5次×2組以上

後推牆操
後推牆壁體操

後推牆操是一套年輕人至高齡者都輕鬆做得來的體操。最大的魅力在於只要有牆壁，任何地方都能做操。適合用於工作空檔時，做個操讓自己的身心重新啟動。

變化型

5次×2組以上

後推地板操
後推地板體操

❶臀部著地坐在地上，雙腳稍微張開，雙手擺在軀幹後方支撐身體。膝蓋彎曲90～120度左右。

❷身體重量往後方移動時，手肘稍微彎曲。

❸手肘伸直，讓臀部稍微向上浮起。以1秒的時間緩緩伸直手肘，停留2秒，然後再以1秒的時間緩緩彎曲手肘。

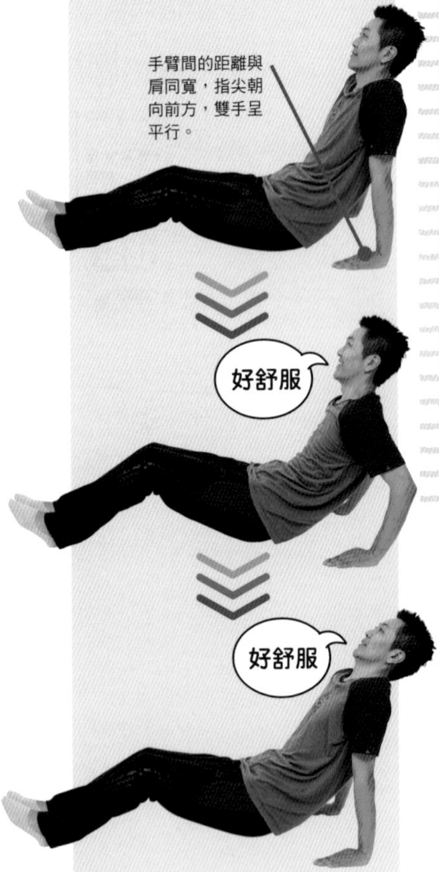

手臂間的距離與肩同寬，指尖朝向前方，雙手呈平行。
好舒服
好舒服

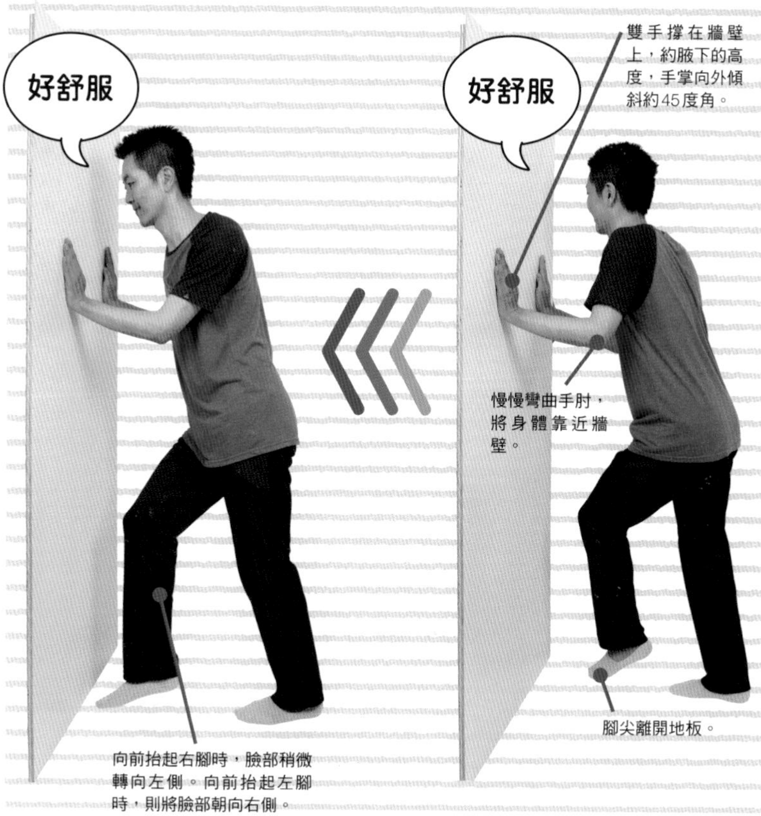
好舒服
好舒服
雙手撐在牆壁上，約腋下的高度，手掌向外傾斜約45度角。
慢慢彎曲手肘，將身體靠近牆壁。
腳尖離開地板。
向前抬起右腳時，臉部稍微轉向左側。向前抬起左腳時，則將臉部朝向右側。

左右各5次×2組以上

雙前推牆操
雙手前推牆壁體操

即使是相同的運動，如果能緩慢停止，緩慢恢復起始動作，將更有助於鍛鍊肌肉。

❶腳尖距離牆壁大約1個半～2個的腳掌長，雙腳張開與腰部同寬。雙手撐在牆壁上，雙手距離大約與肩膀同寬。

❷雙手撐在牆壁的姿勢下，花1.5秒的時間讓身體慢慢靠近牆壁，並向前抬起單側腳，停留3秒。

❸然後再花1.5秒的時間讓身體慢慢離開牆壁，並將腳擺回原位。對側腳也是同樣的動作。

頭腦　心理　運動能力　預防疾病　治療疾病
消除疲勞　懷孕生產　家庭育兒　身體意識　美麗纖體
回春能力　考試能力　工作能力　人際關係　睡眠

為了提升效果，建議於舒緩肌肉訓練操之前先進行其他的舒緩體操。
手臂擺動操（→P99）、肩部緊實操（→P96）、肩膀轉動操（→P66）、肩膀舒緩操（→P98）、肘轉動操（→P92）

變化型

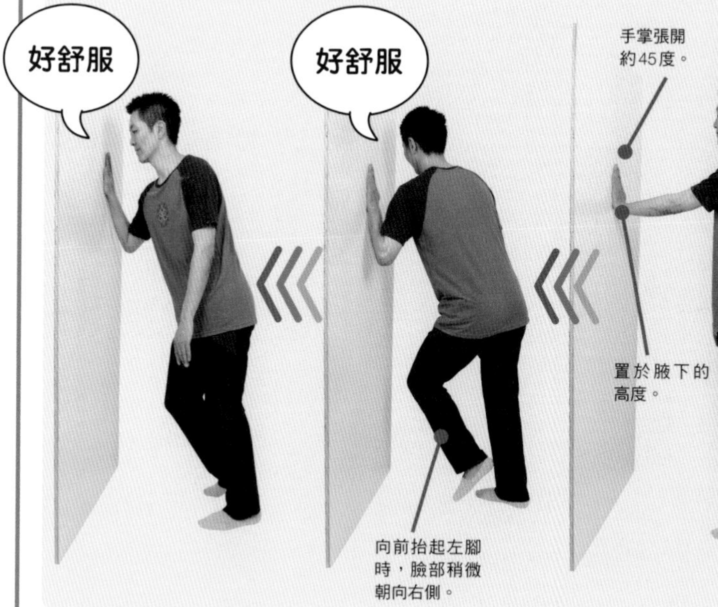
好舒服
好舒服
手掌張開約45度。
置於腋下的高度。
向前抬起左腳時，臉部稍微朝向右側。

左右各3次×1組以上

單前推牆操
單手前推牆壁體操

❶雙前推牆操的單手版。將左手置於左肩與胸骨的正中間，大約是腋下高度。

❷與雙前推牆操同樣的動作。

❸對側手也是同樣的動作。

頭腦 心理 運動能力 預防疾病 治療疾病
消除疲勞 懷孕生產 家庭育兒 身體適應 美麗纖體
回春能力 考試能力 工作能力 人際關係 睡眠

為了提升效果，建議於舒緩肌肉訓練操之前先進行其他的舒緩體操。
足跟擺動操（→P70）、腿部舒緩操（→P62）、轉子舒緩操（→P105）、全身摩擦操（→P74）、肘轉動操（→P92）、腰蠕動操（→P52）

❶仰躺在地，放鬆全身力氣，立起雙膝。舉起右手與左腳，以右手手肘碰左腳膝蓋。

❷維持這樣的姿勢下，邊喃喃自語「好舒服」，邊用左手摩擦腹肌部位，摩擦5次後，恢復起始姿勢。對側手腳也是同樣的動作。

左右各3次×2組以上

交叉腹肌操
交叉摩擦腹肌體操

邊喃喃自語「好舒服」，邊進行交叉腹肌操，有助於提升鍛鍊效果。可將這套體操作為準備操，透過摩擦手肘與膝蓋，舒緩身體並熱身。

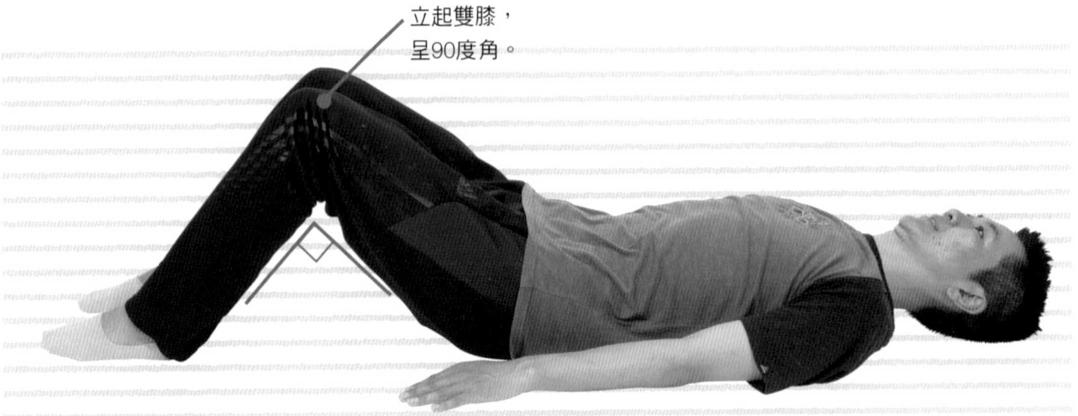
立起雙膝，
呈90度角。

好舒服
好舒服
手肘碰膝蓋。
右腳放鬆不
出力。
像是要看自己
的肚臍，稍微
將頭部向前彎
曲。
用手輕輕摩擦
腹肌部位。

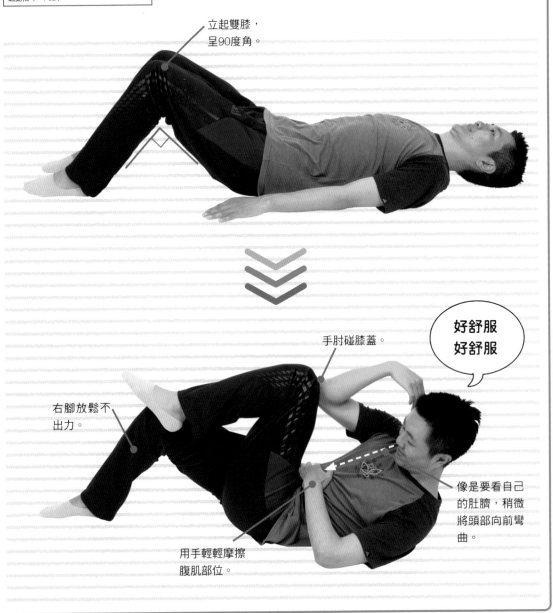

5次×1組以上

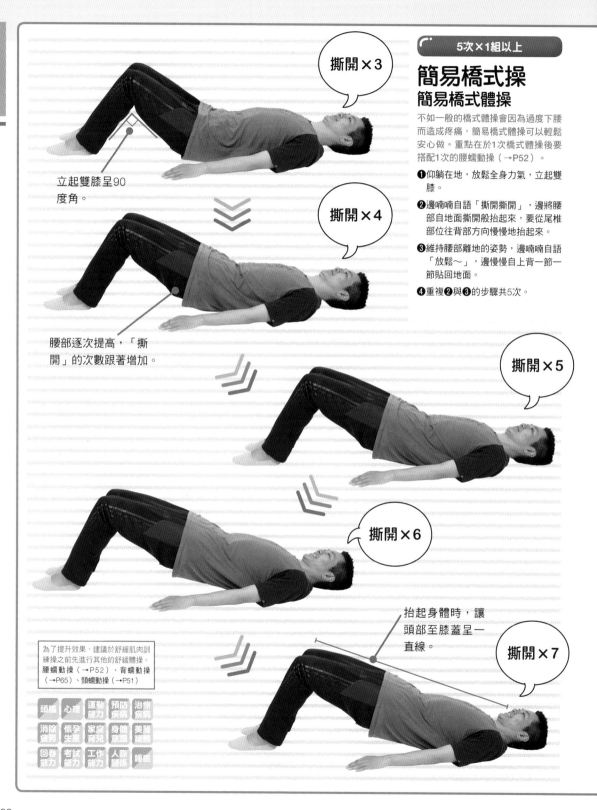

簡易橋式操

簡易橋式體操

不如一般的橋式體操會因為過度下腰而造成疼痛，簡易橋式體操可以輕鬆安心做。重點在於1次橋式體操後要搭配1次的腰蠕動操（→P52）。

❶仰躺在地，放鬆全身力氣，立起雙膝。

❷邊喃喃自語「撕開撕開」，邊將腰部自地面撕開般抬起來，要從尾椎部位往背部方向慢慢地抬起來。

❸維持腰部離地的姿勢，邊喃喃自語「放鬆～」，邊慢慢自上背一節一節貼回地面。

❹重複❷與❸的步驟共5次。

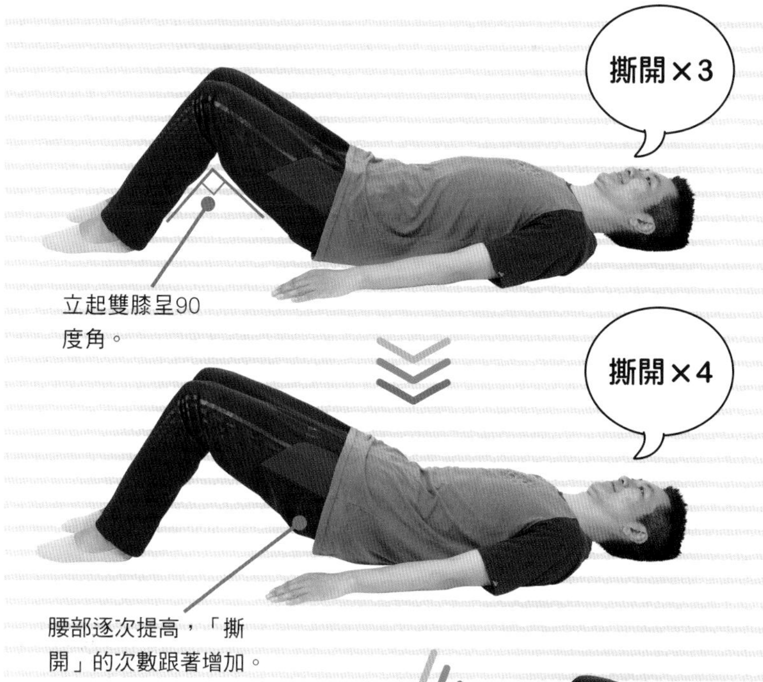
撕開×3
立起雙膝呈90度角。
撕開×4
腰部逐次提高，「撕開」的次數跟著增加。

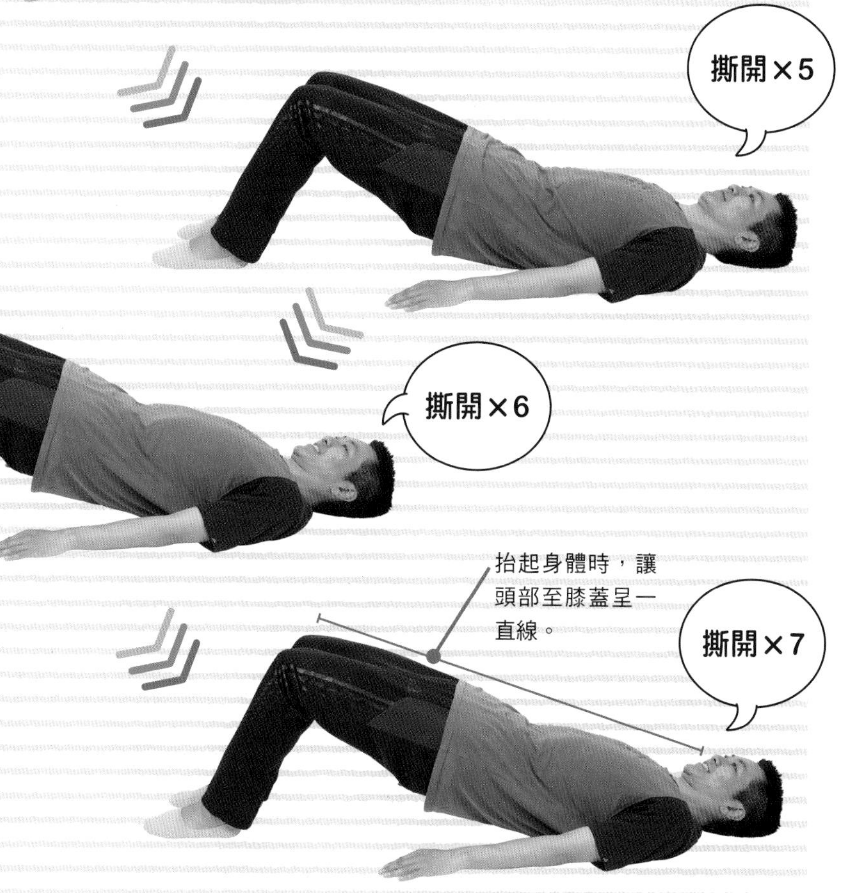
撕開×5
撕開×6
抬起身體時，讓頭部至膝蓋呈一直線。
撕開×7

為了提升效果，建議於舒緩肌肉訓練操之前先進行其他的舒緩體操。腰蠕動操（→P52）、背蠕動操（→P65）、頸蠕動操（→P51）

頭腦 心理 運動能力 預防疾病 治療疾病
消除疲勞 懷孕生產 家庭育兒 身體意識 美麗纖體
回春能力 考試能力 工作能力 人際關係 睡眠

頭腦 心理 運動能力 預防疾病 治療疾病 消除疲勞 懷孕生產 家庭育兒 身體意識 美麗纖體 回春能力 考試能力 工作能力 人際關係 睡眠

為了提升效果 建議於舒緩肌肉訓練操之前先進行其他的舒緩體操。
坐骨蠕動操（→P60）、膝揉動操（→P54）、足跟擺動操（→P70）、寶寶踢腳操（→P106）、大腿摩擦操（→P103）、單手腿摩擦操（→P102）、腰蠕動操（→P52）

5次×1組以上

TD蹲踞操

TD蹲踞體操

TD蹲踞操中的T是指桌子（Table），D是指書桌（Desk）。先進行手臂腰部蠕動操（→P53），腰部充分放鬆之後再進行TD蹲踞操。

❶將雙手平行置於靠近身體的桌緣上。雙腳垂直於桌面，大腿平行站好。

❷慢慢沉下腰。

❸花1.5秒的時間站好，停留1.5秒，然後再花1.5秒的時間沉下腰（半蹲姿勢），停留3秒。這樣的動作反覆5次，最後一次半蹲時請蹲踞至呈坐姿姿勢。

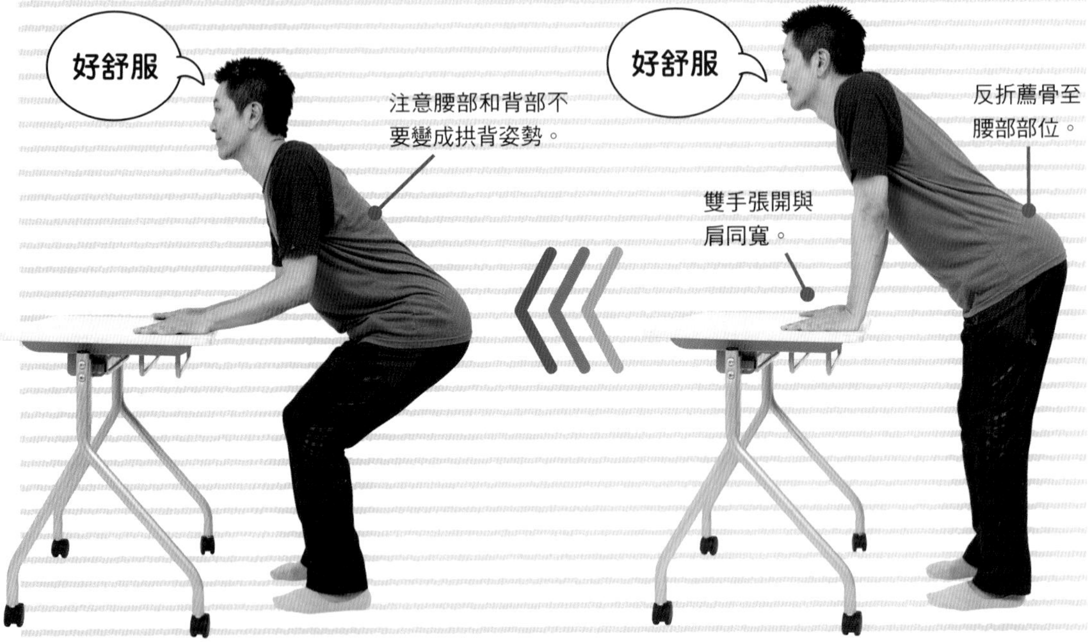

好舒服
注意腰部和背部不要變成拱背姿勢。
好舒服
反折薦骨至腰部部位。
雙手張開與肩同寬。

變化型

5次×1組以上

座椅蹲踞操

座椅蹲踞體操

❶淺坐在椅子上，雙手向前伸直。然後，左右手手掌各置於對側手的手肘上。小腿垂直於地面，大腿平行於地面。

❷花1.5秒的時間站起來，停留1.5秒。然後花1.5秒的時間坐下來。

❸重複5次算是1組。每完成1組動作就搭配1次坐骨蠕動操（→P60）。

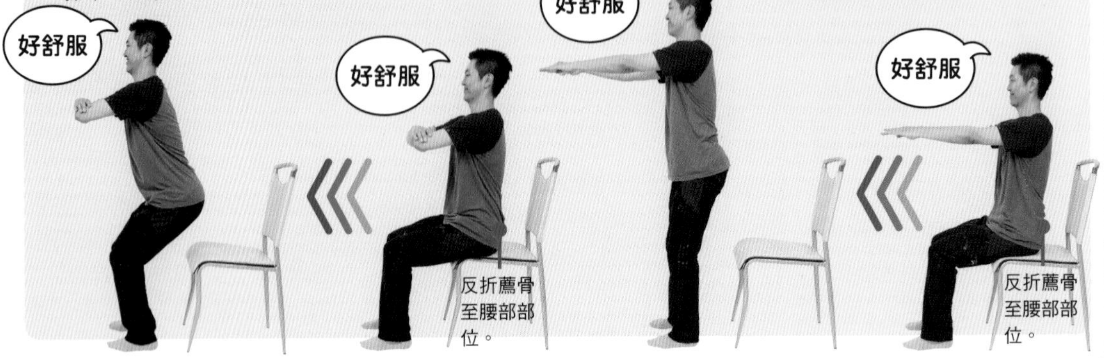

好舒服
好舒服
好舒服
好舒服
反折薦骨至腰部部位。
反折薦骨至腰部部位。

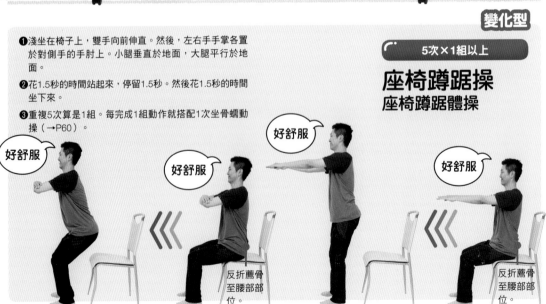

頭腦 心理 運動能力 預防疾病 治療疾病 消除疲勞 懷孕生產 家庭育兒 身體意識 美麗纖體 回春能力 考試能力 工作能力 人際關係 睡眠

早中晚各2次×1組以上

骨盆底肌群鍛鍊操

整體骨盆底肌群鍛鍊操

這套舒緩肌肉訓練操不僅能克服骨盆底部的疾病與障礙，還有助於透過軸心身體意識，強化不輕易動搖的強大精神力。進行骨盆底肌群鍛鍊操前，建議先以坐骨蠕動操（→P60）暖身，另外，做操時記得挺直背肌。

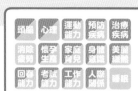

❶去感覺骨盆底部與座椅椅面接觸的那個部位，並且喚醒軸心身體意識。

❷將位於骨盆底最後方的肛門部位向上拉提。

❸讓軸心往前方平行移動，將肛門部位再向上拉提。

❹再往前方平行移動，分成中間、再稍微往前、骨盆前端共5個部位進行拉提。然後再依序由前往後復位。

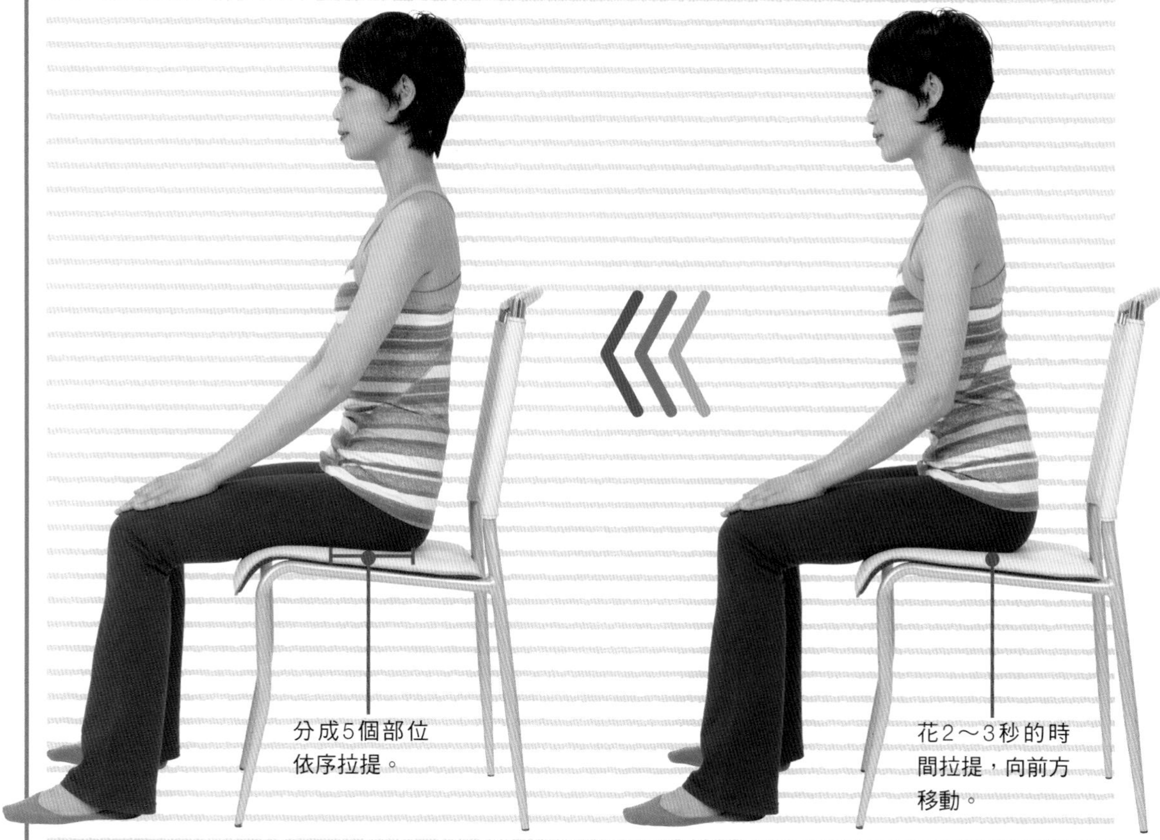
分成5個部位
依序拉提。
花2～3秒的時
間拉提，向前方
移動。

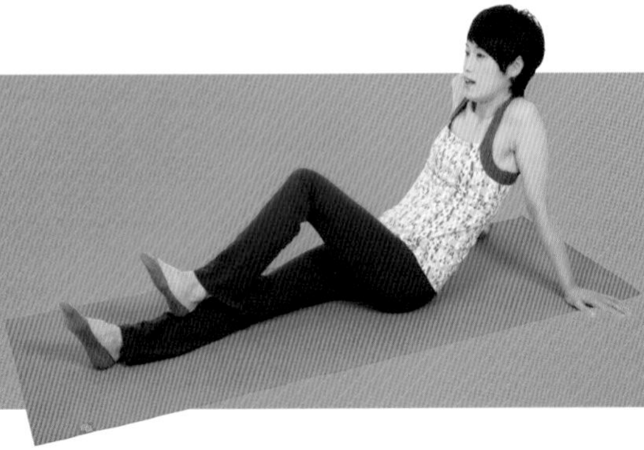

功能多樣化的舒緩體操

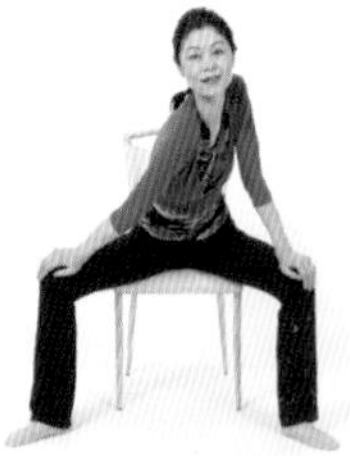

全身

咚咚肩腳操

咚咚肩腳體操

淺坐在椅子上，在能力所及的範圍內大大張開髖關節和大腿。邊喃喃自語「咚咚咚咚」，邊配合節奏依「左肩下壓－復位（咚）→右肩下壓－復位（咚）→雙腳合起來（咚）→雙腳張開（咚）」的順序做操，重複3～5次。

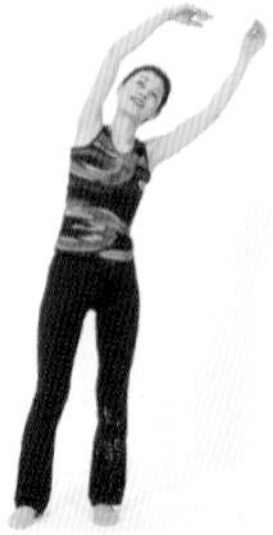

全身

微風徐徐操

初春微風徐徐體操

想像初春迎面吹拂的徐徐微風，邊喃喃自語「隨風徐徐搖擺～～」，邊愉悅地將雙手從右下方朝左上方擺動。然後再從左下方朝右上方擺動。重複數次相同的動作。

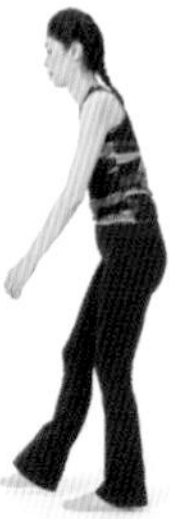

全身

緩慢步行操

部位拆解步行體操

手臂大幅擺動，雙腳向外甩出，從手臂、肩胛骨、肋骨、後腰、側腰、大腿前側、膝關節、小腿至足踝，將各個部位拆解開來，個別獨立緩慢地向前走。向前走時各個部位要盡量放鬆，不要出力。

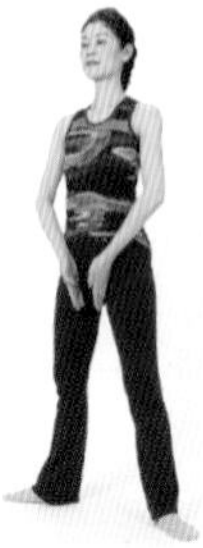

全身

重踩大地操

重踩大地體操

雙腳大大張開超過肩寬。上半身放鬆，雙手置於髖關節前。如同要用力將地板踩到下陷般，邊喃喃自語「沉重沉重」，邊上下垂直移動身體。做操時要記得時而放鬆身體。

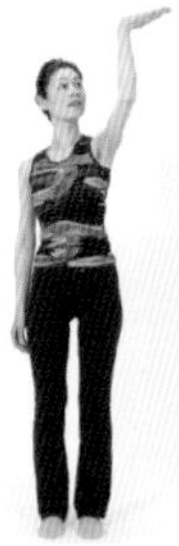

全身

一手撐天摩擦操

一手撐天摩擦放鬆體操

如同要一手撐起天空般高舉右手，邊喃喃自語「摩擦摩擦」，邊像是擦拭天花板般將手往小指方向移動。然後再慢慢地放下右手。另外一隻手也是同樣的動作。高齡者、手肘・肩膀不適者請不要勉強做這個動作。

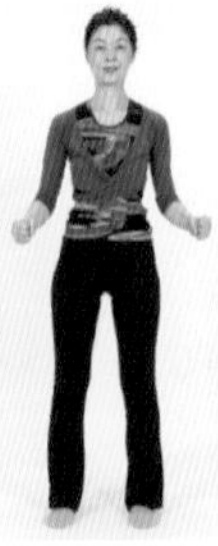

全身

肘膝交叉操

手肘膝蓋雙交叉體操

雙手握拳，讓左手手肘去碰右腳膝蓋，做操時身體要維持軸心身體意識。發出「噢！」聲的同時，握拳的雙手擺出空手道自然體姿勢。換手換腳後做出同樣的動作。重複數次相同的動作。

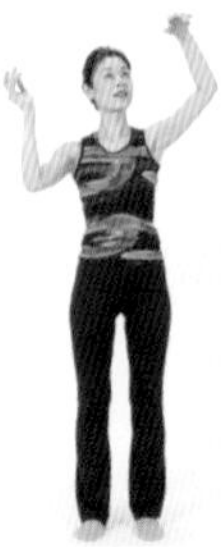

全身

楓葉飄落操

片片楓葉飄落體操

放鬆全身力氣，將雙手想像成片片楓葉，由上往下輕柔飄落，透過這個動作放鬆手掌、手臂、肩膀部位。隨時可以改變手臂高度、手掌方向，讓做操變得更有趣。

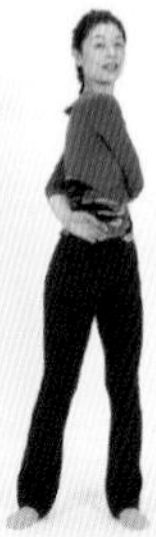

全身

交纏呼哇操

身體扭轉交纏呼哇體操

邊發出「呼 — 哇 — 呼 — 哇 — 」的聲音，邊以手臂為中心，慢慢扭轉身體。逐漸加大雙腳間的距離，像是要讓身體飛起來般，繼續扭轉身體。但切記不要過度扭轉腰部和膝蓋。

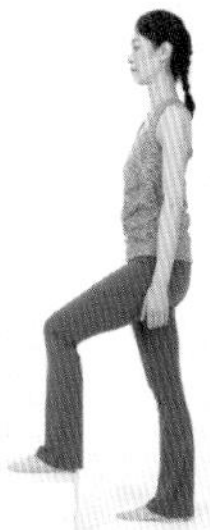

全身

上下階梯操

上下階梯體操

背脊挺直，想像頭頂有條線將自己往上拉。一腳擺在階梯上，小腿要垂直於階梯平面。將身體往上提的時候，盡可能維持小腿與階梯平面呈90度垂直角。重點在於從正下方往上頂，從正上方往上拉的感覺。

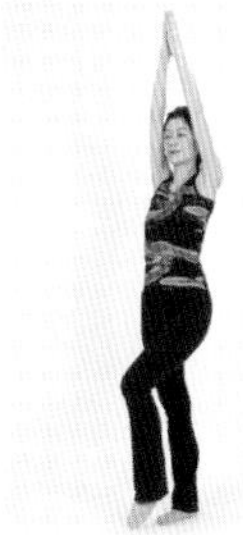

全身

頂天畫圓操

頂天放鬆畫圓體操

向前行走時，邊喃喃自語「頂天」，邊將雙手高舉過頭。雙手指尖合在一起並朝向天際。然後放鬆高舉手臂的力氣，讓手臂自然落下。最後，邊喃喃自語著「畫圈」，邊用手肘像畫圈般由後往前轉動（右手逆時針方向，左手順時針方向）。

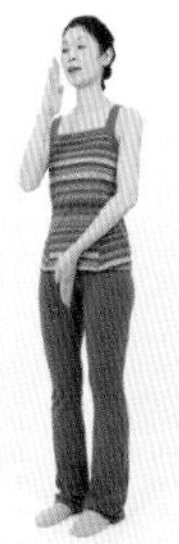

全身

一線天地操

一線貫穿天地體操

雙手手指靠攏，指向地球中心點。邊喃喃自語「貫穿」，邊將右手以平行於脊椎的方向自地球中心貫穿天際。然後，邊喃喃自語「貫穿」，邊將右手以平行於脊椎的方向自天際向下貫穿地球中心。左手也是同樣的動作。左右手各重複3次。

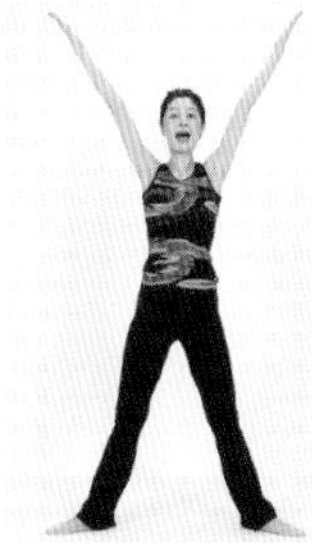

全身

芝麻開門操

芝麻開門體操

雙腳張開與肩同寬，雙手置於身前，指尖朝下輕合在一起。如同吸取來自地球中心的空氣，邊吸氣邊慢慢沉下腰。邊喃喃自語「吸」，邊伸直手臂朝向天空。嘴裡唸著「芝麻開門」，並大大地向左右兩側張開雙手。

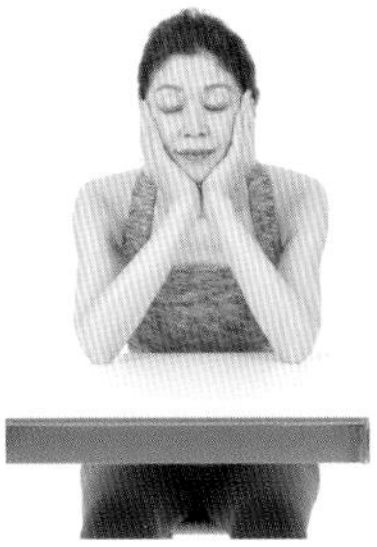

顏面・頸部

托頰吐氣操

托住臉頰吸氣吐氣體操

坐在椅子上，手肘置於桌上，手掌托住雙頰。手掌緊緊包覆臉頰，將頭部重量擺在手掌上，全身放輕鬆。在心中邊喃喃自語「吸」，邊用鼻子吸氣，吸一大口氣後，在心中邊喃喃自語「吐」，邊緊閉嘴巴用鼻子吐氣。

全身

寶寶甩手踢腳操

寶寶般甩手踢腳體操

像寶寶哭鬧般，嘴裡喊著「不要不要」，然後甩手踢腳。手腳交互一踢一縮，放鬆手臂與雙腳，進一步讓舒緩的感覺直入軀幹深層。腰部不適的人可立起單腳做操。

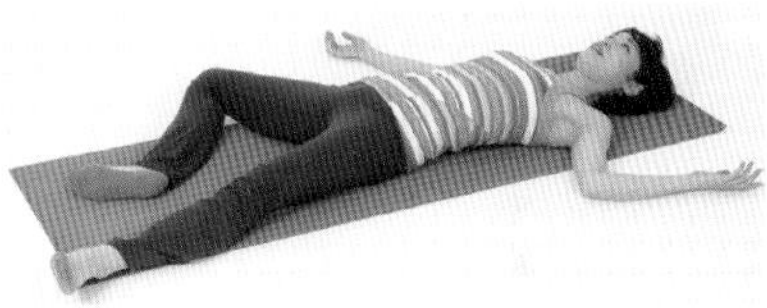

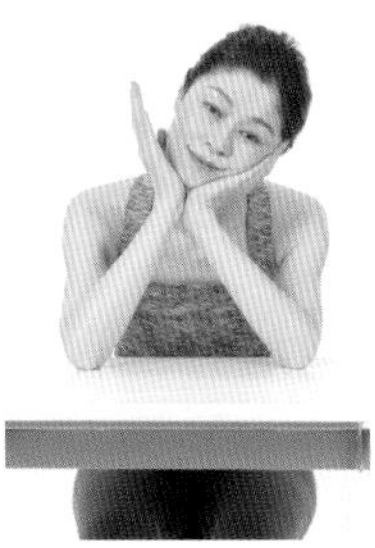

顏面・頸部

托頰拍拍操

托住臉頰輕拍體操

坐在椅子上，手肘置於桌上，手掌托住雙頰。手掌緊緊包覆臉頰，將頭部重量擺在手掌上，全身放輕鬆。將臉朝右側傾斜，在心中邊喃喃自語「拍拍」，邊用左手輕拍左側臉頰。另外一側也是相同的動作。

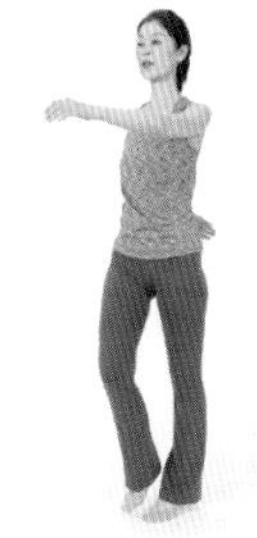

全身

全身伸展步行操

全身打直伸展步行體操

打直背脊，以身體不斷向上伸展的感覺走路，以伸展的感覺擺動手臂，以伸展的感覺踩著步伐，邊喃喃自語「伸展伸展」，邊原地踏步。習慣這套動作後，再多加一個伸展腳趾尖的動作。

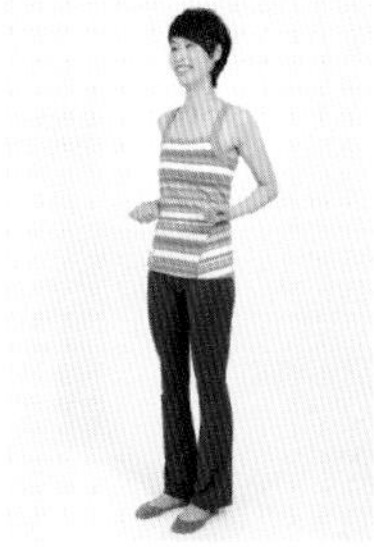

手・臂・肩

肩臂轉動伸展操

收起手肘轉動雙肩伸展手臂體操

將雙手手肘收到側腰邊。垂下手臂，邊喃喃自語「轉動轉動」，邊向前轉動肩膀部位。如同要伸直雙臂般，邊喃喃自語「伸展伸展」，邊將手臂由身體側邊往後方伸展。重複數次同樣的動作。

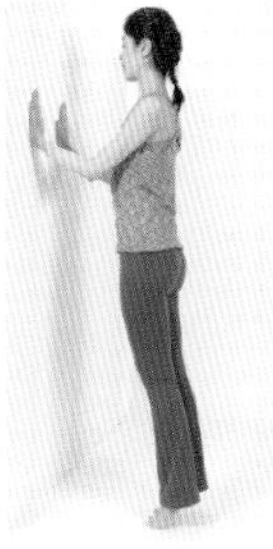

全身

手臂背部伸展操

手臂支撐背部伸展體操

雙腳張開，兩腳之間的距離要擺得下一顆拳頭。面向牆壁，雙手手掌頂在牆壁上。踮起腳尖，身體向上伸展打直。邊喃喃自語「伸展伸展」，邊盡量伸直雙臂，然後再回到起始姿勢。重複數次相同的動作。

腳部 足踝摩擦操 以T字交叉方式摩擦足踝體操

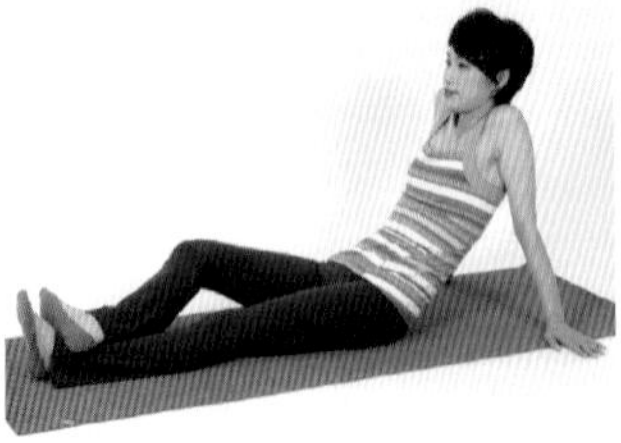

坐在地板上，雙腳向前伸直，雙手撐在身後，放鬆全身力氣。將右腳足踝外側置於左腳足踝上，擺出T字形姿勢。邊喃喃自語「好舒服」，邊以右腳足踝外側摩擦左腳足踝。左右腳交換，做同樣的動作。

手・臂・肩 水平舒緩操

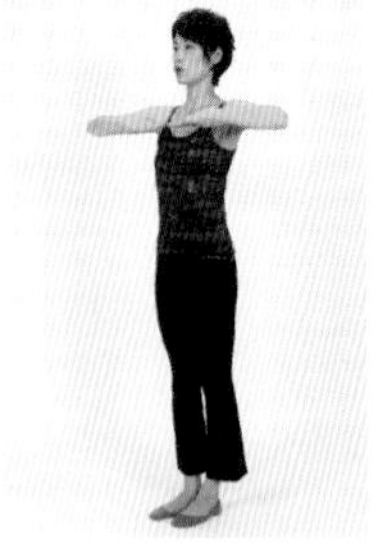

保持水平舒緩體操

手臂高舉至與肩同高，手掌部位往胸前靠攏，保持雙手手臂呈水平一直線。邊喃喃自語「水平水平」，邊想像著要將水平線向前延伸般地將雙手向前伸展（保持高度不變），然後保持同樣的高度從外側收回至胸前。

腳部 雙腳掃地操

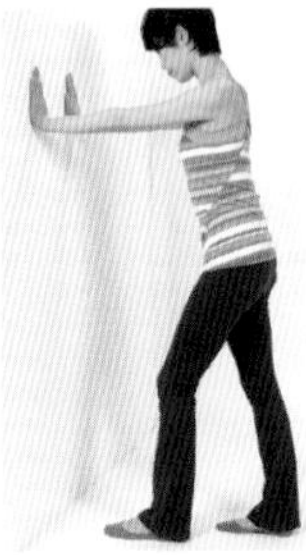

手撐牆掃地體操

雙手手掌撐在牆壁上，身體往後一大步。以撐牆的雙手支撐身體，右腳向前踏出半步。用右手摩擦右腳的內轉子。然後再雙手撐牆，將右腳往後拉回左腳的旁邊。左右腳交換，做同樣的動作。

手・臂・肩 水平前伸操

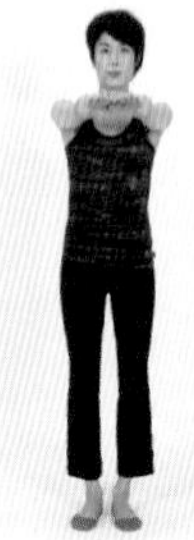

保持水平向前伸展體操

雙腳稍微張開，手臂高舉至與肩同高，手掌部位往胸前靠攏，保持雙手手臂呈水平一直線。邊喃喃自語「向前伸」，邊用力將手臂朝前方伸展。然後再邊喃喃自語「收回」，邊保持同樣高度地將手臂收回至胸前。

腳部 膝晃動操

膝蓋晃動體操

仰躺在地，將左腳腓骨置於右腳膝蓋邊角上，擺出蹺腳姿勢。邊喃喃自語「晃動晃動」，邊晃動左腳膝蓋以下的部位，請錯開與右膝接觸的部位。左右腳交換，做同樣的動作。

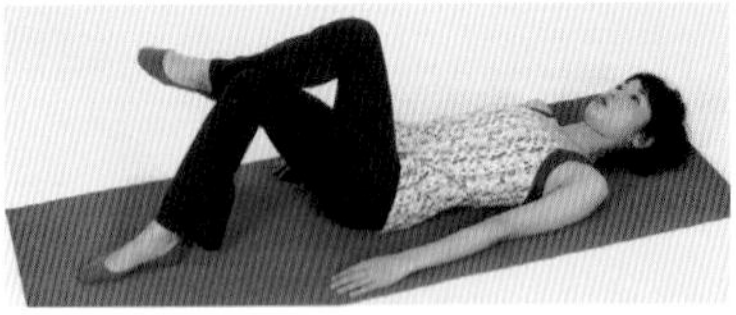

手・臂・肩 肩胛摩擦操

肩胛骨摩擦摩擦體操

仰躺在地，雙手手臂向左右兩側張開。邊喃喃自語「扭扭扭扭」，邊用肩胛骨輕輕在地板上摩擦。覺得身體放鬆後，可以彎曲手肘、隨性擺動手臂。

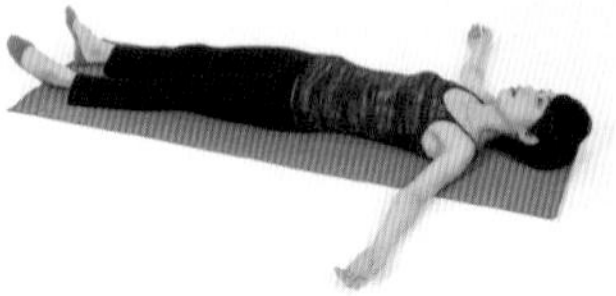

腳部 小腿揉動操

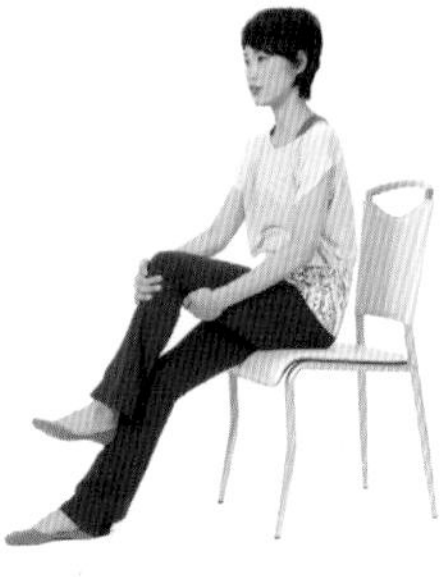

小腿揉動體操

坐在椅子上，放鬆全身力氣。邊喃喃自語「揉動揉動」，邊用左腳足踝摩擦揉動右小腿外側肌肉。請沿著脛骨方向摩擦。左右腳交換，做同樣的動作。採取臥姿或坐在地板上雙腳伸直的狀態下也可以做操。

手・臂・肩 手掌舒緩摩擦操

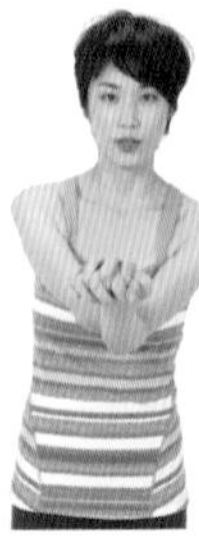

手掌舒緩摩擦體操

關於手掌的舒緩操共12種形態。做操模式有2種，一種是大家可以依順序完成這12種形態的體操；另外一種模式則是大家可依照個人喜好與需求任意調動做操順序。

腳部 雙膝緊實操 環抱雙膝緊實體操

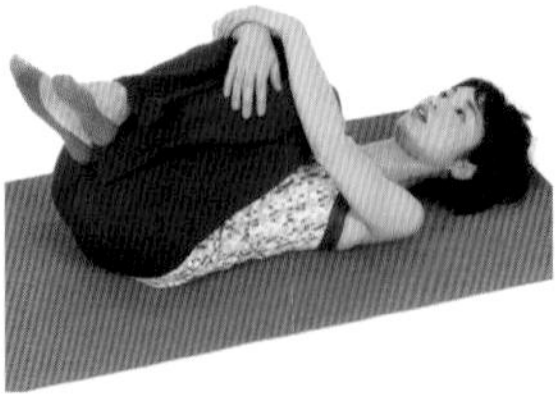

仰躺在地，彎曲雙腳膝蓋，雙腳足踝交叉疊在一起，用雙手緊抱著膝蓋。以手掌抓住對側手手腕的方式抱住膝蓋。全身放鬆，體會腰部後方被拉長緊實的感覺。然後邊喃喃自語「緊實緊實」，邊利用手臂重量將膝蓋帶往胸前。

手・臂・肩 軀幹手掌摩擦操

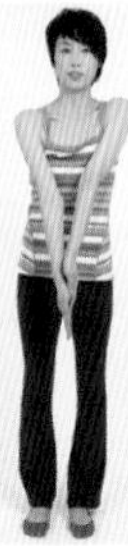

軀幹手掌摩擦體操

這是手掌舒緩摩擦操的進階版。共有11種做操形態，靈活運用軀幹部位來活動手掌。這11種形態包含「舒服地伸展手肘」、「手肘內側也很重要」等等。如同手掌舒緩摩擦操，有2種模式可供選擇。

軀幹

胸腹緊實操

胸腹部緊實體操

吸氣後，讓胸部、腋下和背部鼓起來，將空氣帶入胸部、腋下和背部。邊喃喃自語「緊實」，邊將空氣帶入體內；邊喃喃自語「放鬆」，邊讓空氣降至腹腰部位，然後縮肛9次。

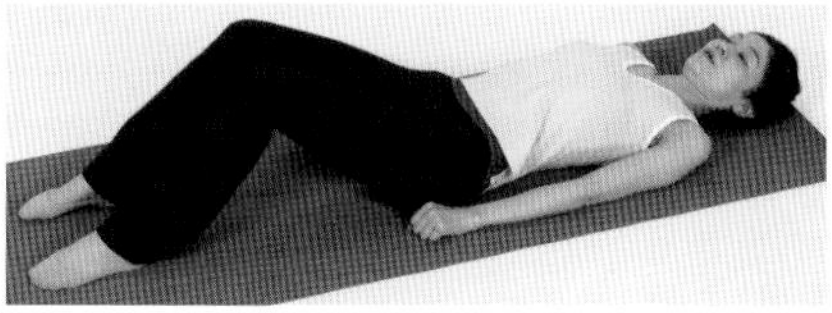

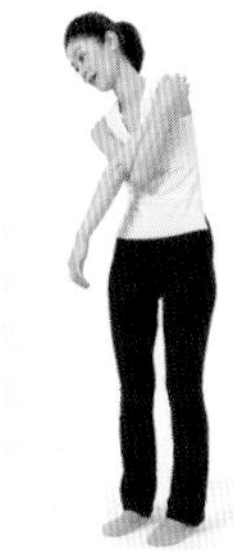

軀幹

肘部舒緩操

雙肘互抱舒緩體操

用右肘的內側撐住左手臂的中間部位。左手臂放鬆，上半身稍微傾向右側，稍微前彎。然後，利用右手臂的重量，讓左側肩胛骨自背部伸展開來，獲得放鬆舒緩。左右手交換，做同樣的動作。

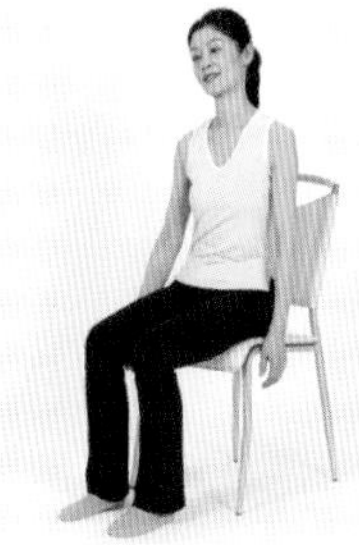

軀幹

肋骨蠕動操

肋骨蠕動蠕動體操

這套體操是將胸背呼哇操（→P112）和腋下呼哇操（→P113）中搖動舒緩肋骨的動作獨立出來。坐在椅子上，邊喃喃自語「蠕動蠕動」，邊前後左右往各個方向蠕動胸部、背部和腋下等肋骨周圍的部位。

軀幹

肘背蠕動操

肘支撐背部蠕動蠕動體操

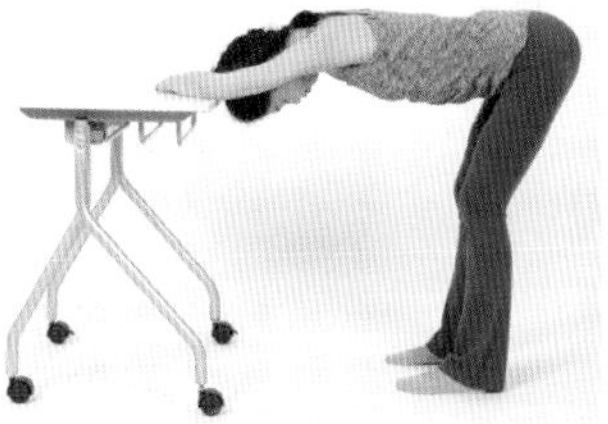

將雙手手肘置於桌子或堅固的椅背上，雙腳張開與肩同寬。將身體重量輕輕施加在手肘上，邊喃喃自語「蠕動蠕動」，邊左右蠕動背部。換成手臂也是同樣的動作。

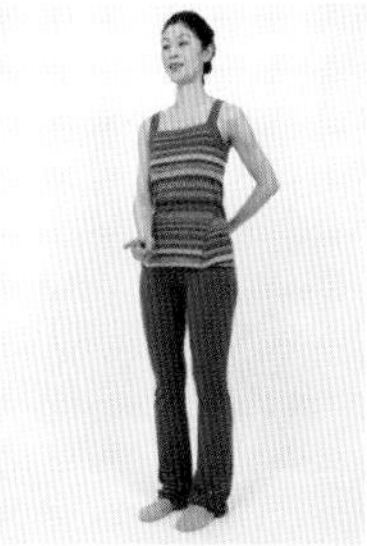

軀幹

薦骨貫穿操

薦骨貫穿體操

左手大拇指壓住薦骨中心點，右手置於下腹部中心位置，食指指向前方，猶如有一條線從薦骨向前貫穿下腹部。邊喃喃自語「貫穿」，邊將右手食指向前伸，讓那條直線向前延伸。左右手交換，做同樣的動作。

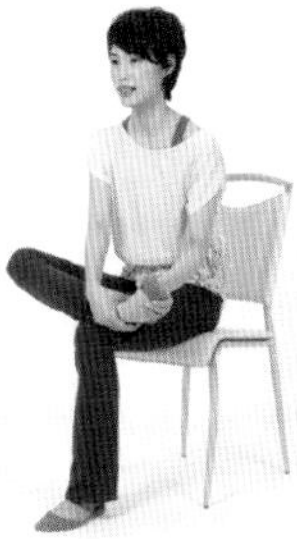

腳部

足踝轉動操

足踝轉動轉動體操

淺坐在椅子上，右腳足踝置於左腳大腿上，用左手輕輕轉動右腳足踝。這套體操的訣竅在於用右手幫忙扶住右腳足踝，用左手輕輕抓住左腳腳趾第一節關節處，然後往身體方向轉動足踝，用心去感受足踝舒緩放鬆的感覺。左右腳交換，做同樣的動作。

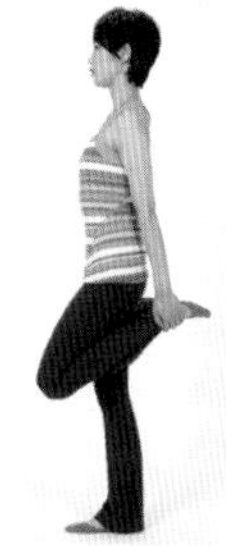

腳部

腿根部伸展操

大腿根部伸展體操

右手撐在牆壁上，左腳足踝置於左手手掌中，放鬆全身力氣，尤其是髖關節部位與腰部，讓大腿自然下垂。透過腳的力量讓髖關節往斜前下方伸展，有放鬆的感覺後，輕輕放下左腳。對側腳也是同樣的動作。不要過度將腳往臀部方向拉提，這樣可能會誘發腰部疼痛，請特別留意。

腳部

足踝縱向摩擦操

足踝交疊縱向摩擦體操

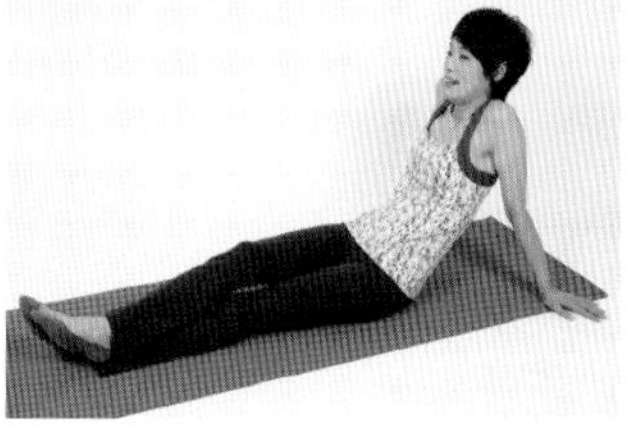

坐在地板上，雙腳向前伸直，雙手撐在身後，放鬆全身力氣。雙腳足踝交疊，用上方足踝輕輕摩擦下方足踝外側。用上方足踝與腳後跟之間的凹陷部位摩擦下方腳的足踝外側。

腳部

小腿磨蹭舒緩操

小腿磨蹭磨蹭舒緩體操

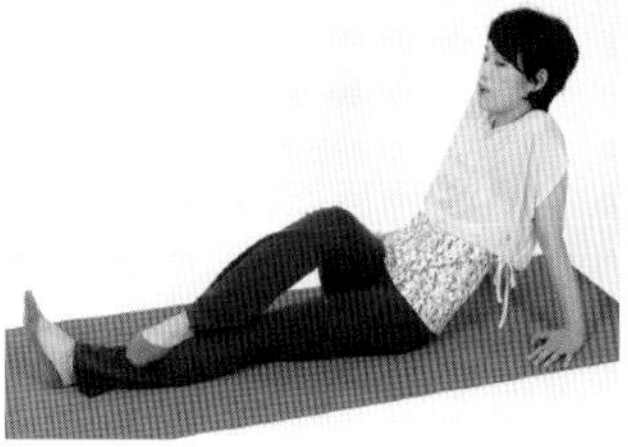

坐在地板上，雙腳向前伸直，雙手撐在身後，放鬆全身力氣。將右腳足跟內側至足弓部位置於左腳小腿內側上，邊喃喃自語「好舒服」，邊用右腳摩擦左腳膝蓋至足踝部位。左右腳交換，做同樣的動作。

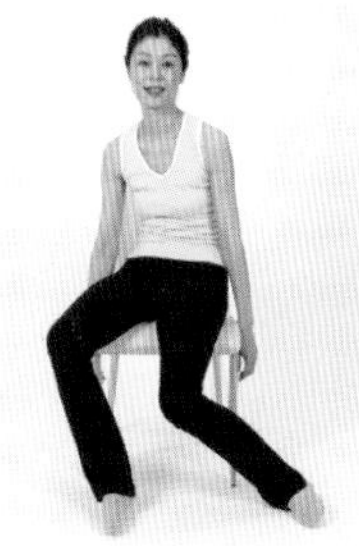

腳部

臀腿蠕動操

臀部蠕動大腿摩擦體操

坐在椅子上，放鬆全身力氣。邊喃喃自語「蠕動蠕動」，邊左右蠕動臀部，放鬆臀部的同時大腿也能獲得舒緩。同時藉由大腿的動作，髖關節也會跟著放鬆。另一方面，這一連串的動作還具有強化軸心身體意識的效果。

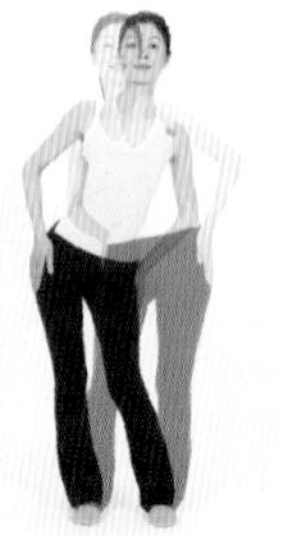

軀幹

腰扭轉操

扭轉腰部體操

雙腳張開大於腰寬。用手輕柔地摩擦腰部側邊。邊喃喃自語「旋轉旋轉」，如同在平面上畫圓般扭轉腰部3～5次。相反方向也是同樣的動作。順時針與逆時針方向合計為1組動作，請重覆數組動作。

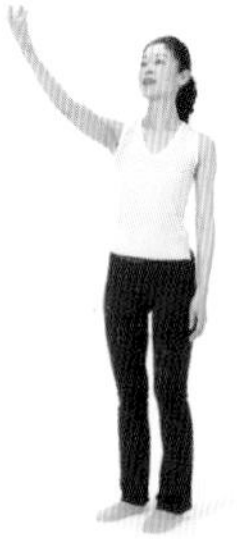

軀幹

胸口暖呼呼操

太陽暖呼呼胸口體操

想像前方有溫暖舒服的太陽，邊喃喃自語「好舒服」，邊用手摩擦胸口。將慣用手的手指置於胸口中心位置，如同太陽與胸口間有一條拋物線般，用手沿著拋物線在太陽與胸口之間來回移動。

軀幹

下腹暖呼呼操

下腹暖呼呼體操

仰躺在地，用手摩擦下腹。雙手置於下腹部，用力吸氣。暫時憋住氣，拉提緊實胯下至肛門部位，然後放鬆，拉提⇆放鬆重覆9次。動作結束後，慢慢吐氣並摩擦下腹。

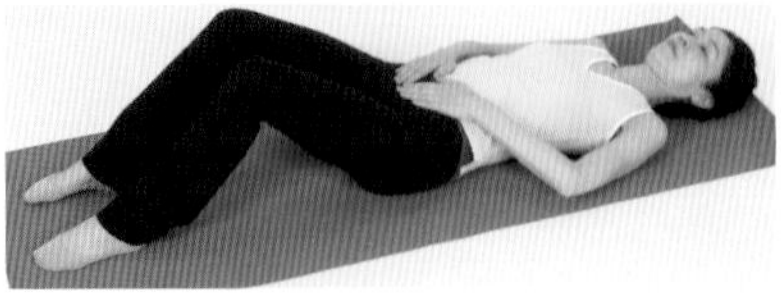

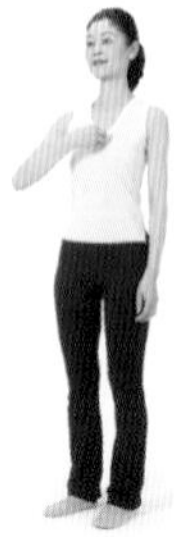

軀幹

胸口舒緩操

手指手掌胸口舒緩體操

用手摩擦胸口。慣用手的五隻手指靠攏，擺出像鳥喙的形狀，在胸口中央部位輕敲20～30次。接著，像要抓一顆蘋果般張開五指，在胸口中央部位輕敲10次。最後，想像對面有個人，用食指沿著兩人之間的想像拋物線來回移動。

軀幹

貓咪舒緩操

貓咪姿勢舒緩體操

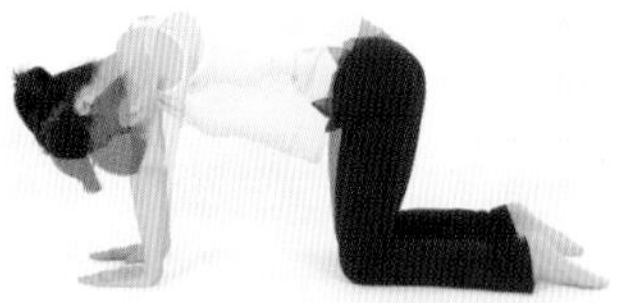

雙手手掌、雙腳膝蓋著地，擺出四肢動物的姿勢。輕輕蠕動、搖擺身體。邊吸氣邊慢慢拱起背，然後再邊吐氣邊恢復起始姿勢。在背部稍微彎曲的狀態下進行舒緩體操。

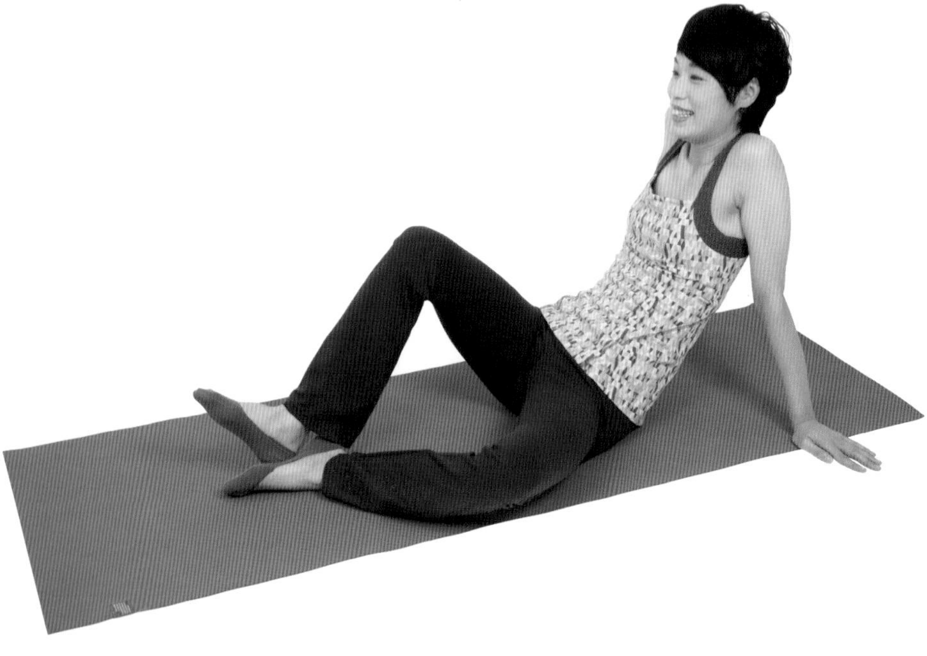

第3章

舒緩護體運動應用篇

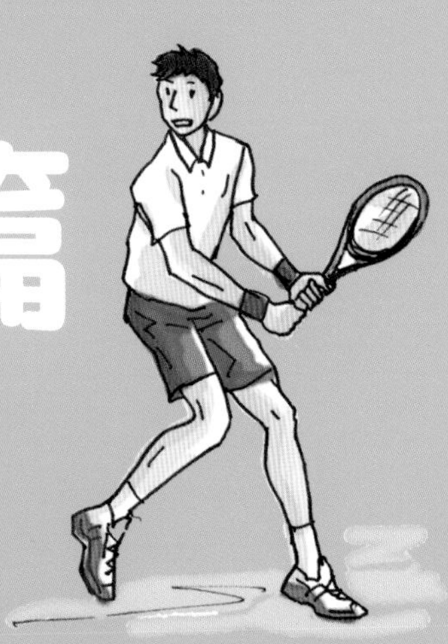

除了足球舒緩訓練運動等特定的舒緩護體運動外，將舒緩體操與其他運動搭配在一起，有助於使高峰表現更上一層樓。在這個章節中，將為大家介紹各種舒緩護體運動的應用方式。

運動結合舒緩體操

將舒緩體操與運動、歌唱等結合在一起，不僅能使身心獲得舒緩與妥善照顧，同時還有助於開發潛藏於人體內的無限能力，這樣的健身方式稱為「舒緩護體運動」。在這章節中，將為大家介紹5種舒緩護體運動。

足球舒緩訓練運動

足球運動中，將貫穿地心（地球中心）、人體中心、球心（足球中心）的中心軸稱為「球軸」。球軸是足球運動中最重要的本質能力，而足球舒緩訓練運動的主要目的就是要鍛鍊球軸。鍛鍊球軸不但能增進足球技能，即便在日常生活中也具有「每一個動作都變得靈活敏捷」、「時常能保持心情舒暢」等加乘效果。

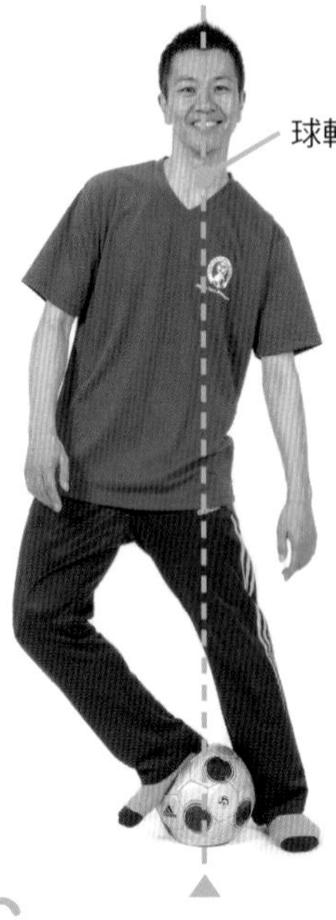

IOBC

Inside over ball center

❶採取站立姿勢，全身放鬆，感覺來自地心的直線貫穿自己身體的中心線。

❷維持軸心身體意識，將右腳置於眼前的足球上。將腳置於足球上時，身體容易僵硬，建議務必先做好暖身，待全身舒緩之後再做操。

❸心裡想著要連同自己的軸心跨越球心和地心，用足底摩擦滾動球的方式，順著球的滾動將身體帶到球的另外一側。（如圖）

❹對側腳也是同樣的動作。請再三確認移動路徑上沒有其他人，以免發生碰撞造成傷害。

單腳操

單腳舒緩訓練操

稍微提起單側腳，輕輕左右擺動，舒緩足部、足踝、小腿、小腿肚、膝蓋、大腿和髖關節部位。

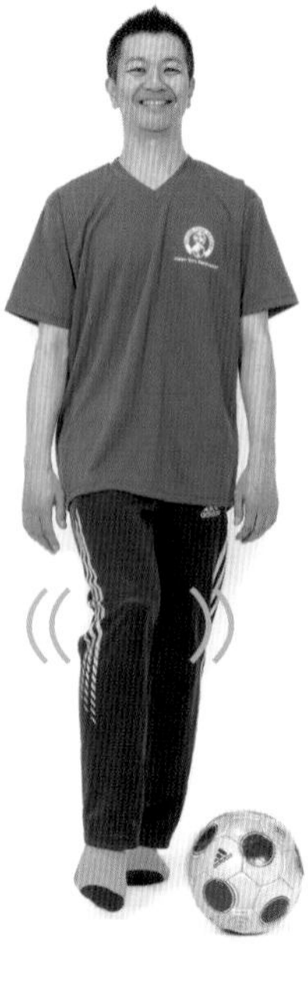

步行舒緩運動

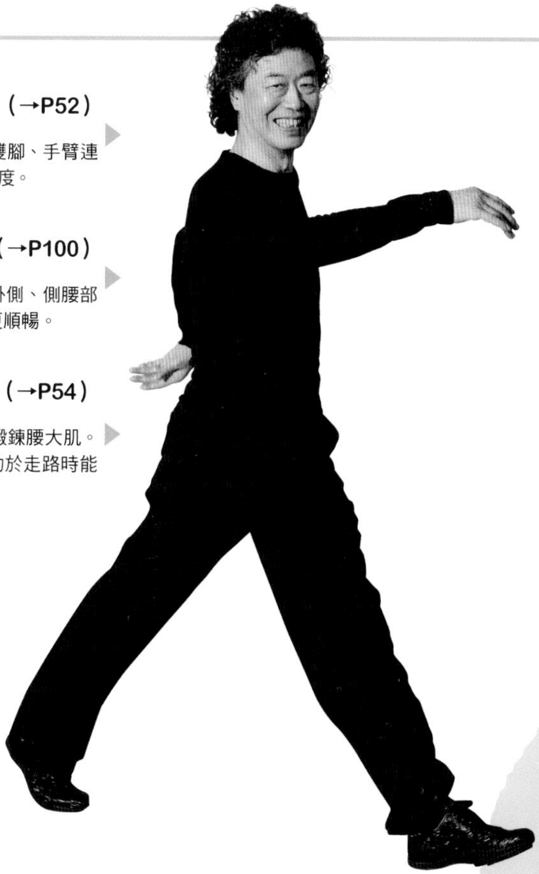

腰蠕動操（→P52）

放鬆腰部，讓腰部和雙腳、手臂連動。增加腰大肌的靈活度。

小腿晃動操（→P100）

放鬆小腿外側至大腿外側、側腰部位。使雙腳上提動作更順暢。

膝揉動操（→P54）

身體越放鬆越有助於鍛鍊腰大肌。正確使用腰大肌，有助於走路時能更加輕鬆抬腳。

所謂步行舒緩運動，是指放鬆身體，以絲毫不僵硬的「自然力量」舒服又暢快地步行。結合舒緩體操與步行運動的步行舒緩運動，是目前最理想的運動方式。放鬆身體，將任何人都擁有的步行能力發揮到極致。

緩慢步行操（→P136）

結合所有步行動作的體操。有助於矯正身體歪斜與不良姿勢的問題，並且使雙腳能夠自然伸往正前方。

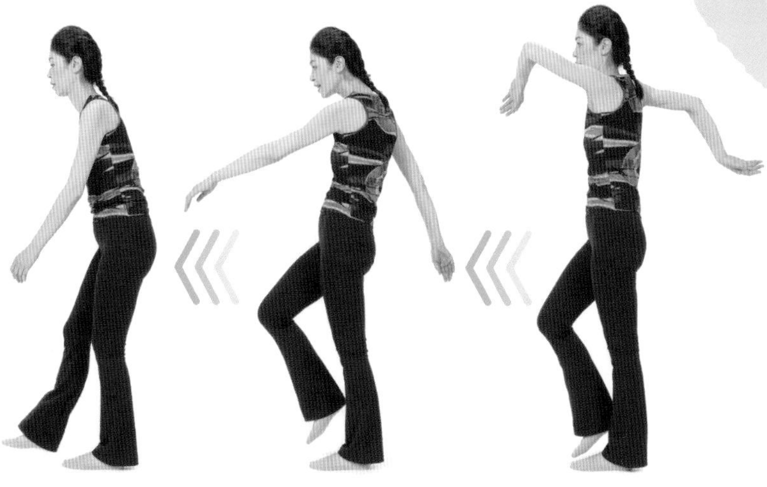

鐘擺行禮操（→P99）

由深到淺，放鬆整個肩膀的力氣，手臂大幅擺動。手臂擺動幅度大，雙腳步伐也會強而有力。

足跟擺動操（站姿）（→P71）

髖關節至脛骨呈一直線，才能平均支撐體重，使身體不產生歪斜。平時要隨時多意識足跟的存在。

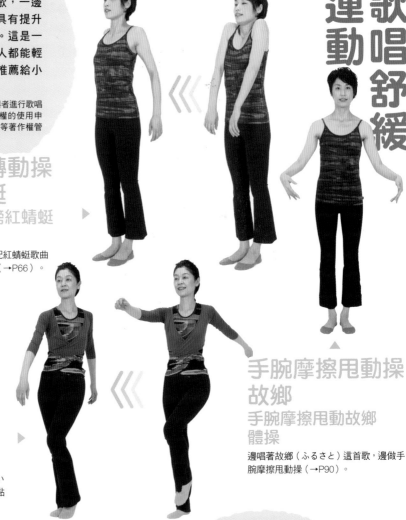

歌唱舒緩運動

歌唱舒緩運動是結合舒緩體操與歌唱，可依照舒緩部位的不同，一邊唱著最適合的歌曲、流行歌，一邊做操。不僅能練歌喉，還具有提升體操帶給身心的舒緩效果。這是一套可快樂地唱歌，且任何人都能輕鬆做到的舒緩運動，誠心推薦給小朋友或高齡者。

※若要在公開講座或活動中指導參與者進行歌唱舒緩運動，必須事先提出音樂著作權的使用申請。請使用者於活動之前向ASRAC等著作權管理單位提出申請，以免不小心觸法。

肩膀轉動操 紅蜻蜓

轉動肩膀紅蜻蜓體操

肩膀轉動操搭配紅蜻蜓歌曲（赤とんぼ）（→P66）。

手腕摩擦甩動操 故鄉

手腕摩擦甩動故鄉體操

邊唱著故鄉（ふるさと）這首歌，邊做手腕摩擦甩動操（→P90）。

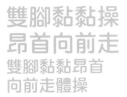

雙腳黏黏操 昂首向前走

雙腳黏黏昂首向前走體操

邊唱著昂首向前走（上を向いて こう）這首歌，邊做雙腳黏黏操（→P76）。

基礎舒緩運動

基礎舒緩體操發表於現在的舒緩體操之前，是針對身體姿勢與身體各部位的舒緩護體運動。內容包含搖動舒緩運動（藉由搖動擺動身體加以舒緩放鬆的運動）等的舒緩體操的原型。將身體分成骨骼、內臟、肌肉三個層面，由上而下，依序將意識擺在各器官與組織上，徹底舒緩身體各個部位。

肌肉舒緩

以由頭至腳全身的肌肉為對象，慢慢搖晃慢慢舒緩放鬆肌肉。做操時要意識著肌肉與骨骼是獨立分開的。這是三種基礎舒緩運動中相對容易理解的一種，若覺得其他基礎舒緩運動難以具體實踐，可先從肌肉舒緩開始做起。

內臟舒緩

以由頭至腹部的腦、眼球（眼球也是內臟之一）、肺臟等臟器為對象，慢慢搖晃慢慢舒緩放鬆。這套舒緩體操有助於提高生命力，因此做操時務必力求輕柔、精緻。以清水洗滌內臟的感覺，將手置於最初要舒緩的部位，輕輕摩擦舒緩放鬆。

骨骼舒緩

以由頭至腳的顱骨、頸椎、胸椎等骨骼為對象，舒緩放鬆全身上下的骨骼。先試著回想一下骨骼潔白的顏色，然後想像著白色固狀物慢慢化成泥，化成液體，如此一來，以骨骼為中心的深層柔軟搖動舒緩運動就會應運而生。

滑雪舒緩運動

❶舒緩掘雪
在定點位置上，利用搖動幫助雪板掘雪。

❷雪上軸轉向
穿著雪板的狀態下，在雪地上進行軸翻滾（打造軸心意識的鍛鍊方法）。

❸緩緩搖擺滑動
一邊滑雪一邊進行基礎舒緩運動（→P144）。利用滑動來舒緩放鬆身體。

❹軸轉向滑動
在緩斜坡上，邊滑動邊進行軸翻滾。

❺骨感雪面
利用骨骼去感覺雪面的滑動方式。依序利用足底骨、脛骨、腓骨、髖關節、肋骨、脊椎去感受。

❻骨動轉向
利用較高、較突出的骨骼去做出轉向動作。

❼轉向動緩骨
與（6）相反，利用轉向動作來舒緩放鬆骨骼。

❽舒緩站姿
利用雪杖分擔並支撐體重，讓身體可以更輕鬆地站著。

❾舒緩滑動
放鬆全身力氣去滑動，尤其是膝蓋部位，千萬不要出力。

❿舒緩搭乘纜車
不要慌張，一起放輕鬆地前去搭纜車。坐上纜車時，更加放鬆身心。

⓫舒緩下纜車
坐在纜車座椅上時要放鬆身體，下纜車時猶如液體般緩緩移動至雪地上。

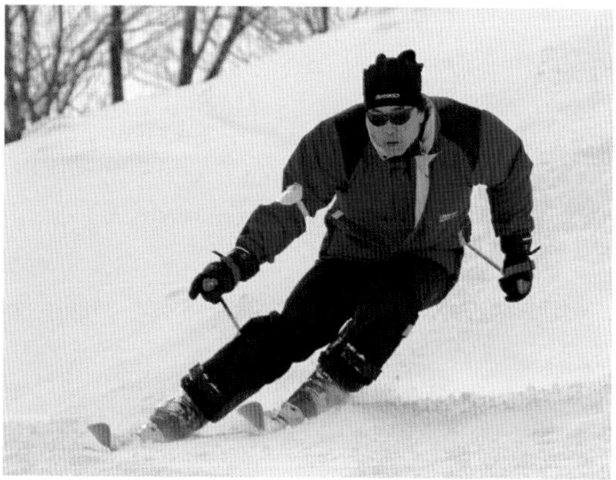

筆者從事滑雪運動第30天

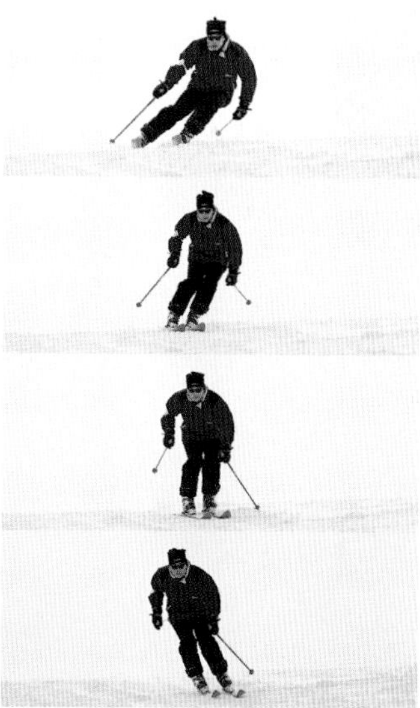

一般的滑雪動作中，當左轉向結束後要移至右轉向時，通常必須在其他地方挖一個新的雪堆，但如果利用滑雪舒緩運動中的肋骨放鬆操，就能夠在原地將原有的雪堆壓平後另起新的雪堆。

參考資料
『武術的奧義應用 舒緩滑雪革命』
運動科學綜合研究所　日幣3,000日圓（含稅）
DVD約33分鐘　ISBN978-4-901904-31-0
監修・指導：高岡英夫

書中收錄武術奧義「舒緩」的解說、超舒暢高速railturn示範、五階段的雪上滑雪舒緩運動指導。

▶**購買請洽免付費專線：0120-29-9625、FAX：0120-299-635**
http://www.bookservice.jp/

滑雪舒緩運動能夠使身體在不僵硬的狀態下，越滑越放鬆。有效利用脊椎的波浪運動，再運用波浪運動產生能量來改變身體方向，從而加快轉向速度。經過實驗證明，這樣的速度可達日本滑雪冠軍的2倍以上。

種類別之舒緩運動組合

舒緩體操提升自我能力

肌肉鍛鍊、瑜伽、網球等形形色色的運動項目若結合舒緩體操，不僅能使身體舒緩放鬆，進而改善身體功能，還有助於提升自我能力。

肌肉鍛鍊

適合喜歡舒緩體操，同時也非常熱愛鍛鍊肌肉的人。於鍛鍊肌肉之前後進行舒緩體操，能有效提升鍛鍊效果。放鬆肌肉有助於避免鍛鍊肌肉時帶來的緊繃。另外，還可預防疲勞累積，打造更強而有力的肌肉。

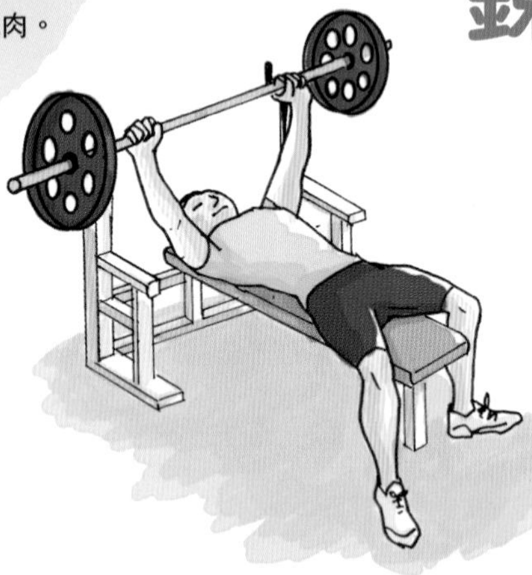

鍛鍊操		舒緩體操
Chest Fly 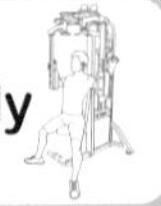	+	坐骨蠕動操（→P60）、肩膀轉動操（→P66）、雙手伸展扭轉操（→P81）、上臂窩肩操（→P93）、肩胛蠕動操（→P94）、胸背呼哇操（→P112）
Abdominal Curl 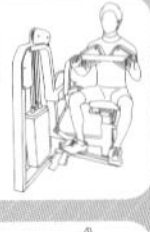	+	腰蠕動操（→P52）、腿部舒緩操（→P62）、足跟擺動操（→P70）、全身摩擦操（以腹部為中心，→P74）、腹腰呼哇操（→P114）
Lat Pull Down 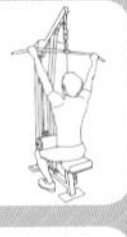	+	坐骨蠕動操（→P60）、上臂窩肩操（→P93）、肩部緊實操（→P96）、胸背呼哇操（→P112）、腹背呼哇操（→P113）、肘部舒緩操（→P139）
Bench Press 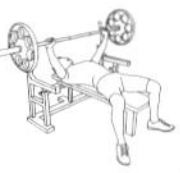	+	腰蠕動操（→P52）、背蠕動操（臥姿，→P65）、肩膀轉動操（→P66）、手腕摩擦甩動操（→P90）、上臂窩肩操（→P93）、胸背呼哇操（→P112）
Dumbbell Fly 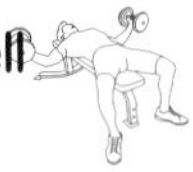	+	背蠕動操（臥姿，→P65）、肩膀轉動操（→P66）、手腕摩擦甩動操（→P90）、上臂窩肩操（→P93）、肩胛蠕動操（→P94）、胸背呼哇操（→P112）
Chinning 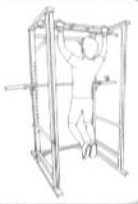	+	肩膀轉動操（→P66）、手腕摩擦甩動操（→P90）、上臂窩肩操（→P93）、肩部緊實操（→P96）、胸背呼哇操（→P112）、肘部舒緩操（→P139）

游泳

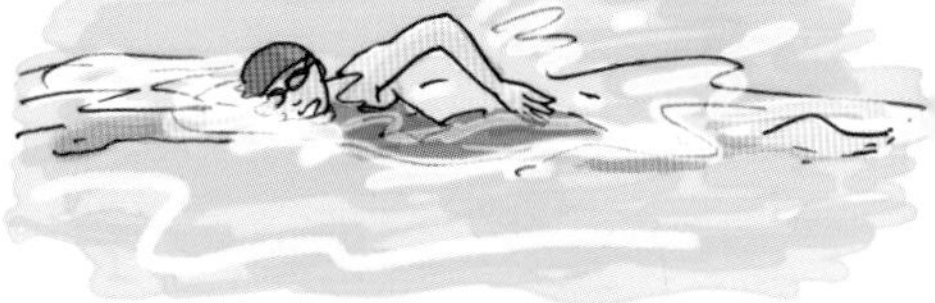

游泳能夠鍛鍊並協調全身肌肉的運作，與舒緩體操可說是最佳拍檔。這不僅能提高身體各方面的功能，更能使各運動的要素能力發揮至極致。

鍛鍊操		舒緩體操
自由式 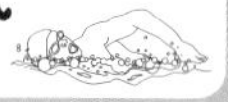	+	肩肋前轉動操（→P67）、海豚扭動操（→P79）、腋下呼哇操（→P113）、雙膝腰背放鬆操（→P119）、一線天地操（→P137）、肋骨蠕動操（→P139）
仰式 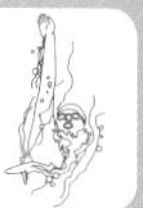	+	肩肋後轉動操（→P67）、肩胛轉動操（→P95）、牆腰蠕動操（→P117）、楓葉飄落操（→P136）、頂天畫圓操（→P137）
蝶式 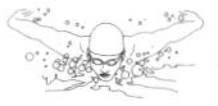	+	腳板摩擦操（→P59）、肩肋前轉動操（→P67）、海豚扭動操（→P79）、肩甲轉動操（→P95）、拋肩操（→P97）、雙膝腰背放鬆操（→P119）
蛙式 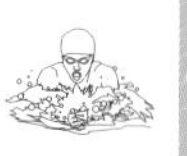	+	肩膀轉動操（→P66）、肩肋後轉動操（→P67）、雙手伸展扭轉操（→P81）、小腿晃動操（→P100）、足踝摩擦操（→P138）

＋

頸滾動操（→P51）、腰蠕動操（→P52）、腿部舒緩操（→P62）、膝摩擦操（→P64）、肩膀轉動操（→P66）、手腕摩擦甩動操（→P90）、鐘擺行禮操（→P99）、寶寶踢腳操（→P106）、肩胛摩擦操（→P138）

伸展運動

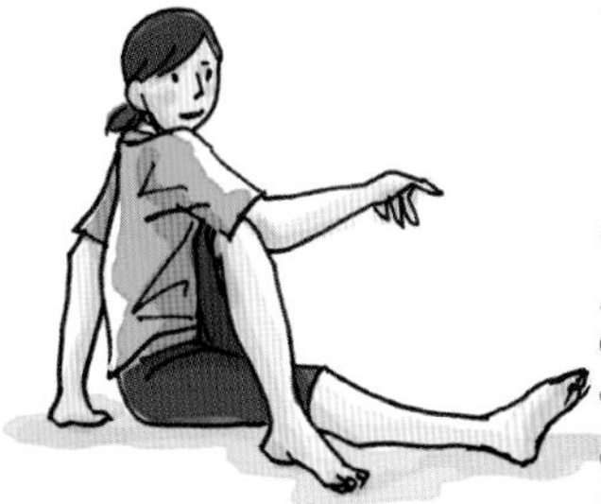

伸展運動是各類運動中不可或缺的要素之一，而伸展運動也包含在舒緩體操中。若能搭配數種舒緩體操一起做，將有助於提升伸展運動的效果。

鍛鍊操		舒緩體操
肩胛部位伸展運動	→	肩胛蠕動操（→P94）、腋下呼哇操（→P113）、肘部舒緩操（→P139）、肋骨蠕動操（→P139）
頸部至肩部伸展運動	→	後腦滾動操（→P44）、頸滾動操（→P51）、肩部緊實操（→P96）、托頰吐氣操（→P137）、托頰拍拍操（→P137）
大腿前側伸展運動	→	腿部舒緩操（→P62）、大腿根部縱向摩擦操（→P69）、足跟擺動操（→P70）、單手腿摩擦操（→P102）、雙腳扭捏操（→P107）、腿根部伸展操（→P139）
腋下伸展運動	→	坐骨蠕動操（→P60）、波浪舞動操（→P82）、腋下呼哇操（→P113）、一手撐天摩擦操（→P136）、芝麻開門操（→P137）
腋下腹部旋轉伸展運動	→	膝滾動操（→P56）、雙腳黏黏操（→P76）、雙手黏黏操（→P77）、魚扭動操（→P78）、布丁搖晃操（→P84）、腰擺動操（→P116）、微風徐徐操（→P136）
軀幹旋轉伸展運動	→	膝滾動操（→P56）、魚扭動操（→P78）、胸背呼哇操（→P112）、肘膝交叉操（→P136）、咚咚肩腳操（→P136）、腰扭轉操（→P140）

瑜珈

鍛鍊操		舒緩體操
牛面式 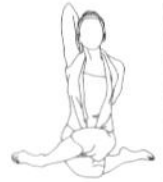	+	坐骨蠕動操（→P60）、 腿部舒緩操（→P62）、 轉子摩擦操（→P68）、 肘轉動操（→P92）、 肘轉動操（→P94）、 胸部呼哇操（→P113）
三角伸展示 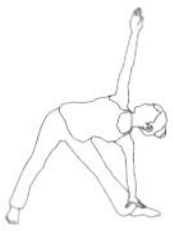	+	腰蠕動操（→P52）、 尾骨蠕動操（→P61）、 腋下呼哇操（→P113）、 腰扭動操（→P116）、 牆腰蠕動操（→P117）、 交纏呼哇操（→P136）、 腰扭轉操（→P140）
脊椎扭轉式 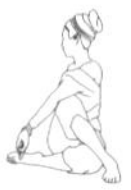	+	腰蠕動操（→P52）、 坐骨蠕動操（→P60）、 背蠕動操（→P65）、 轉子摩擦操（→P68）、 交纏呼哇操（→P136）
勇士式 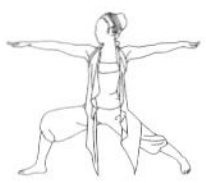	+	大腿後側肌摩擦操（→P103）、 馬步摩擦操（→P109）、 芝麻開門操（→P137）、 腿部伸展操（→P139）、 薦骨貫穿操（→P139）、 胸腹緊實操（→P139）

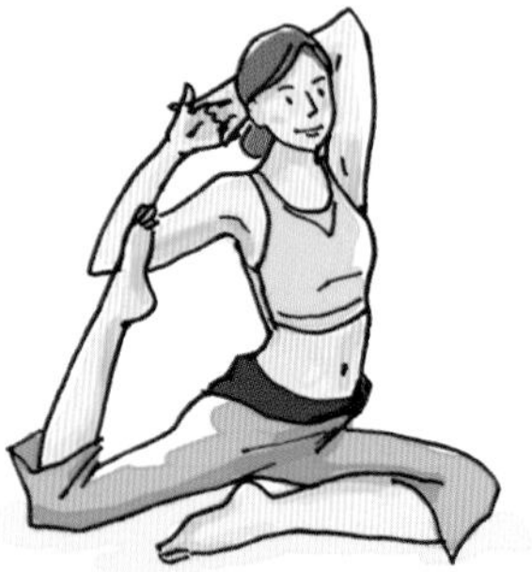

瑜珈是非常受到歡迎的健康養生方法之一。其中有不少姿勢對初學者來說過於困難，但搭配舒緩體操操一起做的話，大家將能以更輕鬆、更安全的方式舒緩身心。

嘻哈舞

鍛鍊操		舒緩體操
肩部獨立動作 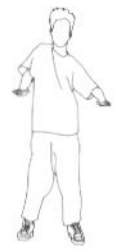	+	肩部轉動操（→P66）、 波浪舞動操（→P82）、 肩胛蠕動操（→P94）、 肩部緊實操（→P96）、 馬步摩擦操（→P109）、 水平舒緩操（→P138）、 肩胛摩擦操（→P138）、
胸部獨立動作 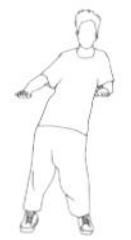	+	腰蠕動操（→P52）、 脊椎扭動操（→P56）、 背蠕動操（→P65）、 魚扭動操（→P78）、 胸部呼哇操（→P113）、 肋骨蠕動操（→P139）、 貓咪舒緩操（→P140）
腰部獨立動作 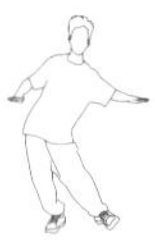	+	腰蠕動操（→P52）、 膝滾動操（→P56）、 足跟擺動操（→P70）、 雙腳扭扭操（→P107）、 腰扭動擺動操（→P116）、 芝麻開門操（→P137） 腰扭動操（→P140）

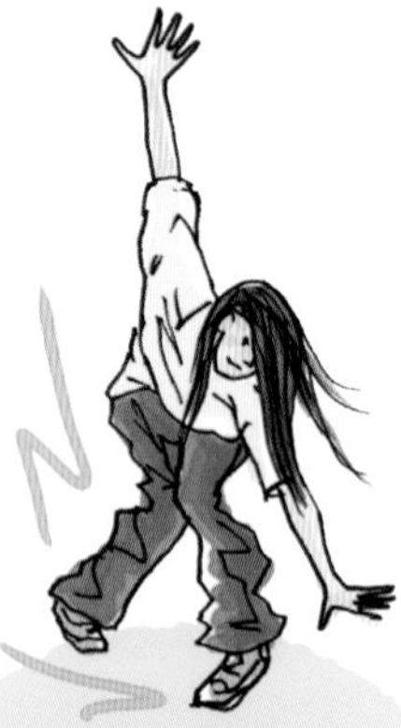

嘻哈舞非常受到年輕人的歡迎。將嘻哈舞的獨立動作與舒緩體操結合在一起，不僅能使動作更純熟俐落，還可以打造不易疲勞的體質並預防跳舞中受傷。

社交舞

社交舞廣受各年齡層的人喜愛。這些舒緩體操最有助於提高社交舞所需的各種能力。對中高年齡的人來說，最大的魅力就是能打造不易疲勞的身體與減少傷害發生。

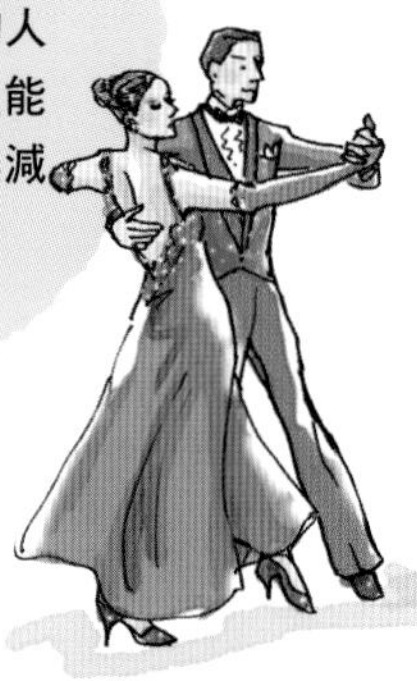

鍛鍊操	舒緩體操
華爾滋、探戈等 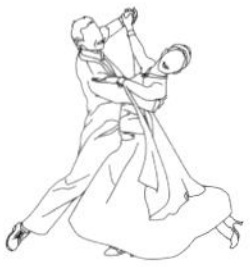	肩膀轉動操（→P66）、 足跟擺動操（→P70）、 腳尖擺動操（→P71）、 波浪舞動操（→P82）、 軸心操（→P85）、 手腕摩擦甩動操（→P90） 上臂窩肩操（→P93） 大腿後側肌摩擦操（→P103） 胸部呼哇操（→P113） 胸口舒緩操（→P140）

古典芭蕾

古典芭蕾需要難度極高的身體技巧，若能結合舒緩體操，將有助於讓身體更柔軟且輕快。另外，這些體操還具有強化芭蕾舞最需要的軸心身體意識的效果。

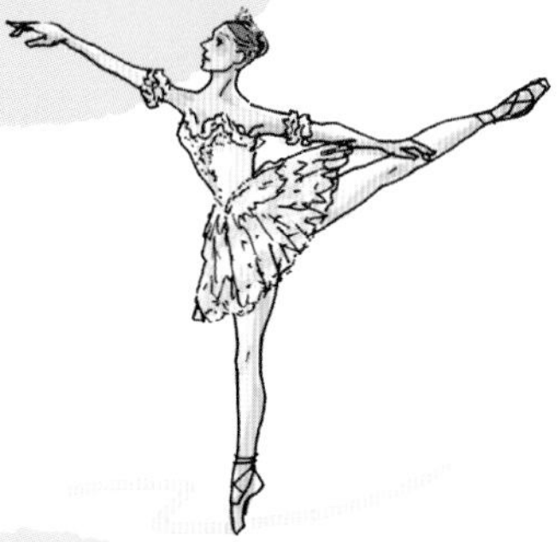

鍛鍊操	舒緩體操
下蹲 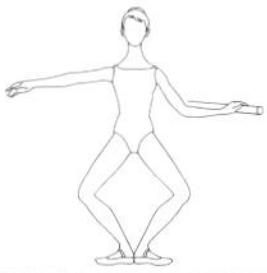	頸滾動操（→P51）、 腰蠕動操（→P52）、 膝揉動操（→P54）、 轉子摩擦操（→P68）、 胯下緊實放鬆操（→P73）、 外足踝摩擦操（→P108）、 足踝轉動操（→P139）、 肋骨蠕動操（→P139）
迎風展翅 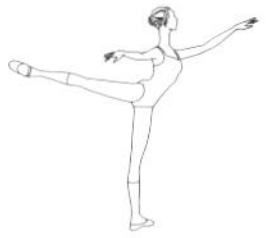	膝摩擦操（→P64）、 轉子摩擦操（→P68）、 椅背頸部摩擦操（→P86）、 單手腿摩擦操（→P102）、 轉子舒緩操（→P105）、 後腰摩擦操（→P115）、 腰背舒緩操（→P119）、 柱子邊角脊椎摩擦操（→P120）
大跳躍 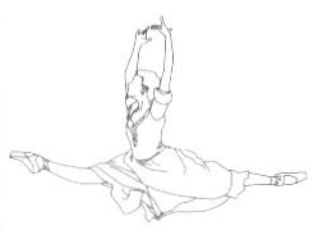	手腕摩擦甩動操（→P90）、 肩胛蠕動操（→P94）、 鐘擺行禮操（→P99）、 大腿後側肌摩擦（→P103）、 寶寶踢腳操（→P106）、 柱子邊角脊椎摩擦操（→P120）、 足踝轉動操（→P139）、 肋骨蠕動操（→P139）

網球

不分年齡、性別，廣受大家熱愛的網球運動，只要結合這些舒緩體操，便能有效減少疲勞與運動傷害，還可以提升運動技能。

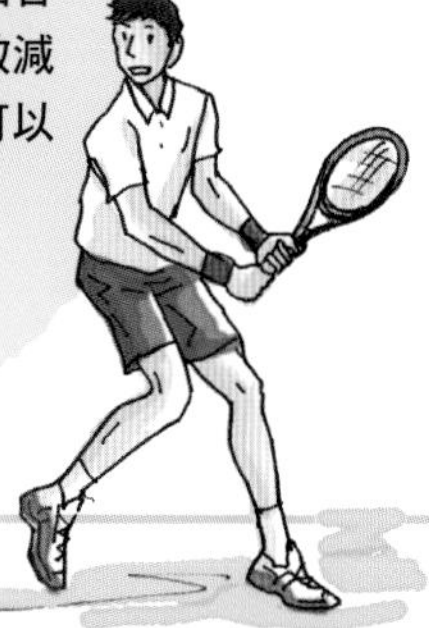

鍛鍊操	舒緩體操
全部 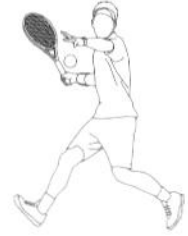	腰蠕動操（→P52）、 膝揉動操（→P54）、 足踝交叉操（→P58）、 足跟擺動操（→P70）、 手腕摩擦甩動操（→P90）、 肘轉動操（→P92） 肩胛蠕動操（→P94） 大腿後側肌摩擦操（→P103）

場合・職業別舒緩體操

依場合、職業的不同，適合的舒緩體操也不盡相同。這裡將依照不同的場合與職業，為大家介紹共同適合以及個別適合的舒緩體操。

值得推薦的共同舒緩體操

分娩

就算是即將臨盆生產的準媽媽們，也有專門適合她們且具有十足效果的舒緩體操。解決懷孕期間的身體不適、腰痛、手腳冰冷、水腫、情緒不安的問題，舒緩放鬆身心，為分娩做好準備。

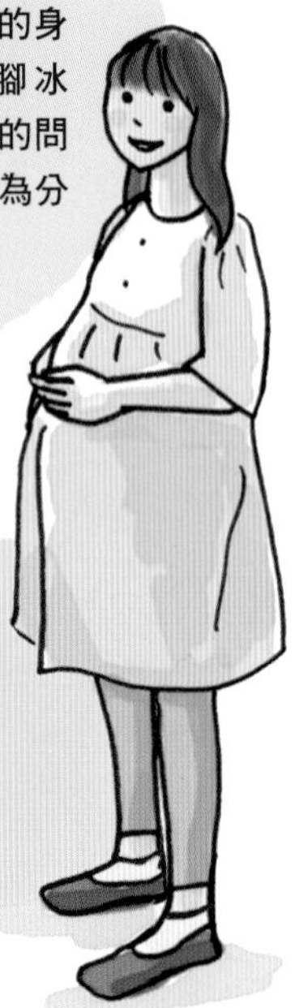

值得推薦的舒緩體操

後腦滾動操（→P44）
小腿晃動操（→P57）
腳板摩擦操（臥姿，→P59）
胯部下腹緊實操（→P63）
胯下呼吸咻哈操（→P73）
＊沒有原子筆也可以進行胯部下腹緊實操。

養兒育女

值得推薦的舒緩體操

腦幹蠕動操（→P45）
小腿頸部蠕動操（→P87）
手腕摩擦甩動操（站姿，→P90）
多人背腰蠕動操（→P125）
胸口舒緩操（→P140）

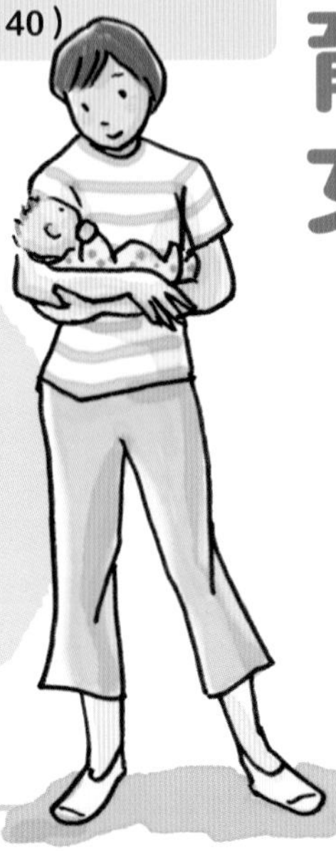

養兒育女的過程中總免不了無止盡的精神、肉體疲勞。只要平時夫婦、家人共同做操，肯定能夠產生同心協力的無比力量。

辦公室族

值得推薦的舒緩體操

腦幹蠕動操（→P45）
手臂腰部蠕動操（→P53）
坐骨蠕動操（→P60）
手腕摩擦甩動操（→椅子，P91）
凹肚凸肚凹肚操（→P118）

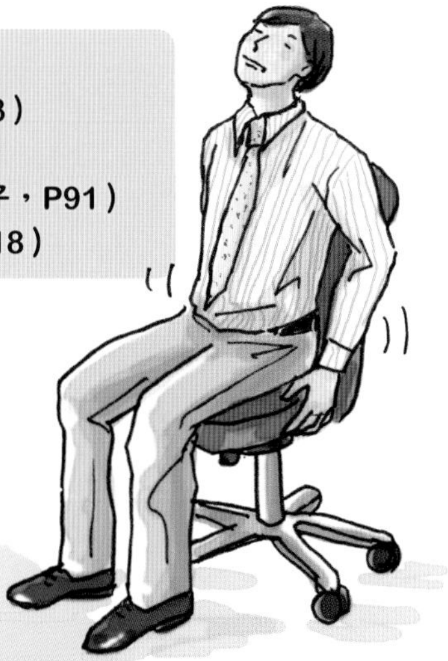

長時間坐在辦公桌前打電腦，疲勞物質容易堆積在腦部、眼睛、上半身。做做操去除疲勞物質，讓血液順暢流動至腦部。

- 腰蠕動操（臥姿，→P52）
- 膝揉動操（→P54）
- 肩膀轉動操（→P66）

站著工作、跑業務工作

忙到沒有時間坐下來，這會帶給足部和腰部極大負荷。若能抽空做一些消除腦部疲勞，舒緩放鬆下半身的體操，便能減輕身體負擔。

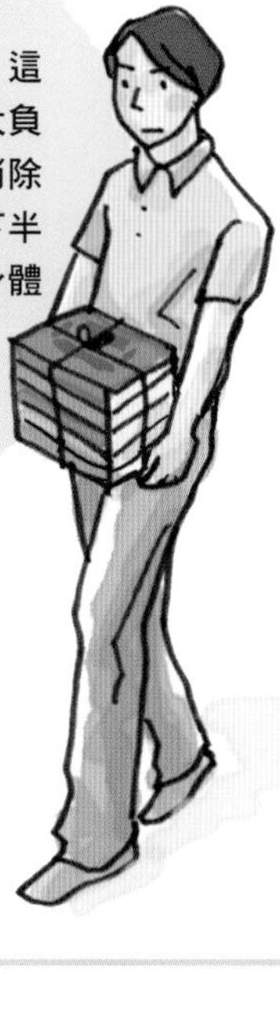

值得推薦的舒緩體操

腦幹蠕動操（→P45）
小腿晃動操（→P57）
足踝交叉操（→P58）
雙腳黏黏操（→P76）
軸心操（→P85）

煩惱對策型舒緩體操

想要解決運動不足的問題；想要晚上睡得好；想要消除焦躁不安的情緒等等，依照身體的不適與需求，為大家介紹各種適合的舒緩體操。

運動不足

運動不足，新陳代謝會變慢，身體容易感到疲勞。無論是否擅長運動，只要透過這些簡單就做得到的舒緩體操，便能解決運動不足的問題。

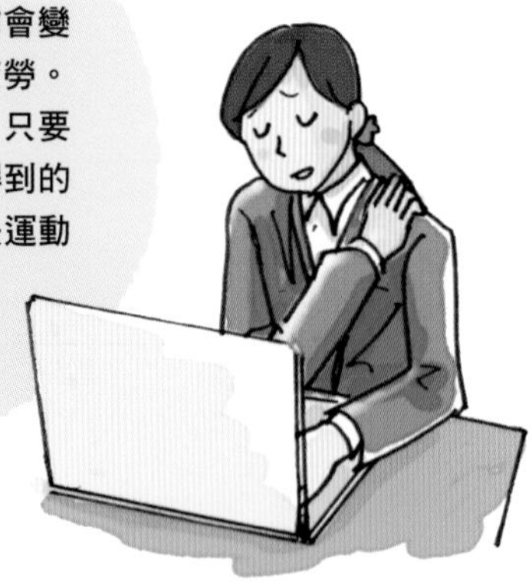

值得推薦的舒緩體操

雙腳黏黏操（→P76）
後推牆操（→P130）
雙・單前推牆操（→P131）
交叉腹肌操（→P132）
簡易橋式操（→P133）
TD蹲距操（→P134）

值得推薦的共同舒緩體操

失眠

值得推薦的舒緩體操

後腦滾動操（→P44）
足踝交叉操（→P58）
肩膀轉動操（→P66）
呼吸咻哈操（→P72）
手腕摩擦甩動操（→P90）

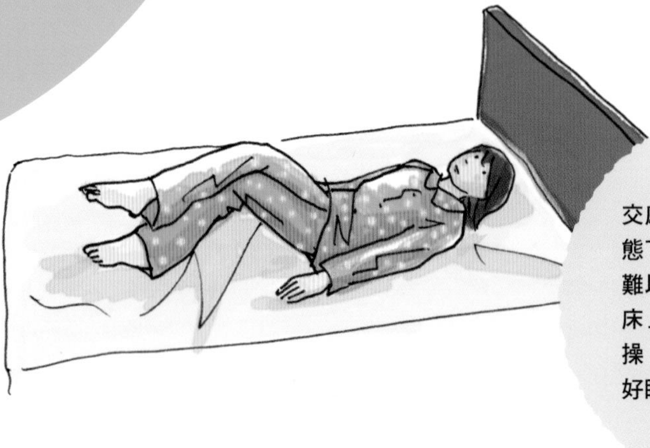

交感神經一直處於活躍狀態下，會因為過於興奮而難以入眠。搭配一些能在床上做操的共同舒緩體操，有助於放鬆身心一夜好眠。

焦躁不安

值得推薦的舒緩體操

肩膀轉動操（→P66）
呼吸咻哈操（→P72）
雙腳黏黏操（→P76）
小腸呼吸操（→P126）
下腹暖呼呼操（→P140）

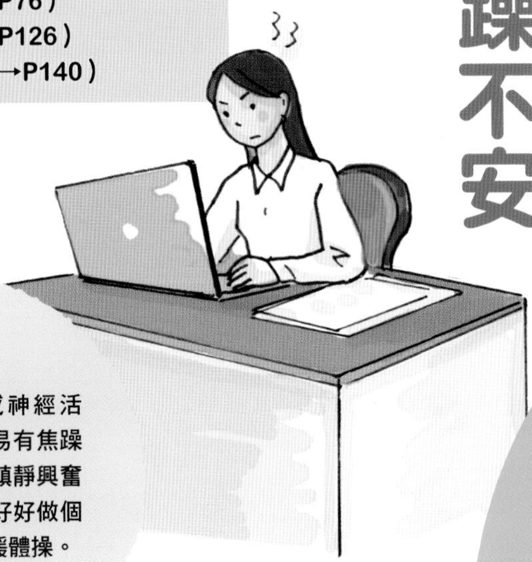

壓力大造成交感神經活躍，長期下來容易有焦躁不安的情緒。要鎮靜興奮的神經，就必須好好做個能放鬆全身的舒緩體操。

- 腦幹蠕動操（→P45）
- 腰蠕動操（臥姿，→P52）
- 膝揉動操（→P54）

值得推薦的舒緩體操

腳板摩擦操（→P59）
背蠕動操（→P65）
呼吸咻哈操（→P72）
胸背呼哇操（→P112）
凹肚凸肚操（→P118）

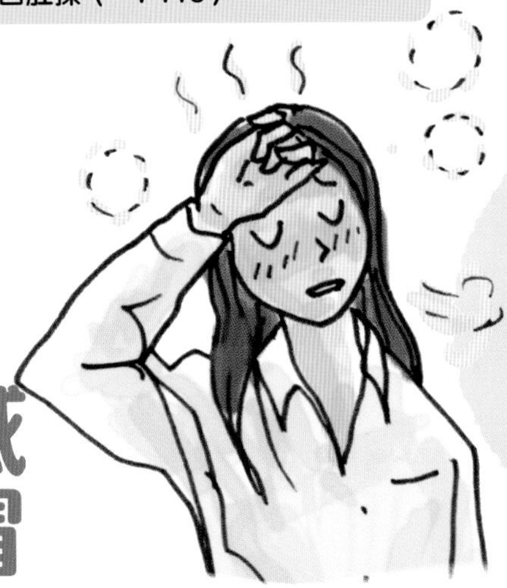

舒緩體操也能有效緩解感冒。以舒緩放鬆上半身為主，但盡量在能力所及的範圍內做操，不要過於勉強。

感冒

情境別舒緩體操

日常生活中，通勤上下班、做家事、開會等等，這些都是每日必做的大小事。這裡將為大家介紹一些可以善用這些時間舒緩放鬆身心的舒緩體操。

坐車通勤

利用短暫通勤時間就能輕鬆做的舒緩體操。迅速重新啟動大腦，使大腦保持清晰，一到公司便能立即進入工作模式。

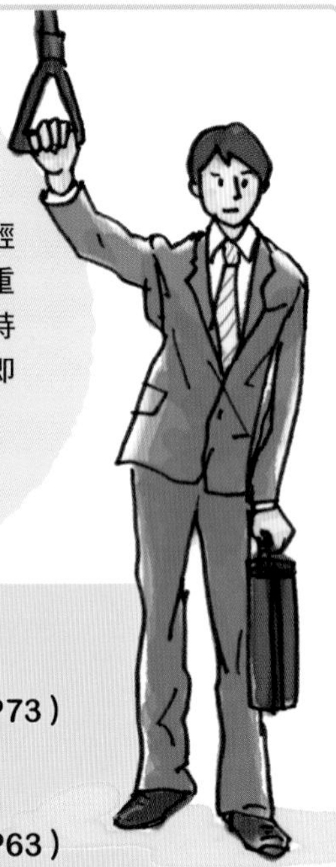

值得推薦的舒緩體操

站著時

呼吸咻哈操（→P72）
胯下呼吸咻哈操（→P73）

坐著時

坐骨蠕動操（→P60）
胯部下腹緊實操（→P63）
胯下緊實放鬆操（→P73）
小腸呼吸操（→P126）

值得推薦的共同舒緩體操

開車

值得推薦的舒緩體操

※為了安全起見，開車當下不做操

停紅綠燈等停車中時

腰蠕動操（→P53）
肩膀轉動操（→P66）
手腕摩擦甩動操（→P90）
肩部緊實操（→P96）

休息時

眼睛擺動操（→P49）
膝揉動操（椅子，→P55）
腿部舒緩操（椅子，→P62）
椅背頸部蠕動操（→P86）

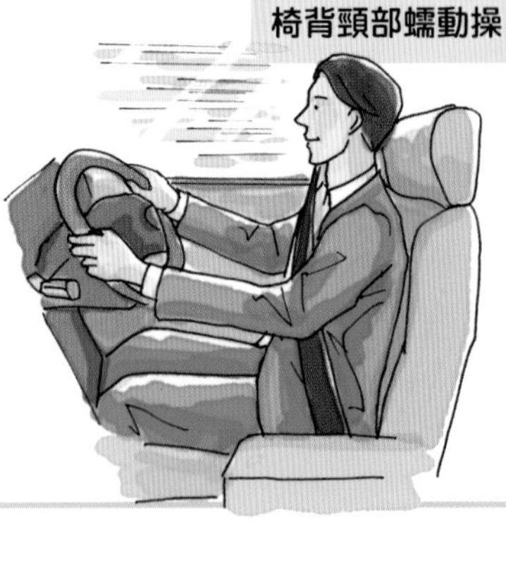

長時間駕駛會因為一直維持緊繃情緒而容易累積疲勞。這裡為大家挑選幾種最適合開車時或停車休息時進行的舒緩體操。感覺疲勞時，建議做做操舒緩一下。

做家事

洗衣服、料理三餐、打掃等生活家事容易在手部與肩部堆積疲勞物質。家事空檔期間做些舒緩體操，有助於讓做家事的流程變得更順暢且快速。

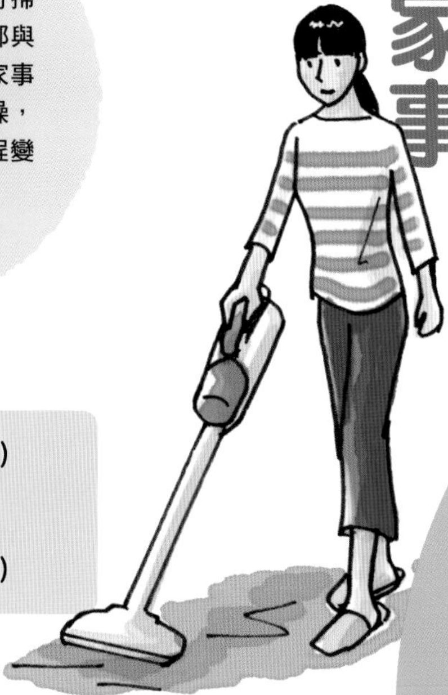

值得推薦的舒緩體操

- 手臂腰部蠕動操（→P53）
- 坐骨蠕動操（→P60）
- 足跟擺動操（→P70）
- 手腕摩擦甩動操（→P90）

- 呼吸哈——舒緩操（→P73）
- 凹肚凸肚凹肚操（→P118）

開會

開會時最重要的是高度專注力。以共同舒緩體操中的舒緩呼吸法為主，不要過於明顯地在座位上輕輕做操。

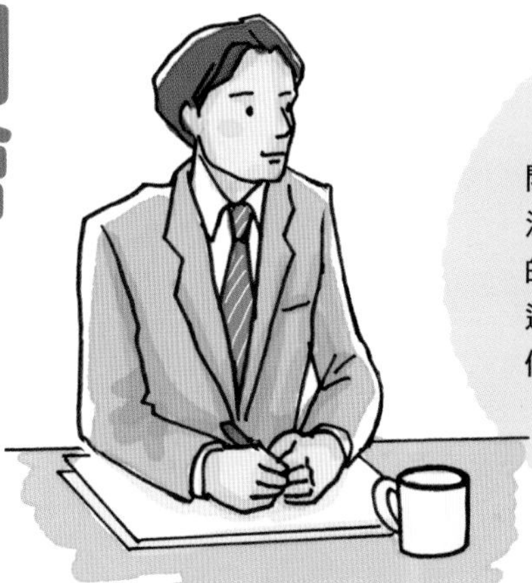

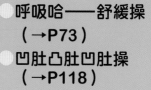

值得推薦的舒緩體操

- 胯部下腹緊實操（→P63）
- 呼吸咻哈操操（→P72）
- 小腸呼吸操（→P126）

舒緩護體運動索引

黑色粗字體為體操名稱。藍色粗字體為變化型。紅色字體為其他類的舒緩體操。體操名稱下方的圓圈各自為臥：臥姿舒緩；站：站姿舒緩；坐：坐姿舒緩；椅：椅子舒緩；呼：呼吸舒緩

關於本書內容的指導權

※只要指導他人進行舒緩護體運動，哪怕只有其中一項，也請務必先詳閱以下注意事項。

1、本書的舒緩護體運動指導權公開屬於任何人。亦即，指導他人實踐舒緩護體運動時，一切的問題、意外等責任歸屬皆屬於指導者本人。無論有無指導資格、無論收費與否，任何人都可以自由指導他人實踐舒緩護體運動。

2、在高岡英夫過去的作品中，「(包含在舒緩護體運動中的) 舒緩體操指導需要擁有指導資格」、「(包含在舒緩護體運動中的) 舒緩體操指導需要著作權擁有者的許可」曾經載明這樣的注意事項，但這些限制在本書發行上市後就失效了。

3、關於實踐或指導本書的舒緩護體運動時所衍生的一切問題、意外等，作者與發行人皆不受法律究責。

4、實踐本書的舒緩護體運動時，有關做操、指導、選擇實踐項目等問題，作者與發行人一概不提供諮詢與回應。請讀者見諒。另外，有關舒緩護體運動的最新訊息，請詳見舒緩體操官網 (yuruexercise.net) 提供的公開訊息，並自行多加活用。

5、基於使用者的判斷與責任，舒緩護體運動可用於預防疾病或身心障礙，亦可用於輔助治療疾病與身心障礙。經醫師診斷需接受治療的疾病與身心障礙，請務必前往醫院接受診察與治療，並且遵循醫師的指示利用書中各種舒緩護體運動。

6、高岡英夫開發 · 指導的體操方法並非全部公開化，因此沒有全部載明於書中。若未經高岡英夫許可，擅自教導他人書中沒有的舒緩體操，恐會侵犯智慧財產權，請大家務必留意。

書中 3 名示範者為 NPO 法人日本舒緩協會認證的體操正式指導員。
藤井麻美…舒緩體操正式指導員中級 1stGrade，步行舒緩運動正式指導員初級 1stGrade。
大久保貴弘…舒緩體操正式指導員中級 4stGrade，足球舒緩訓練運動正式訓練員初級。
植田麻里繪…舒緩體操正式指導員初級 1stGrade。

TITLE

身・心・腦不累了！舒緩護體運動書

STAFF

出版	瑞昇文化事業股份有限公司
作者	高岡 英夫
譯者	龔亭芬
總編輯	郭湘齡
責任編輯	黃思婷
文字編輯	莊薇熙　黃美玉
美術編輯	陳靜治
排版	執筆者設計工作室
製版	明宏彩色照相製版有限公司
印刷	桂林彩色印刷股份有限公司
法律顧問	經兆國際法律事務所　黃沛聲律師
戶名	瑞昇文化事業股份有限公司
劃撥帳號	19598343
地址	新北市中和區景平路464巷2弄1-4號
電話	(02)2945-3191
傳真	(02)2945-3190
網址	www.rising-books.com.tw
Mail	resing@ms34.hinet.net
初版日期	2017年6月
定價	300元

ORIGINAL JAPANESE EDITION STAFF

◎本文デザイン・DTP … 有限会社エルグ
◎撮影…………………… 清野泰弘
◎モデル………………… 藤井麻美、大久保貴弘、植田麻里絵
◎ヘアメイク…………… 渋谷早也佳、原田なおみ
◎イラスト……………… あくつじゅんこ、坂川由美香、運動科学総合研究所
◎編集制作……………… 株式会社童夢
◎衣装協力……………… puravida! ☎03-6821-3503 http://www.puravida.co.jp/

國家圖書館出版品預行編目資料

身.心.腦不累了!舒緩護體運動書 /
高岡英夫作；龔亭芬譯. -- 初版.
-- 新北市：瑞昇文化, 2017.05
160面；23.5 x 18.2　公分
ISBN 978-986-401-175-9(平裝)

1.運動健康 2.體操

411.7　　106007069